图解

《黄帝内经》

一看就懂

（典藏版）

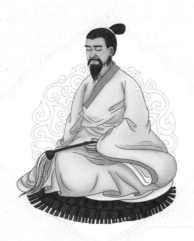

【田元祥◎主编】

U0215075

浙江科学技术出版社

图书在版编目（CIP）数据

图解《黄帝内经》一看就懂：典藏版/田元祥主编.—杭州：浙江科学技术出版社，2017.11（2020.1重印）

ISBN 978-7-5341-7926-6

Ⅰ.①图…　Ⅱ.①田…　Ⅲ.①《内经》－图解

Ⅳ.①R221-64

中国版本图书馆CIP数据核字（2017）第244615号

图解《黄帝内经》一看就懂（典藏版）

>>> 田元祥 主编

责任编辑：王巧玲	特约编辑：鹿　瑶
责任校对：陈淑阳	特约美编：苟雪梅
责任美编：金　晖	封面设计：罗　雷
责任印务：田　文	版式设计：罗　雷

出版发行：浙江科学技术出版社

　　　　　地址：杭州市体育场路347号

　　　　　邮政编码：310006

　　　　　联系电话：0571-85058048

制　作：日知图书（www.rzbook.com）

印　刷：北京天宇万达印刷有限公司

经　销：全国各地新华书店

开　本：710×1000　1/16

字　数：300千字

印　张：16

版　次：2017年11月第1版

印　次：2020年1月第3次印刷

书　号：ISBN 978-7-5341-7926-6

定　价：39.00元

序

养生智慧大法则
——现代人养生必读

《黄帝内经》是一部最早的中医学经典著作，可称之为中医经典的"圣经"之作，是中医药学的理论基础。它以"天人合一"整体生命观为主导思想，强调"治未病"乃医家第一要事，良医不治已病治未病，方是治病之本。但鉴于中国古代文化文辞深奥，阅读不便，理解、吸收比较难，所以邀有研究经验的同道者十余人，对《黄帝内经》养生理论的精髓和要点进行了全面、系统的整理、归纳，针对国民养生的需求，编纂成一部通俗易懂的国医健康宝典系列之《图解〈黄帝内经〉一看就懂》，使养生知识更加具有系统性、科学性、实用性、知识性和趣味性，力求写出一本系统、实用的养生好书。

本书有以下特点：

第一，内容丰富、系统、全面。本书遵循"史、理、法、用"的原则，详述养生理论、方法和实践运用，凡养生保健之所需，兼收并蓄，收罗齐备。养生者，可择其精髓，勤而行之，必然受益。

第二，整体综合，因人施养。养生并非养老，健康长寿并非靠一朝一夕、一功一法就能实现的。凡养生者，应在"整体综合调养"的理念指导下，有的放矢，贯穿一生，持之以恒，方可达到目的。

第三，通俗易懂，切实可用。本书既发皇古义，又结合现实，出以新意，方法具体，并配以插图，图文并茂，深入浅出，简明扼要，读者一看就懂，一学就会，使养生实践生活化。

改革开放以来，人民生活水平有了明显的提高，但高血压、高脂血症、脑卒中、糖尿病、肥胖症、癌症和肠胃病等患者，反而越来越多，影响人们健康的主要因素已不再是前些年的"上有老、下有小，经济拮据"，而是个人自我保健意识差，缺少一种科学、合理、健康的生活方式。

当前我们的社会提倡"和谐社会，以人为本"，而人以健康为本，健康以养生保健为基础。人们的健康长寿是社会发展的一个重要标志，其中健康文化起着重要作用。人们深深体会到仅仅学习一点基本的健康知识是远远不够的，讲养生必须学习中国的传统文化，通过学习中国养生文化可以悟出养生之道。健康文化决定健康心态，心态决定健康，弘扬民族文化才能共享健康生活。

吾于泛观本书文稿之余，深感中国古老而深奥的养生智慧和延年益寿之术已走进人们的现代生活，可望为人民健康带来福泽。

田元祥

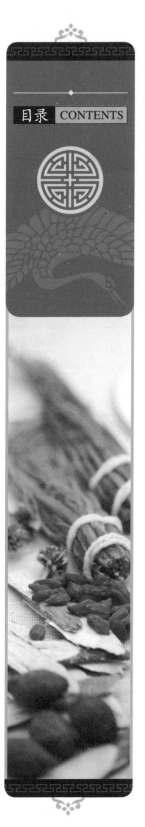

目录 CONTENTS

PART 04
《黄帝内经》经络养生法

PART 05
《黄帝内经》养生必先养情志

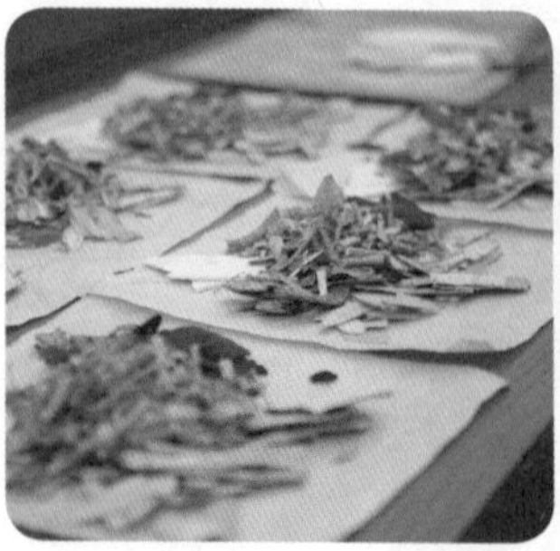

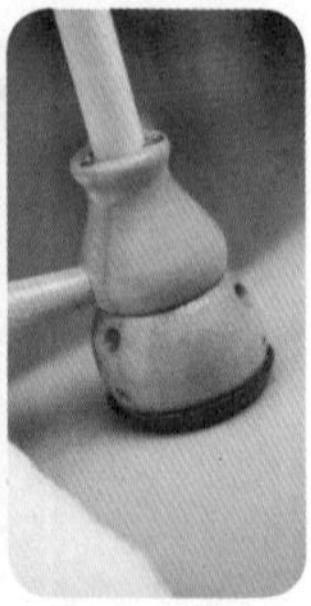

PART 06
《黄帝内经》食养法则

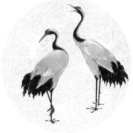

Chapter 01

《黄帝内经》医道之根

◆ "医经者，原人血脉、经络、骨髓、阴阳、表里，以起百病之本、死生之分，而用度箴石汤火所施、调百药剂和之所宜。至剂之得，犹磁石取铁，以物相使，拙者失理、以愈为剧，以生为死。"

——《汉书·艺文志·方技略》

【现存最早的医经】

成书于两千多年前的《黄帝内经》被誉为中国奉献给世界的三大奇书之一。

《汉书·艺文志·方技略》载有医经、经方、神仙和房中四种中医典籍。其中医经有：《黄帝内经》十八卷，《黄帝外经》三十七卷；《扁鹊内经》九卷，《扁鹊外经》十二卷；《白氏内经》三十八卷，《白氏外经》三十六卷；《旁篇》二十五卷。除《黄帝内经》外，其他医经均已亡佚。因此，《黄帝内经》便成了现存最早的中医经典著作。

医经探求人身的血脉、经络、骨髓、阴阳、表里等生理特征，用以阐发百病的根源、死生的界限，用以指导针灸、汤药等的施治以及各种药剂的调制。简言之，医经就是阐发人体生理、病理、诊断、治疗和预防等医学理论的著作。之所以称之为"经"，是因为它很重要。

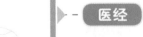

中医典籍
- 医经
- 经方
- 神仙
- 房中

【《素问》、《灵枢》构筑《黄帝内经》智慧】

《黄帝内经》分为《素问》《灵枢》两部分，每部各八十一篇，合计一百六十二篇。两书内容各有侧重，又紧密相关，浑然一体。

《素问》之名最早见于张仲景《伤寒杂病论·自序》，迄今为止已

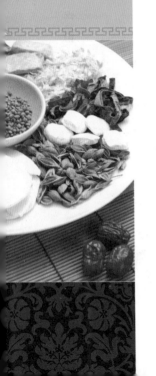

有一千七百多年。人是具备气、形、质的生命体，难免会有大小不同的疾病发生。《素问》的本意是以问答形式对疾病的发生予以阐明。

《灵枢》最早称为《针经》，其第一篇《九针十二原》就有"先立《针经》"之语，无疑等于自我介绍。汉魏以后，《灵枢》由于被长期传抄出现了多种不同名称的传本。唐代医学家王冰引用的《针经》传本佚文与古本《灵枢》传本佚文基本相同，说明同出一祖本。但史料记载北宋有高丽所献的《针经》镂版刊行，现在却无书可证。至南宋绍兴二十五年（1155 年），史崧将其家藏《灵枢》九卷八十一篇重新做了校正，扩展为二十四卷，同时附加音释，镂版刊行。现在看到的就是此传本。西方发达国家近些年兴起的诸如医学地理学、医学心理学、气象医学、时间医学等学科，在两千多年前的《黄帝内经》中均有完善的表述。

【黄帝】

黄帝是开创中华民族文明的祖先，姓姬（或公孙），生于轩辕之丘（今河南省新郑市西北），称轩辕氏。黄帝生而灵异。《史记》称其"有土德之瑞，故号黄帝"。黄帝在位时间很久，其在位期间国势强盛，政治安定，文化进步，有许多发明和制造，如文字、音乐、历数、宫室、舟车、衣裳等。相传尧、舜、禹、汤等均是他的后裔。黄帝与炎帝都被看做是华夏民族的始祖，故中国人有时自称"炎黄子孙"。

【岐伯】

在《黄帝内经》中，总有一个人在黄帝问话后回答问题，他就是岐伯。那么，岐伯又是一个什么样的人呢？

岐伯，相传为黄帝之臣，又是黄帝的太医，奉黄帝之命尝各种草木，典主医病。一般认为，岐伯家居岐山（今陕西省岐山县）一带。而新近有资料表明岐伯为甘肃省庆阳市人。岐伯是中国远古轩辕黄帝时期的重要人物，是著名的医学家。他的著述颇多，但多失传，仅留残著被后人整理编辑成《黄帝内经》，流传至今。因而，他被后人称为中华医学的鼻祖。因《黄帝内经》主要采用黄帝与岐伯君臣问答的形式著述，所以常称其为"岐黄家言"，进而把医术称为"岐黄之术"。

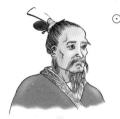

⊙岐伯

军乐之祖	医 祖
创作了短箫铙歌军乐，用以建武扬德	著述颇多，但唯有《黄帝内经》流传至今

Chapter 02

《黄帝内经》关于生命的起源

◆ "出入废，则神机化灭；升降息，则气立孤危。故非出入，则无以生长壮老已；非升降，则无以生长化收藏。是以升降出入，无器不有。"

—— 《素问·六微旨大论》

【《黄帝内经》的生命观】

生命是生物体所表现出来的自身繁殖、生长发育、新陈代谢、遗传变异以及对刺激产生反应等复合现象。但这个定义抹杀了生命和生物现象的差别，混淆了生命和生物的概念，千百年来还没有人能够完全破解。

中医认为生命中最重要的精、气、神是人体生命活动的根本。古语曰："天有三宝日、月、星；地有三宝水、火、风；人有三宝神、气、精。"所以保养精、气、神是健身、抗衰老的主要原则。

精气学说的生命现象

先秦至两汉时期，正是中医理论体系的形成时期，当时盛行的精气学说必然对中医学理论体系的建立产生深刻的影响。那时的医家将精气理论引入中医之中，以精气理论来解释人的生命现象。

❖ "精"是构成生命体的基本物质

《黄帝内经》认为"精"是构成生命体的基本物质，也是生命的原动力，父母精气相交产生新的生命活动。在《灵枢·经脉》中还描绘了胚胎生命的发展过程："人始生，先成精，精成而脑髓生。骨为干，脉为营，筋为刚，肉为墙，皮肤坚而毛发长。"

❖ "气"是宇宙万物的本原

《黄帝内经》认为"气"是宇宙万物的本原。在天地未形成之前便有了"气"，充满太虚而运行不止，然后才生成宇宙万物。如《素问·天元纪大论》："臣积考《太始天元册》文曰：'太虚寥廓，肇基化元，万物资始，五运终天，布气真灵，总统坤元，九星悬朗，七曜周旋，曰阴曰阳，曰柔曰刚，幽显既位，寒暑弛张，生生化化，品物咸章。'"这其实揭示了天体演化及万物发生的自然法则，即在宇宙形成之前，就是太虚。太虚之中充满着本元之气，这些气便是天地万物化生的开始。由于气的运动，从此便有了星河、七曜，有了阴阳寒暑，有了万物。阴阳五行的运动，总统着大地的运动变化和万物的发生与发展。

◈ "神"是生命活动的最高统率

《黄帝内经》认为"神"是先天之精（生殖之精）与后天之精（营养物质）相互作用的产物，神是精神、意志、知觉、运动等一切生命活动的最高统帅，它包括魂、魄、意、志、思、虑、智等活动，这些活动能够体现人的健康情况。《素问·移精变气论》也说："得神者昌，失神者亡。"因为神充则身强，神衰则身弱，神存则能生，神去则会死。所以，中医治病时，用观察病人的"神"，来判断病人的预后，有神气的，预后良好；没有神气的，预后不良。

【人与自然的关系】

《黄帝内经》认为，人与自然息息相关，是相参相应的。自然界的运动变化无时无刻不对人体发生影响。人和宇宙万物一样，是禀受天地之气而生、按照四时的法则而生长的，所以《素问·四气调神大论》说："夫四时阴阳者，万物之根本也。所以圣人春夏养阳，秋冬养阴，以从其根，故与万物

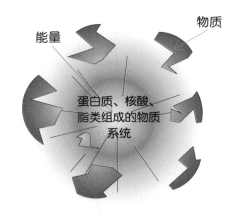

⊙生命物质的运动形态

沉浮于生长之门。逆其根，则伐其本，坏其真矣。"人生于天地之间，就必须依赖天地阴阳二气的运动和滋养才能生存，正如《素问·六节藏象论》所说："天食人以五气，地食人以五味。五气入鼻，藏于心肺，上使五色修明，音声能彰。五味入口，藏于肠胃，味有所藏，以养五气。气和而生，津液相成，神乃自生。"

《黄帝内经》对生命起源的阐述

- 精、气、神是生命的核心
- 阴阳是生命之源
- 人以天地之气生，四时之法成

Chapter 03

生命的历程

◆ "女子七岁肾气盛，齿更发长；二七而天癸至，任脉通，太冲脉盛，月事以时下，故有子；三七肾气平均，故真牙生而长极；四七筋骨坚，发长极，身体盛壮；五七阳明脉衰，面始焦，发始堕；六七三阳脉衰于上，面皆焦，发始白；七七任脉虚，太冲脉衰少，天癸竭，地道不通，故形坏而无子也。"

"丈夫八岁肾气实，发长齿更；二八肾气盛，天癸至，精气溢泻，阴阳和，故能有子；三八肾气平均，筋骨劲强，故真牙生而长极；四八筋骨隆盛，肌肉满壮；五八肾气衰，发堕齿槁；六八阳气衰竭于上，面焦，发鬓颁白；七八肝气衰，筋不能动，天癸竭，精少，肾藏衰，形体皆极；八八则齿发去。肾者主水，受五藏六府之精而藏之，故五藏盛，乃能泻。今五藏皆衰，筋骨解堕，天癸尽矣，故发鬓白，身体重，行步不正，而无子耳。"

—— 《素问·上古天真论》

【人体生长壮老的历程】

一般情况下，女孩子到了 7 岁就开始发育。14 岁时，生殖器官开始发育，乳房、骨盆开始发生变化，月经按时来潮，已经基本具有生育能力。21 岁时，乳房已经变得丰满，骨盆变得很宽阔，身材和生殖器官都完全适宜怀胎。28 岁时，是女子生育能力的高峰期，而且这个时候身材也发育得最为饱满和壮实，是最适宜怀胎的时期。过了 35 岁，女人的生育能力便开始下降，脸上开始长皱纹，并有脱发现象。过了 42 岁，生育能力便急剧衰退，整个身体开始日渐萎缩。过了 49 岁，女人的月经便断绝，再也不能生育了。

一般情况下，男孩子 8 岁的时候开始换牙，肾功能很好。到了 16 岁，生殖器官发育成熟，性欲旺盛，可以生育了。到了 24 岁，性欲稍微平和

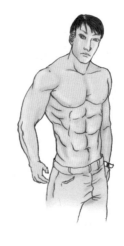

⊙青壮年是盛阳之体，阳气达到生命中的高峰

肾中精气不足	小儿	出现生长发育迟缓
	青年	生殖器官发育不良，性成熟迟缓
	中年	性机能减退，或出现早衰
	老年	衰老得特别快

些，身体比以前变得更强壮，更适合生育。32 岁是男人最强壮的时候，筋骨粗壮，肌肉发达，血气旺盛，最适合生育。到了 40 岁，性欲开始衰退，牙齿开始松动，并有脱发现象。到了 48 岁，人体上半部肌肉日渐松弛，面色不如以前好看，两鬓开始花白。到了 56 岁，血气不如以前旺盛，神经也不如以前灵敏，导致四肢都不如以前灵活了。过了 64 岁，生育功能便衰竭了，由于肾脏不好，牙齿松动和头发脱落的情况日趋严重，人们开始明显感觉到年老所带来的痛苦。

【肾气与生殖的关系】

人体在生长发育期，肾气渐渐盛实；壮盛期，肾气充盛，已成稳定均衡趋势；衰老期，肾气渐衰。肾气充盛到一定阶段所产生的"天癸"则是直接与生殖能力及性功能有关的物质。可见，肾中精气的盛衰与人体生长壮老过程直接相关。

《黄帝内经》还对年老有子的原因做了探讨，《素问·上古天真论》记述：

"帝曰：'有其年已老，而有子者，何也？'岐伯曰：'此其天寿过度，气脉常通，而肾气有余也。此虽有子，男子不过尽八八，女子不过尽七七，而天地之精气皆竭矣。'帝曰：'夫道者年皆百岁，能有子乎？'岐伯曰：'夫道者能却老而全形，身年虽寿，能生子也。'"意思是说，男性 64 岁，女性 49 岁，肾气衰，天癸竭，所以失去了生育能力，这是一般情况；但天寿过度、气脉尚通、肾气有余的人，天癸未竭，也可以有生育能力；更有对养生之道有深厚造诣的人，"能却老而全形"，即使到了百岁，仍有生育能力，这是特殊情况。可见，肾气与长寿、生育能力密切相关。

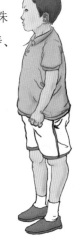

⊙儿童是稚阳之体，犹如早上刚升起的太阳

Chapter 04

生命的周期

◆ "昔在黄帝，生而神灵，弱而能言，幼而徇齐，长而敦敏，成而登天。乃问于天师曰：'余闻上古之人，春秋皆度百岁，而动作不衰；今时之人，年半百而动作皆衰者，时世异耶？人将失之耶？'岐伯对曰：'上古之人，其知道者，法于阴阳，和于术数，食饮有节，起居有常，不妄作劳，故能形与神俱，而尽终其天年，度百岁乃去。今时之人不然也，以酒为浆，以妄为常，醉以入房，以欲竭其精，以耗散其真，不知持满，不时御神，务快其心，逆于生乐，起居无节，故半百而衰也。'"

—— 《素问·上古天真论》

【古人与今人】

远古时代，人们的寿命之所以超过百岁，是因为他们懂得养生之道，能适应自然界阴阳的变化规律，掌握各种养生的方法，饮食、起居、劳作皆有规律，保持形神的和谐、协调；而现在的人之所以早衰，是因为不懂得养生之道，贪杯嗜酒，醉酒行房，以致精气耗竭，真元匮乏，只图一时快乐，违背了养生之道。所以，人的寿命的长短，不在于时世之异，而在于是不是遵循了养生之道。

【影响长寿的因素】

《黄帝内经》里非常明确地指出了身体健康、益寿延年的关键在于人们是不是懂得和实行了养生之道。七情、劳逸、饮食失宜是《黄帝内经》中提到的影响寿命的三大因素。

在正常情况下，七情是人体对客观外界事物和现象所作出的七种不同的情志反应，一般不会使人发病。只有突然、强烈或长期持久的情志刺激，超过人体本身的生理活动调节范围，引起脏腑气血功能紊乱，才会导致疾病发生。此时的七情便成为致病因素，例如不理想的生活和工作环境、天灾人祸以及社会动荡、经济状况变迁等，均可引发七情而导致疾病的发生。

名词解释

【七情】 ▶▶▶

七情是指人的喜、怒、忧、思、悲、恐、惊七种情志变化，七情分属五脏。喜、怒、思、悲（忧）、恐（惊）分属于心、肝、脾、肺、肾，称为五志。

七情致病的特点

与精神刺激有关

多发为情志病

直接伤及内脏

皆从心而发——怒伤肝，喜伤心，思伤脾，悲、忧伤肺，惊、恐伤肾

影响五脏气机

气血运行紊乱——怒则气上，喜则气缓，惊则气乱，思则气结，悲则气消，忧则气郁，恐则气下

影响病情变化

情志波动常导致病情加重或恶化

阳痿、月经不调、不孕不育等症。而过度安逸则会导致人体气血运行不畅和全身虚弱。因为运动太少，全身气血运行缓慢，流通不畅，进而可引起气滞血瘀而变生他病。

饮食是人体摄取食物转化成水谷精微及气血，维持生命活动的最基本条件。但是，饮食失宜又常常成为致病因素。

作为致病因素的劳逸，是指过度疲劳和过度安逸，简称过劳或过逸。正常的劳动有助于气血流通，增强体质，必要的休息可以消除疲劳，恢复体力和脑力。但是，长时间的过度劳累或过度安逸，则能成为致病因素而致人发病。如劳力过度、劳神过度、房劳过度者，会出现少气懒言、四肢困倦、精神疲惫、心悸、健忘、失眠、多梦、腹胀、眩晕、耳鸣、遗精、早泄、

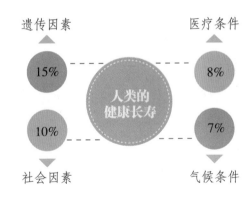

遗传因素　　　　医疗条件

15%　　　　8%

人类的健康长寿

10%　　　　7%

社会因素　　　　气候条件

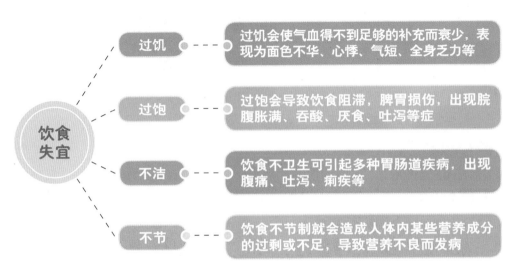

饮食失宜

过饥　过饥会使气血得不到足够的补充而衰少，表现为面色不华、心悸、气短、全身乏力等

过饱　过饱会导致饮食阻滞，脾胃损伤，出现脘腹胀满、吞酸、厌食、吐泻等症

不洁　饮食不卫生可引起多种胃肠道疾病，出现腹痛、吐泻、痢疾等

不节　饮食不节制就会造成人体内某些营养成分的过剩或不足，导致营养不良而发病

【长寿之道】

长寿是人类的共同愿望，怎么样才能健康长寿呢？唯一的方法是切实遵循养生之道。《黄帝内经》提到了五种养生的方法：一是法于阴阳，即养生应效法自然界阴阳变化规律；二是和于术数，即恰当运用养生方法锻炼身体；三是食欲有节制；四是起居作息有规律；五是劳作不要违背常度。只有掌握了养生之道，保持形神和谐协调，才能"尽终其天年，度百岁乃去"。

健康不仅是指生理上的健康，更重要的是指心理上的健康以及对社会的适应能力。因此，要想健康长寿，必须从多方面采取防治措施，才能奏效。

◈ 要"静以神藏"

古人云："神太用则劳，静以养之。"《黄帝内经》从医学的观点说明了"神"在养生中的作用，提出了"静为养生之本"，指出"静则神藏，躁则消亡"。过于躁动，神不内守，会耗伤气血，扰乱阴阳，损伤脏腑，提出"内无思想之患"、"精神不散"、"积精气神"等静神的要求。心静则不躁，神安则不乱，精神自可内守，精气自然旺盛，

⊙影响寿命的因素

影响因素	表现
饮食	每天摄入人体所需的基本营养素
酒	少量饮酒
烟	不抽烟
体重	保持正常体重
睡眠	每天保证充足或正常的睡眠
运动	每周至少坚持3次体育锻炼
工作	工作中心情愉悦
精神	心胸宽阔，精神宁静
性格	文雅随和
环境	居室通风
娱乐	喜欢音乐、下棋、旅游、读书等活动

邪气不能侵犯，疾病不会萌发。说明清静养神，以静制躁，是防疾去病的重要内容和方法。

◈ 要"立志养德"

重视道德修养、乐于助人的人，能永远保持最佳的精神状态。

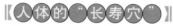

《人体的"长寿穴"》

❶涌泉穴 ❷足三里穴

涌泉穴 位于足底，在足掌的前三分之一处，是肾经中的一个重要穴位。经常按摩此穴，有增精益髓、补肾壮阳的作用。

足三里穴 是胃经的要穴。胃是人体的一个"给养仓库"，胃部的食物只有被及时地消化、分解、吸收，人体的其他脏器才能得到充足的养分。

◈ 要调情志，免刺激

情志波动过于持久或剧烈，可以引起机体多种功能紊乱而发生疾病，所以应尽力调摄情志，避免过激情绪的影响。

【四种长寿之人】

《黄帝内经》把与道同生的真人、通达于道的至人、顺从于道的圣人、符合于道的贤人称为养生长寿之人，其中以真人为养生最高水平的代表。要成为圣贤，就是要从超凡下手，通过心性修养与道德修养，以超凡进入圣人境界。那么真人、至人、圣人、贤人，这四种人到底有什么标准呢？

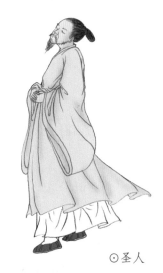

⊙圣人

◈ 真人

掌握了天地阴阳变化的规律，并且能够调节呼吸，吸收精纯的清气，超然独处，使精神守持于内，使筋骨肌肉与整个身体达到高度的协调，他们的寿命同于天地而没有终了的时候。《庄子·渔夫篇》说："真者，所以受于天也，自然不易也，故圣人法天贵真，不拘于俗。"

⊙真人

◈ 至人

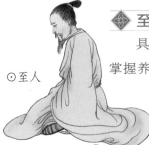

⊙至人

具有深厚的道德，能全面地掌握养生之道，调和于阴阳四时的变化，摆脱世俗社会生活的干扰，积蓄精气，集中精神，使其远驰于广阔的天地自然之中。

◈ 圣人

穿着普通，举动没有炫耀于世俗的地方。在外，他们不使形体因为事物而劳累；在内，没有任何思想负担，以安静、愉快为目的，以悠然自得为满足，所以他们的形体不易衰惫，精神不易耗散，寿命也可以达到百岁左右。

◈ 贤人

能够依据天地的变化、日月的升降、星辰的位置，顺应阴阳的消长，适应四时的变迁，使生活符合养生之道，这样的人寿命也较长，但有终结的时候。

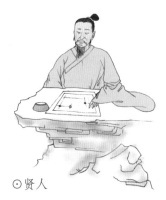

⊙贤人

Chapter 05 · · · · ·

影响寿命的因素

◆ "阴阳四时者，万物之终始也，死生之本也，逆之则灾害生。"
——《素问·四气调神大论》

◆ "怒伤肝、喜伤心、思伤脾、忧伤肺、恐伤肾。"
——《素问·阴阳应象大论》

【自然界与发病】

在春秋时代，对于四时气候和疾病的关系已有所认识。到了战国时代，特别是《黄帝内经》认识到：人的生命活动、疾病的产生和变化无不与其生活的自然界息息相关。如《素问·宝命全形论》说："人以天地之气生，四时之法成。""天"、"地"是指自然界。《灵枢·邪客篇》说："人与天地相应。"《素问·生气通天论》又说："天地之间，六合之内，其气九州、九窍、五脏、十二节，皆通乎于天气。"指出了人与自然界是一个不可分割的整体。《素问·六节藏象论》也说："天食人以五气。"

自然界有四季的变迁，风、热（或火）、暑、湿、燥、寒之气候更替。人对正常的气候变化有一定适应能力，故不病。只有在时令气候异常：太过和不及的情况下，才会引起疾病。六种气候被称为"六淫"。各种气候致病亦是各有特点。《素问·至真要大论》指出："风淫所胜……民病洒洒振寒，善伸数欠；……热淫所胜……民病腹中常鸣，气上冲胸；……湿淫所胜……民病饮积；……火淫所胜……民病注泄赤白，少腹痛；……燥淫所胜……民病喜呕，呕有苦；寒淫所胜……民病少腹控睾，引腰脊。"

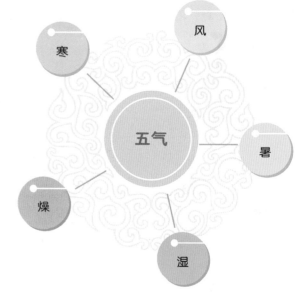

说明风、热、湿、火、燥、寒是多种病证的原因。《素问·四气调神大论》说："阴阳四时者，万物之终始也，死生之本也，逆之则灾害生。"指出了人和自然及疾病的关系。《灵枢·贼风篇》也说："贼风邪气之伤人也，令人病焉。"贼风是自然界四时的不正之气，在人体发病中起一定的作用。

【情志与发病】

关于情志的异常主要是所谓"五志"即怒、喜、思、忧、恐的过度。《素问·阴阳应象大论》认为："怒伤肝"、"喜伤心"、"思伤脾"、"忧伤肺"、"恐伤肾"。《灵枢·本神论》则认为："怵惕思虑伤心，忧愁不解伤脾，悲哀动中伤肝，喜乐无极伤肺，盛怒不止伤肾。"可见这种情志变化固定伤害某种脏器的说法是不统一的。

【体质与发病】

体质是受先天禀赋和后天环境影响而表现出来的个体特性。在体质分型上《灵枢·寿夭刚柔》说："余闻人之生也，有刚有柔，有弱有强，有短有长，有阴有阳。"即人们在其生长发育过程中可以显示出刚柔、强弱、高低、阴阳等机能与形态上十分显著的个体差异。

《黄帝内经》还认识到，体质与病因关系很密切，不同体质的人对不同致病因素的易感性不同，例如，《灵

枢·阴阳二十五人》将人的体质按五行分为五大类二十五小类，并指出了各种类型的人所易患之病及其发病时间。《灵枢·论勇》说"黄色薄皮弱肉者，不胜春之虚风，白色薄皮弱肉者，不胜夏之虚风"等。不同体质的人对于相同致病因素的耐受性不同。人的易感性和耐受性有如此大的差别，根本

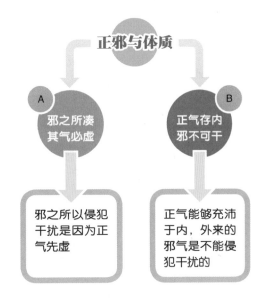

正邪与体质

A
邪之所凑
其气必虚

B
正气存内
邪不可干

邪之所以侵犯干扰是因为正气先虚

正气能够充沛于内，外来的邪气是不能侵犯干扰的

的原因是由于体内脏腑的大小、强弱、厚薄不同。《灵枢·本藏》说："五脏皆坚者，无病；五脏皆脆者，不离于病。"邪气侵入人体以后，常随人体阴阳的盛衰，或蕴而为热，或化而为寒等。《素问·风论》说："风之伤人也，或为寒热，或为热中，或为寒中，或为疠风，或为偏枯，或为风也，其病各异。"由此可见，人的体质不同是"其病各异"的主要原因。

Chapter 06

六气的异常

> ◆ "燥以干之，暑以蒸之，风以动之，湿以润之，寒以坚之，火以温之。故风寒在下，燥热在上，湿气在中，火游行其间，寒暑六入，故令虚而生化也。故燥胜则地干，暑胜则地热，风胜则地动，湿胜则地泥，寒胜则地裂，火胜则地固矣。"
>
> —— 《素问·五运行大论》

【五运六气】

　　五运六气学说是古人探讨自然变化的周期性规律及其对疾病影响的一门学问。疾病的发生往往与气候变化有密切的关系。两千多年前的《黄帝内经》就已经对人与自然环境之间的关系给予了高度的重视，认为人类所处的自然环境，包括所处的气候条件、地理位置等，对疾病，特别是传染病的发生有很大的影响。在这种认知下，逐渐发展形成了中医五运六气学说。

　　五运，就是木、火、土、金、水五行五方之气的运动。它是用来说明形成气候变化的地理因素，同时也是古代用以解释宇宙变化规律的一个哲学概念。

　　六气，即风、寒、暑、湿、燥、火六种气候变化因素。《素问·五运行大论》说："燥以干之，暑以蒸之，风以动之，湿以润之，寒以坚之，火以温之。故风寒在下，燥热在上，湿气在中，火游行其间，寒暑六入，故令虚而生化也。故燥胜则地干，暑胜则地热，风胜则地动，湿胜则地泥，寒胜则地裂，火胜则地固矣。"这六种正常的气候是万物生长的条件，对人体是无害的。正如《素问·宝命全形论》说的"人以天地之气生，四时之法成"，可见人依靠自然界的大气、水谷之气而生存，并循着四时气候变化、生长收藏规律而生长发育。当气候变化异

二十四节气与六气变化		
初之气	节 气	五行
第一步气	大寒 – 立春 – 雨水 – 惊蛰	木
第二步气	春分 – 清明 – 谷雨 – 立夏	火
第三步气	小满 – 芒种 – 夏至 – 小暑	火
第四步气	大暑 – 立秋 – 处暑 – 白露	土
第五步气	秋分 – 寒露 – 霜降 – 立冬	金
第六步气	小雪 – 大雪 – 冬至 – 小寒	水

常，破坏了人体正常生理活动而发生疾病，成为致病因素时叫做"六淫"。同时，人们在生活实践过程中，一方面认识到六气的变化特点，另一方面通过自身的调节机制产生了一定的适应能力，从而使人体的生理活动与六气的变化相适应，所以正常的六气一般不易使人生病。

【什么是"六淫"】

在正常情况下，自然界的六气，风、寒、暑、湿、燥、火正常运行变化，有利于万物的生长变化。当气候变化异常，超过了一定限度，如六气的太过或不及，非其时而有其气（如春天应温而反寒，秋天应凉而反热等），以及气候变化过于急遽（如暴冷、暴热等），都会使机体不能与之相适应，导致疾病的发生。这种情况下的六气，便称为"六淫"。由此可见，"六淫"是超限度的六气，"淫"有太过、浸淫之意，泛指反常，这是最基本的。此外，气候变化能否被确定为"六淫"，还与机体是否发病有关。气候的异常变化致人发病固然应该称其为"六淫"，但是气候变化基本正常时，也会有人因其适应能力低下而得病。此时，对患病机体来说，正常的六气变化也可被称为"六淫"。

【"六淫"致病的特点】

"六淫"病邪都是由外而入，多与

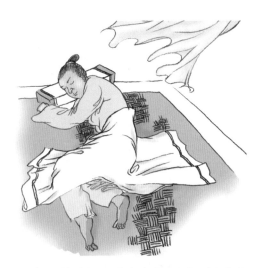

⊙在睡觉时尽量避免当风而睡，因为当风而睡很容易使人生病

季节气候、居住环境有关。如春季多风病，冬季多寒病，秋季多燥病，夏季及高温作业易中暑，居住潮湿易感湿邪等。

"六淫"可单独侵入人体而致病，也可以两种或两种以上的邪气同时侵袭人体而致病，如风寒感冒、风热感冒、湿热泄泻、风寒湿痹等，且可互相转化，如风寒不解入里化热，热邪不解耗伤津液可化燥，热极生风等。

"六淫"致病，侵犯途径多从肌表，或者口鼻而入，或者两者同时受邪。

此外，临床上还有某些并非因为"六淫"之邪外感，而是由于脏腑气血功能失调所产生的内风、内寒、内湿、内燥、内火五种病理反应，这五种病理反应的临床表现虽与风、寒、湿、燥、火之"六淫"致病相似，但究其原因，不是外来之邪，而是由内而生，故称之为"内生五邪"。

Chapter 07

风——百病之始

◆ "因于露风，乃生寒热。"

——《素问·生气通天论》

◆ "风气藏于皮肤之间……腠理开则洒然寒，闭则热而闷。"

——《素问·风论》

【什么是风邪】

自然界的风是一种无形的流动的气流，具有风之轻扬开泄、善动不居特性的外邪称为风邪。风邪为病称为外风病。风为春季的主气，但四季皆有，故风邪引起疾病虽以春季为多，但不限于春季，其他季节也可发生。

【风邪的性质与特点】

风邪是一切疾病的始因。风性善行而数变："善行"是指风邪具有善动不居，易行而无定处的特征。风邪致病，病位游移，行无定处。风邪具有使物体摇动的特性，故其致病具有类似摇动的症状。有许多症状是属于风邪所致，"诸暴强直，皆属于风"。临床上见到的眩晕、抽搐等均可归属此范围。

【风为百病之长】

《素问·风论》中说"风为百病之长"，指风邪致病极为广泛。具体而言就是因为"六淫"中的寒、湿、暑、燥、火多依附于风来侵犯人体致病。临床上常见依附于风的病证有外感风寒、风热、风湿等。风邪常为外邪致病的先导。至唐末时期，对风证的认识有所扩大，包括了外风和内风诸证。

◈ 外风

由风邪侵及人体肌表、经络等所致，如伤风、风痹、风疹块等。伤风表现为恶风、头痛、鼻塞、有汗、发热或不发热，苔薄白。治疗宜解表祛风。风痹表现为肌肉关节疼痛游走不定。治疗宜祛风通络。肌肤原有湿热或胃肠有湿热，又外感风邪，使内不得疏泄、外不得透达时，湿热郁于皮肤腠理之间，形成奇痒无比的风疹块。

◈ 内风

主要症状为眩晕、麻木、震颤、抽搐等，症状变化大，且具动摇的特点，也称"风主"。可由外感发展，由表及里引起，也可由内脏病变或功能失调引起，如热极生风、肝阳化风等。

Chapter 08

寒——损阳阴邪

◆ "痛者，寒气多也，有寒故痛也。"

——《素问·痹论》

【什么是寒邪】

寒者，冷也。自然界中具有寒冷、凝结特性的外邪称为寒邪。寒为冬季的主气，故在气温较低的冬季，人体不注意防寒保暖，则常易感受寒邪。

【寒邪的性质和特点】

寒邪与热邪相对，故寒邪属于阴邪。人体的阳气本可以制约阴寒，但阴寒之邪偏盛，则人体的阳气不仅不足以祛除寒邪，反被阴寒之邪所伤，所以寒邪最易损伤人体的阳气。

寒性凝滞而主痛。"凝滞"即凝结、阻滞不通之意。人之气血之所以能运行不息，通畅无阻，全赖阳气的温煦、推动。寒邪侵犯人体往往会使经脉气血凝结阻滞，从而出现各种疼痛的症状。痹证中的寒痹，寒邪偏胜，故关节疼痛剧烈，因而又称为"痛痹"。

寒性收引。"收引"，即收缩牵引，故寒邪侵袭人体可表现为气机收敛，腠理闭塞，经络筋脉收缩而挛急。

常见的寒证有内寒和外寒。寒邪由外侵入机体而致病，称为外寒。外寒根据寒邪侵犯的部位深浅，有伤寒、中寒、寒痹之别。内寒是因为阳气虚弱后各脏腑功能低下、衰退而出现阳虚里寒证。

外寒 的三个类别

A 伤寒

寒邪伤于肌表，阻遏卫阳，称为"伤寒"。症见：恶寒、发热、无汗、头项强痛、身痛、苔薄白、脉浮紧。治疗时宜辛温解表。

B 中寒

寒邪直中于里，伤及脏腑阳气，则为"中寒"。症见：腹痛腹泻、肠鸣、呕吐清水等。治疗时宜温里散寒。

C 寒痹

寒邪伤络或筋骨、关节疼痛较剧烈，则为"寒痹"。症见：痛有定处，四肢拘急，屈伸不利，得热痛减。治疗时宜温经散寒。

Chapter 09

暑——盛热阳邪

◆ "先夏至日者为病温，后夏至日者为病暑。"

——《素问·热论》

◆ "气虚身热，得之伤暑。"

——《素问·刺志论》

【什么是暑邪】

暑为夏季的火热之邪。大凡夏至以后，立秋以前，自然界中的火热外邪，称为暑邪。暑邪致病称为暑病。暑邪致病具有明显的季节性，暑与温是同一病邪，发生在夏至之前者称为温病，而暑病主要发生在夏至以后，立秋之前。而且暑病只有外感，没有内生。这在六淫中是独有的。

【暑邪的特点及暑证】

《素问·五运行大论》说："其在天为热，在地为火……其性为暑。"指出了暑邪的性质。暑为阳邪，其性炎热。

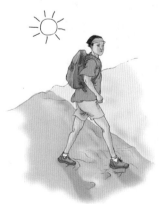

暑性升散，最易伤津耗气。暑为阳邪，主升主散，加之在炎热的环境中出汗是人体主要的散热方式，故暑邪侵犯人体，可致腠理开泄而多汗。汗出过多，一方面耗伤津液，另一方面在大量出汗的同时气随津泄，导致津气两虚，甚至气随津脱。

暑多挟湿。暑季不仅炎热，而且多雨潮湿，热蒸湿动，暑热湿气弥漫空中，故暑邪常挟湿邪侵犯人体，因而临床上除有发热、烦渴等暑热症状外，还可兼见四肢困倦、胸闷呕吐、大便溏而不爽等湿阻症状。

暑证按病情轻重可分为伤暑和中暑。

◈ 伤暑

伤暑一般病情较轻，症见身热、多汗、头痛无力、气少倦怠、恶心、胸闷、口渴喜饮。治疗时宜清暑解表。

◈ 中暑

中暑则属重症，症见突然发病、头晕头痛、恶心呕吐、身热、烦躁、无汗，多突然昏倒、不省人事、手足发冷、脉大而虚或虚而数。治疗时宜用芳香开窍之品，醒后用甘寒清热之品。

Chapter 10

🪷 湿——秽浊阴邪

◆ "湿胜则濡泄，甚则水闭胕肿。"

——《素问·六元正纪大论》

【什么是湿邪】

湿为长夏的主气，长夏乃夏秋之交，此时阳热下降，水汽上腾，氤氲熏蒸，湿气充斥，为一年之中湿气最盛的季节，故长夏多湿病。此外，居处潮湿、以水为事、淋雨涉水等均可成为湿邪致病的途径。内湿多见脾失健运、水液运化障碍，湿自内生。一般外湿引起肌表经络之病，内湿易引起脏腑之病。

【湿邪的性质和特点】

湿为阴邪，易阻滞气机，损伤阳气。湿性属水，水属于阴，故湿为阴邪。湿邪侵犯人体，留滞脏腑经络，因其为有形之邪，故最易阻滞气机。

湿性重浊："重"，即沉重、重着之意。湿邪致病，其临床表现具有沉重、重着的特点。"浊"，即混浊、秽浊之意。湿邪为病，其排泄物和分泌物具有秽浊不清的特点。

⊙内湿与外湿的关系

湿性黏滞："黏"，即黏腻；"滞"，即停滞。湿性黏滞是指湿邪致病具有黏腻停滞的特点，这种特点主要表现在两个方面：一是症状的黏滞性。湿邪致病多可见到黏滞不爽、黏滞不清的症状。二是缠绵难愈，病程较长。

【常见的湿病】

外湿：包括伤湿，湿邪伤表，恶寒发热，头重身重，困倦乏力，胸闷，苔白滑；湿痹，湿犯经络，关节酸痛沉重，难以转侧或肿胀。

内湿：多由脾失健运引起，湿阻气机。在上焦则表现为胸闷、恶心、口淡、口黏乏味、不思饮食、渴而不欲饮。

外湿与内湿的关系：湿邪所致的外湿病与脾虚生湿引起的内湿病虽然成因不同，但在发病中常相互影响。湿邪入侵会影响脾的运化而导致湿自内生；而内湿由于脾虚，脾阳虚损，水湿不化，又常易于感受湿邪。

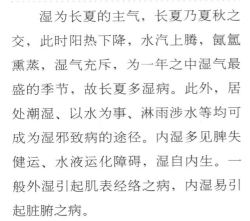

| 外湿 | 湿邪侵袭 水湿停聚 → | 脾 | 脾失 健运 → | 内湿 | 湿邪困脾 健运失职 → | 脾阳虚损 | 易于感受 → | 外湿侵袭 |

Chapter 11

燥——干涩之病

【什么是燥邪】

秋天气候干燥，空气中缺乏水分，自然界呈现一派肃杀景象。所以，燥是秋天的主气，大凡自然界具有干燥、收敛清肃特性的外邪都称为燥邪。人如果感受燥邪而出现一系列的干燥症状，这便是外燥病。燥与湿相对，多易伤津。燥邪多从口鼻而入，侵犯肺卫，致人发病。

【燥邪的性质和特点】

燥性干涩，易伤津液。燥，干燥；涩，涩滞。燥邪，其性干燥，侵犯人体，最易损伤人体的津液，出现各种干燥、涩滞不利的症状。燥邪伤肺，使肺阴受到损伤，宣降失司，甚则会损伤肺络，从而出现干咳少痰，或痰黏难咳，或喘息胸痛，痰中带血的现象。由于肺与大肠相为表里，燥邪自肺影响到大肠，则可出现大便干燥不畅等症状。

【常见的燥病】

燥邪为病，可分为外燥和内燥，由于相兼的寒热邪气不一，外燥又可分为温燥和凉燥。

外燥

温燥：燥而偏热，风热感冒兼有肺燥伤津。症见发热、恶寒、咽痛、苔薄黄而干等。治宜辛凉透表润燥。

凉燥：燥而偏寒，秋天或气候干燥时的风寒感冒。症见恶寒发热、无汗、口干咽燥等。治宜宣肺解表。

内燥

热病久而伤津或久病致精血耗伤均可形成内燥。症见口渴咽燥，干咳，皮肤干燥、粗糙，毛发干枯不荣，大便秘结，舌苔薄而无津，脉细涩。治疗宜采取润燥的方法。

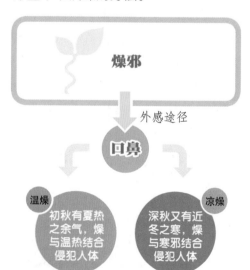

燥邪

外感途径

口鼻

温燥
初秋有夏热之余气，燥与温热结合侵犯人体

凉燥
深秋又有近冬之寒，燥与寒邪结合侵犯人体

Chapter 12

热——火热阳邪

◆ "阳胜则热。"

——《素问·阴阳应象大论》

【什么是热邪】

自然界中具有火之炎热特性的外邪称为热邪。热一般旺于夏季。热邪为病称为外热病。中医中与热邪相近的病因名称还有温热、火邪等，其实它们都是指热邪一类。一般认为温为热之渐，火为热之极，故常统称它们为温热之邪、火热之邪。当然，就广义的热与火而言还是有一定区别的，一般来说，热归属于邪气，而火既可指具有温煦作用的阳气，称为"少火"；又可指火热之邪，称为"壮火"。

【热邪的性质和特点】

热为阳邪，易伤津耗气。热邪伤人临床上常表现出高热、恶热、面赤、脉洪数等症状。

热性炎上。火热有燔灼向上的特性，故火热之邪侵犯人体，其症状多表现在人体上部。

热邪易生风，即火热之邪侵犯人体，易发肝风内动的病证。火热之邪侵犯人体，热盛时使肝阳亢奋，进而肝风内动。由于肝风因热甚引起，所以又称"热极生风"。

热邪易动血。火热之邪不仅易引起热极生风，而且还易于影响血液的

热邪的特点

- 热易伤津耗气
- 热性炎上
- 热邪易生风
- 热邪易动血
- 热邪易扰心神
- 热邪易致疮痈

循行。血得寒则凝，得温则行。火热之邪侵犯人体的血脉，轻则可扩张血脉，加速血行；甚则可灼伤脉络，迫血妄行，引起各种出血的病症。

热邪易扰心神。心在五行中属火，火热性躁动，故火热之邪入于营血，尤易影响心神。轻者心神不宁而心烦失眠，重者可扰乱心神，出现躁狂不安等症状。

热邪易致疮痈。火热之邪入于血分，可聚于局部，腐蚀血肉，从而发生疮疡痈肿。

Chapter 13

不治已病治未病

> ◆ "道者，圣人行之，愚者佩之。从阴阳则生，逆之则死；从之则治，逆之则乱。反顺为逆，是谓内格。是故圣人不治已病，治未病；不治已乱，治未乱，此之谓也。夫病已成而后药之，乱已成而后治之，譬犹渴而穿井，斗而铸锥，不亦晚乎？"
>
> —— 《素问·四气调神大论》

【"治未病"的渊源】

"治未病"一词，早在中国夏商时代《周孔》、《吕氏春秋》等书中就有记载。而在《黄帝内经》中正式提出并确立。"上工治未病，不治已病。"历代医家对"治未病"这一指导思想十分重视，在理论、实践上都有所发展。

两千多年来，《黄帝内经》"治未病"这一指导思想对中国医学的临床实践和理论研究起着十分重要的积极作用。从"治未病"的学术思想来看，古代医家不仅仅重视中医治疗学的研究，而且十分重视预防医学和康复医学的研究。

在《黄帝内经》中，"治未病"的精神实质就是无病先防（预防医学）、既病防变（治疗医学）、善后防变（康复医学）。其目的在于通过研究"治未病"而达到揭示生命奥秘的目的，从而找出一条通往健康长寿的途径。

【"治未病"的健康模式】

"治未病"包括"未病先防"和"既病防变"，也就是预防疾病的发生和防止疾病发生传变或者复发。"治未病"与两个成语密切相关：一个是"防

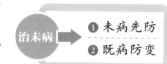

治未病 ➡ ❶ 未病先防
❷ 既病防变

患于未然"，也就是通过注意防护、提高正气来防病，这属于中医养生学的范畴；一个是"防微杜渐"，也就是尽早发现疾病、尽早干预防变，这属于中医治疗学的范畴。由此可见，中医"治未病"的理念是十分先进的。

《黄帝内经》提出的"不治已病治未病"这条医疗原则，对于促进与保持身心健康也完全适用。"是故圣人不治已病，治未病；不治已

乱，治未乱，此之谓也。夫病已成而后药之，乱已成而后治之，譬犹渴而穿井，斗而铸锥，不亦晚乎？"这段话的意思是说，古代的圣人认为医学的最高境界不是治疗已发生的疾病，而是防止疾病的发生；政治家的高明不是体现在治理已形成的乱，而是体现在未乱之前即加以预防。如果病已产生再去治疗，乱已形成再去治理，那就好像渴了才去挖井、临战才去铸造兵器，岂不是太晚了吗？

这段话告诉人们，为了身心健康，应当采取如下两种方式。

❖ 摄生防病

《灵枢·决气》曰："两精相搏，合而成形。"早在两千多年前，圣贤早已认识到胚胎的形成是"两精相搏"的产物，并认识到男女的婚龄、体质、孕期、情绪等与胎儿的生长发育息息相关，非常重视培养先天素质，优生优育。人们要想健康长寿，就必须从最早的男精女卵做起，优生优育，增强体质，预防疾病的发生，达到延年益寿的目的。

《黄帝内经》非常重视顺应四时以养生防病。《黄帝内经》认为，人是一个有机的整体，人与自然界有着十分密切的关系。人不仅依赖自然界而生存，还要与之适应才能达到健康无病，即"天人合一"。人要顺应四时阴阳，并要适时回避异常气候。正如《素问·四气调神大论》所述："阴阳四时者，万物之终始也，死生之本也。逆之则灾害生，从之则苛疾不起。"具体顺四时的方法，《灵枢·五癃津液别》指出："天暑衣厚则腠理开，故汗出。天寒则腠理闭，气湿不行，水下留膀胱，则为溺与气。"《素问·四气调神大论》曰："所以圣人春夏养阳，秋冬养阴，故浮沉于生长之门。"以上说明了要顺应四时，主动掌握自然界阴阳变化的规律，随时调节适应，保持内外阴阳协调一致，抗御外邪，增强体质，防病延年。

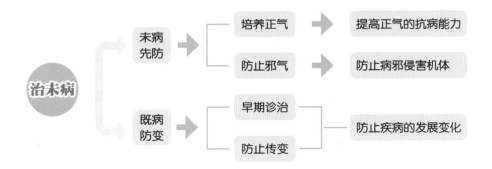

一个人在没有任何身心疾病的时候，便应去锻炼身体，提高身体素质，并注意训练，提高心理素质，以使自己既不会患上身体疾病，也不会产生心理问题。这是一种保护身心健康的主动形式。对于《黄帝内经》中"正气内存，邪不可干"的论述，历代医家都极为重视并加以运用和发挥，使其成为别具特色的预防医学理论。只有强身才能防病，只有重视摄生才能强身。摄生是以调摄精神意志为宗旨。

民间健身方法

在长期实践的基础上，民间创造了许多行之有效的强身健体的方法，如五禽戏、气功、太极拳、八段锦、易筋经等。

思想上要保持安闲清静，没有杂念。精与神守持于内，避免过度的情志变动，心胸开阔，乐观愉快，这样就能达到补养真气的目的。对于外界不正常的气候和有害的致病因素，要及时避开，顺从四时寒暑的变化，保持与外界环境的协调统一。要求人们饮食有节制，生活起居有规律，身体虽劳动但不使其过分疲倦，同时还要节欲保精。反对"以酒为浆，以妄为常，醉以入房，以欲竭其精，以耗散其真"，否则就会导致疾病、早衰。

既病防变

一个人有了身心疾病之后，绝不要讳疾忌医，而应积极进行治疗，特别是有了某种心理问题或心理疾病时，应该积极地进行心理咨询，解决心理问题。这是一种保护身心健康的被动形式。疾病发生后，必须认识疾病的原因和机制，掌握疾病由表入里、由浅入深、由简单到复杂的发展变化规律，争取治疗的主动权，以防止其传变。例如，治疗肝病时结合运用健脾和胃的方法，这是因为肝病易传之于脾胃，健脾和胃的方法即是治未病。

古人虽然强调"治未病"，但并非反对"治已病"。从总体看，其基本精神是：防病于未然固然重要，而治病于已然亦不可少，把"治未病"与"治已病"两种形式结合起来，两者相辅相成，可以更好地促进身心健康。

【"治未病"可长寿】

要健康长寿，就要注意摄生防病，其关键就是把养生知识贯彻到日常生活中，持之以恒。下面介绍一些简单易行的方法，不妨一试。

坚持几个"少"和"多"：少盐多醋、少糖多果、少肉多菜、少药多食、少睡多行、少忧多眠。

学会吐纳法。陶弘景在《养性延命录》里提出："纳气有一，吐气有六。纳气一者，谓吸也；吐气六者，谓吹、呼、唏、呵、嘘、呬，皆出气也。"吐气的时候，不能把嘴张得太大，要无声、长气，吐完为止。吐气的时候，根据每个字发音的不同，口型有轻微的变化，吐气的部位也不同，要把气呼出到最长。练到一定程度的时候可以达到胎吸。胎儿在母亲身体里，虽然没有呼吸，但也有生命，这就是胎吸。练气功之前，首先把心定下来，去除一切杂念，进入状态。按照方法做完之后，会发现满口生津，古书称"上池之水"，然后把津液咽下去。津液是一种重要的生命物质，不能随便吐掉，应做到"津常咽"。

做到"四通"。现代人一直在不断地补，现在公路上时常出现交通堵塞，我们体内也会出现"交通堵塞"。血脂高、血糖高、血压高，都是堵塞的结果。所以要把"补"改正为"通"。血脉要通、气要通和、心气要通、胃肠要通，要达到吃得下，睡得着，便得净，放得开。

【做好自己的家庭医生】

《黄帝内经》认为，治病与病情的发展有相当大的关系，而且认为气的逆顺、脉的虚实及阴阳五行都与治疗有一定的相关性，掌握了这种治病的方法，就有可能开出治疗之方。而且也认为开出好的治疗之方与打仗有类似的关系，在病势昌盛、严重的时候不要冲逆着与之相抗衡，而要等病势较衰退之时再治，就像打仗的时候不要在其锋头上抗争，这样才比较有效果。

好的医生是在病人的病情还没有发展到某种不好的程度时，就已经能掌握病情，而且可以及早采取措施进行治疗，早期预防病情的发展。这样的医生就是善治未病的医生。如果能在病情未发之前的更早期就让人们能注意养生，而使疾病根本没有机会产生，那是更高瞻远瞩的医生才能做得到的。正如《素问·四气调神大论》中所说："是故圣人不治已病治未病，不治已乱而治未乱，此之谓也。"

最好的医生是注重养生之道的，并且要教病人做一个善良的人，认为性善就可以免除百病，而养性也就能治未病；而且他并不强调病人必须吃药，一个好医生之所以要病人吃药，是为了暂时挽救那个行为与思想稍有偏差的人，如果这个人改正了行为与思想方式，就可以不生病。

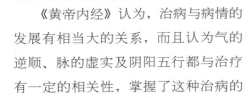

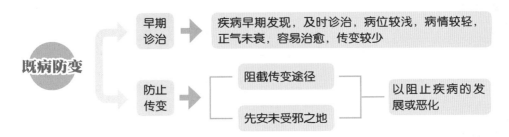

既病防变

早期诊治 ➡ 疾病早期发现，及时诊治，病位较浅，病情较轻，正气未衰，容易治愈，传变较少

防止传变 ➡ 阻截传变途径 ／ 先安未受邪之地 ➡ 以阻止疾病的发展或恶化

PART 02

养好生命三宝

Chapter 01

精——生命的基础

> ◆ "人始生，先成精，精成而脑髓生，骨为干，脉为营，筋为刚，肉为墙，皮肤坚而毛发长，谷入于胃，脉道以通，血气乃行。"
>
> ——《灵枢·经脉》

在中国传统养生理论中，"精"、"气"、"神"占有十分重要的地位。古代医学家和养生家往往把它们与自然界万物赖以生存的基本物质共同比喻为"三宝"，即"天有三宝，日、月、星；地有三宝，风、火、水；人有三宝，精、气、神。"

【什么是"精"】

"精"是构成人体和维持生命活动的精微物质，是"生命之本"。它既是生命活动的物质基础，又是脏腑器官生理活动的产物。根据精的来源和功能可以分为"先天之精"与"后天之精"。

◆ 先天之精

"先天之精"又叫做"元精"，它与生俱来，禀受于父母，藏于肾，是人类生殖繁衍的基本物质，是人体生长发育的基础，被视为人体生命活动的原始物质。故《黄帝内经》称："人始生，先成精。"指的就是这种先天之精。

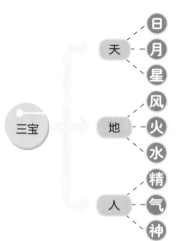

◆ 后天之精

"后天之精"又称"脏腑之精"，它主要来源于后天水谷精微，通过脾胃的消化吸收、肺的呼吸调节，产生精微物质，藏于五脏，作为人体生命活动的基本物质。可见，后天之精具有维持人体生长发育的功能，是人体需要的营养物质。

总之，在人体的整个生命活动过

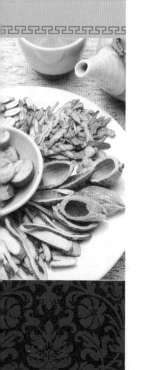

程中，"精"不断地被消耗，也不断地得到水谷精微的补充。所以，"精"不仅是人体生命起源的物质基础，也是生命活动的物质基础，它密切关系着人体生殖、生长、发育、衰老、死亡的整个过程。

◈ "先天之精" 与 "后天之精" 的关系

"精"尽管存在"先天"、"后天"之别，但两者又是相辅相成、互为依存的。"先天之精"要依靠"后天之精"的不断补充，"后天之精"则必须依赖"先天之精"的活力，而且它们还共同储存于人的两肾之中，形成所谓的"肾精"。

五脏之精充盛，注入于肾，通过肾气的作用与先天之精结合转化为肾精。当机体发育到一定阶段，生殖机能成熟时，肾精又能转化为生殖之精。

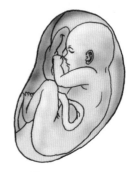

⊙精，人的生命起源

【"肾精" 的作用】

"肾精"化生元气，运行于全身，促进人体的生长、发育和生殖，并且推动和调节全身的生理活动功能，是人体生命活动的原动力。同时，在生殖过程中，男女之精交合，则产生新的生命。因此"精"对于每个人本身及其种族的繁衍都至关重要，必须珍惜。

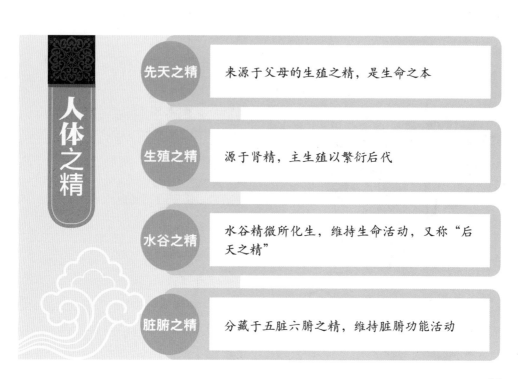

人体之精

先天之精	来源于父母的生殖之精，是生命之本
生殖之精	源于肾精，主生殖以繁衍后代
水谷之精	水谷精微所化生，维持生命活动，又称"后天之精"
脏腑之精	分藏于五脏六腑之精，维持脏腑功能活动

Chapter 02

气——生命的动力

◆ "天地之大纪，人神之通应也。"

—— 《素问·至真要大论》

◆ "天食人以五气，地食人以五味。五气入鼻，藏于心肺，上使五色修明，音声能彰。五味入口，藏于肠胃，味有所藏，以养五气，气和而生，津液相成，神乃自生。"

—— 《素问·六节藏象论》

中医继承和发展了中国哲学的理论，并使之系统化，建立了中医学的气论，从"气"是宇宙的本原、构成万物的元素这一基本观点出发，认为"气"是构成人体的最基本物质，也是维持人体生命活动的基本物质。从人的生理、病理，到疾病的诊断、治疗、康复、保健，无不用"气"予以说明。

⊙《黄帝内经》认为生命源于天地阴阳的运动变化，而人体又要靠天地之气提供的物质条件而生存

因此，"气"的概念在中医学理论体系中占有特别重要的地位。

【气的内涵】

《黄帝内经》中"气"的内涵基本上是指"有别于液体、固体的流动而细微的存在"。例如：将自然界的物质存在形容为苍天之气、天气、地气、风气、雷气、谷气、雨气、寒气、春气、夏气、秋气、冬气、芳草之气、药石之气等。把人体生命运动中超出肉眼直观范围而又是客观存在的生命物质，也称做气或精气，如心气、肺气、肝气、肾气、五脏六腑之气、胃气、经气、脉气、真气、宗气、营气、卫气、血气、筋膜之气、清气、浊气等。生理物质为精或精气；病理物质则为邪气。

此外，《黄帝内经》开始用"阴气"、"阳气"对物质的属性进行分析，使得理性思维层次超越了单纯物质观念，也超越了战国至汉初时期中国哲学界

"气"的概念

《黄帝内经》把人体内的一切精微物质统称为"气"，进而又把"气"区分为性质各异的六种，分别称之为"气"（狭义）、"精"、"津"、"液"、"血"、"脉"。狭义的"气"是指由上焦宣发出来，呈雾露状的、对人体有充养作用的水谷精微物质。

"气"的内涵。所以《黄帝内经》中"气"的含义，是基于先秦、汉初的哲学"气"的内涵，又有超出其理性含义的地方。《黄帝内经》中"气"的含义，蕴育着现代中医理论"气"的概念，既指客观物质，又指物质存在的现象。

《黄帝内经》用"气"来解释在当时无法认识的物质存在，把一切既不是液体又不是固体的流动着的细微物质都称为"气"。这是一种跨越，使中医理论跨越了物质是什么的问题，直接进入物质发生了什么样的变化的研究探索中。

气是阴阳交感的产物

人既然生活在"气交"之中，就必须和宇宙万物一样，都是天地之气阴阳交感的产物，禀天地之气而生，依四时之法而成，是物质世界有规律

地运动变化的结果。所以说："人以天地之气生，四时之法成"，"天地合气，命之曰人"。气是一种至精至微的物质，是构成自然万物的原始材料。因此，和自然万物一样，气是构成人体的最基本物质。

要探讨人的起源和本质，就要研究人的生存场所和与人关系最密切的自然环境。《素问·六微旨大论》说："言人者求之气交……"，"何谓气交……上下之位，气交之中，人之居也"。气交是人生活的场所，是下降的天气和上升的地气相互交汇的地方。自然界由于阴阳的运动变化，有四季之分、寒暑之别，既有天之六气的影响，又有地之五行生化的作用。人与天地相应，人体与自然界不仅共同受阴阳五行之气运动规律的制约，而且许多具体的运动规律也是相通的。天地之气有阴阳之分，人体之气亦有阴阳之分。人体之气和自然之气的运动变化服从统一的规律，故《素问·至真要大论》曰："天地之大纪，人神之通应也。"

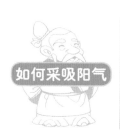

如何采吸阳气		
早晨		日出时，面向东方做深呼吸
中午		太阳的阳气可从百穴进入身体
傍晚		可到户外采吸太阳一天的最后的阳气

气是维持生命的最基本物质

胃为水谷之海，脾升胃降，纳运相得，将饮食水谷化生为水谷精气，靠脾之转输和散精作用，把水谷精气上输于肺，再由肺通过经脉而布散全身，以营养五脏六腑和全身，维持正常的生命活动。人的生命机能来源于人的形体，人的形体又依靠摄取自然界的一定物质才能生存。生命活动是物质世界的产物，人类必须同自然界进行物质交换，才能维持生命活动。

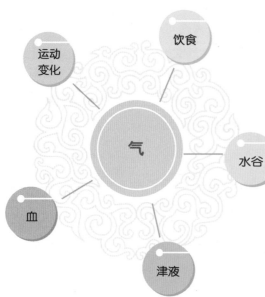

《素问·六节藏象论》说："天食人以五气，地食人以五味。五气入鼻，藏于心肺，上使五色修明，音声能彰。五味入口，藏于肠胃，味有所藏，以养五气，气和而生，津液相成，神乃自生。"气与味（味由气化生，味亦是气），即空气、水、食物经口鼻进入人体后，经过一定的气化过程转化为机体各部分的生命物质，即五脏六腑之精气。人体一方面依靠生命机能不断地摄取自然物质并使之转变为机体的组成部分，构成生命活动的物质基础；另一方面，在发挥生命机能的过程中，又不断地消耗自己，产生废物，通过汗、尿、便等形式排出体外。

【气一元论思想】

荀子是中国古代第一个用气的观点阐明整个物质世界统一性的人，而《黄帝内经》从自然到人体，从生理到病理，贯穿着"气一元论"观点。

首先，《黄帝内经》认为宇宙间的一切事物（包括人体）都是由气构成的。如《素问·四气调神大论》记载："天地气交，万物华实。"《素问·宝命全形论》记载："夫人生于地，悬命于天，天地合气，命之曰人。"又说："天覆地载，万物悉备，莫贵于人。"

其次，《灵枢·刺节真邪》说："真气者，所受于天，与谷气并而充身也。"《黄帝内经》认为气是构成人体的基本物质，而且也是维持人体生命运动的基本物质。

再次，《黄帝内经》认为同样的气，其盛衰、逆乱变化也可以导致身体出现疾病，致病的物质被称为"邪气"。

最后，《黄帝内经》通过精明、五色、脉象、形体等来了解、把握体内气的运动变化，如《素问·脉要精微论》

元气
（真气）

来源于先天 - - - 禀受于父母肾中之精气

充养于后天 - - - 脾胃吸收的水谷之精气

说："夫脉者，血之府也，长则气治，短则气病，数则烦心，大则病进。"这是荀子气一元论思想的理论。

❖ 真气

《黄帝内经》中没有"元气"这一说法，但所言"真气"表明了同样的含义。《灵枢·刺节真邪》说："真气者，所受于天，与谷气并而充身也。"真气在循行过程中，外而肌肤腠理，内而五脏六腑，无处不到，经过人体各脏腑、经络及体表组织，以发挥其生理功能。真气的生理功能作用，是为人体生命活动提供原动力。

真气能推动人体的生长和发育，机体生、长、壮、老、已的自然规律，与肾精的盛衰密切相关；能推动、调节各个脏腑、经络等组织器官的生理活动。

❖ 宗气

宗气又名大气，是聚于胸中之气，为人体后天的根本之气。

宗气对呼吸运动和血液循环具有推动作用，故《灵枢·邪客》云："宗气积于胸中，出于喉咙，以贯心脉而行呼吸焉。"宗气贯注于心脉之中，帮助心脏推动血液循行，即"助心行血"。

所以气血的运行与宗气盛衰有关。《素问·平人气象论》说："胃之大络，名曰虚里，贯膈络肺，出于左乳下（相当于心尖搏动部位），其动应衣，脉宗气也。"所以临床上常常以"虚里"的搏动状况和脉象来测知宗气的旺盛与衰少。宗气不足，不能助心行血，就会引起血行瘀滞，所以《灵枢·刺节真邪》说："宗气不下，脉中之血，凝而留止。"

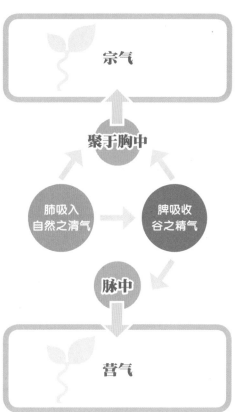

宗气

聚于胸中

肺吸入自然之清气 → 脾吸收谷之精气

脉中

营气

营气

营气是行于脉中，具有营养作用之气。因其富于营养，故称为营气。由于营气行于脉中，化生为血，营气与血可分而不可离，故常称"营血"。营气与卫气相对而言，营在脉中，卫在脉外，在外者属于阳，在内者属于阴，故又称"营阴"。营气注入脉中，化生血液，成为血液的组成成分之一。故《灵枢·邪客》曰："营气者，泌其津液，注之于脉，化以为血。"营气循经脉流注全身，为脏腑、经络等生理活动提供了营养物质。其营运全身上下内外，流乎于中而滋养五脏六腑，布散于外而灌溉皮毛筋骨。

总之，营气由脾胃中水谷之气所化生，分布于血脉之中，成为血液的组成部分，并营运周身，发挥其营养作用。

卫气

卫有"卫护"、"保卫"之义。卫气是行于脉外之气。卫气与行于脉内的营气相对而言，属于阳，又称"卫阳"。其活动力强，流动迅速，故《素问·痹论》称："卫者，水谷之悍气也。"

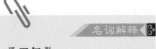

【卫气】▶▶▶

现代医学认为卫气相当于组织液和淋巴液。组织液和淋巴液中含有大量的免疫球蛋白和淋巴细胞等，具有抗细菌和抗病毒的作用。

卫气由水谷精微化生，运行于脉外。《灵枢·营卫生会》说："人受气于谷，谷入于胃，以传与肺，五脏六腑，皆以受气。其清者为营，浊者为卫，营行脉中，卫行脉外，营周不休，五十而复大会，阴阳相贯，如环无端。"营气与卫气的运行路径和分布部位不尽一致，一般而言，其运行路径，营气运行于脉内，卫气运行于脉外。

⊙卫气循行

"营卫相随，同周共度。"卫气与营气并行，阴阳相随，如《灵枢·营卫生会》所说"行于阳二十五度，行于阴二十五度"，内外相贯通，就像环一样。

"昼行于阳，夜行于阴。"在正常情况下，卫气在白天沿六腑体表的经脉外循行25周，夜晚沿五脏循行25周。每天从黎明开始，当眼睛睁开的时候，卫气从眼睛内眦上行至头部，经过手

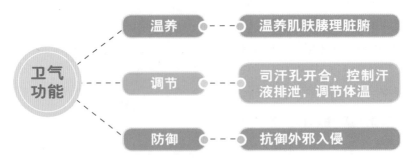

卫气功能
- 温养 ——— 温养肌肤腠理脏腑
- 调节 ——— 司汗孔开合，控制汗液排泄，调节体温
- 防御 ——— 抗御外邪入侵

足太阳、手足少阳和手足阳明经，至四肢末端，再通过四肢的阴面上行至眼睛，即为一周。每一白天，卫气环行阳分25周次。从入夜到黎明，则从肾开始，依次经肾、心、肺、肝、脾五脏，又返回于肾，一夜之中，卫气往复环行于阴分，亦25周次，昼夜合为50周次。

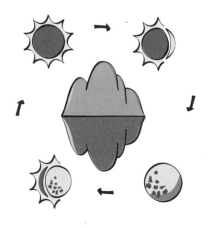

散行全身：卫气除上述两种有规律的循行外，部分卫气散布于全身，外达皮肤之中，筋、骨、分肉之间，内至胸、腹、脏腑、肓膜等处，无处不至。如《素问·痹论》所说："卫者，水谷之悍气也……不能入于脉也，故循皮肤之中，分肉之间，熏于肓膜，散于胸腹。"

⊙卫气生理功能

《灵枢·本藏》所谓："卫气者，所以温分肉，充皮肤，肥腠理，司开合者也。"卫气的主要生理功能是温养、调节、防御作用。

⊙卫气病理变化

邪气入侵，客于经络，卫气正常的循经运行受阻，这是卫气升降失常中最常见，也是最重要的病理变化，几乎涉及临床每一种疾病的病理转归。如《灵枢·口问》所说"夫百病之始生也，皆生于风雨寒暑，阴阳喜怒，饮食居处，大惊卒恐，则血气分离，阴阳破败，经络厥绝，脉道不通，阴阳相逆，卫气稽留，经脉虚空，血气不次，乃失其常"，就采用了"卫气稽留"的说法。当卫气不足时，人体肌表便失于固护，防御功能低下，易被外邪侵袭，且病后难愈，体温偏低，汗孔开合失去控制，则易汗出（自汗）。

卫气循行与人的睡眠也有密切关系。当卫气行于体内时，人便入睡；当卫气自睛明出于体表时，人便醒来。若卫气循行异常，则可表现寤寐异常。卫气行于阳分时间长则少寐，行于阴分时间长则多寐。

补气养血——血的功能

血的功能可以简单地概括为两个方面：一是滋润（因含有津液），二是营养（因含有营气）。血液在脉中循行于全身，内至脏腑，外达肢节，为生命活动提供营养物质，发挥营养和滋润作用。在一些因素的作用下，血液不能在脉内循行而溢出脉外时，称为出血，即"离经之血"。由于离经之血离开了脉道，失去了其发挥作用的条件，所以，它丧失了血的生理功能。

Chapter 03

神——生命的灵魂

◆ "闭户塞牖，系之病者，数问其情，以从其意，得神者昌，失神者亡。"

——《素问·移精变气论》

◆ "上古之人，其知道者，法于阴阳，和于术数，食饮有节，起居有常，不妄作劳，故能形与神俱，而尽终其天年，度百岁乃去。"

——《素问·上古天真论》

【什么是"神"】

在传统养生理论中，"神"是生命的灵魂。它通常是作为人体生命活动现象的总称，包括了大脑的精神、意识思维活动，以及脏腑、经络、营卫、气血、津液等全部机体活动功能和外在表现。狭义的"神"为心神，藏于心；广义的"神"为脑神，藏于脑。

广义的"神"，既包括心神，还包括魂、魄、意、志、思、虑、智等内容。脑神是各神之首，精神、意识、思维、知觉都是在脑神的作用下产生的；心神、肝魂、肺魄、肾志、脾意亦在脑神的作用下发挥各自的生理功能；关节的活动，皮肤的感觉，眼、耳、鼻、舌的作用同样都离不开脑神。

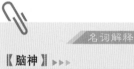

名词解释

【脑神】 ▶▶▶

脑神即是中枢神经系统，是知觉、意识、思维产生的地方，这正是大脑皮质的功能；其余如心神，肝魂，肺魄，肾志，脾意，关节的活力，皮肤的感觉，眼、耳、鼻、舌的功用等都受外周神经调节与控制。

【"神"的功能】

中医认为，"神"的生理功能主要体现在它是人体生命活动的主宰上。人的整个机体，从大脑到内脏，从五官七窍到经络、气血、精、津液，以至肢体的活动，都无一不是依赖"神"作为维持其正常动转的内在活力。正因为"神"在人体生命活动中占有如此重要的地位，所以《黄帝内经》明确提出了"得神者昌，失神者死"的重要论断，逐步形成了"形神兼养，养神为先"的养生理念。

中医没有解剖学基础，因此，中医对神经的作用与分布只能作出概略性的说明与推测。比如，中医认为"神"可以调节人体形体的动与静，精神的兴奋和抑制，情绪的喜、怒、哀、乐、爱、恶，个性的刚与柔、静与躁，身体的屈与伸等，这都是"神"的调节与控制功能。此外，中医还认为"神"可调节阴阳，而阴、阳在生命物质运动稳定平衡态理论中，被看做是生命物质运动对稳定平衡态的偏离。调节阴阳，即调节生命物质运动对平衡态的偏离，这也正是神经系统的功能。

气功中的"调神"即是通过调节神经系统的功能，让生命物质运动处于稳定平衡态，保证身体的健康。所以，气功家认为养神才能养形，调神是练功的核心。

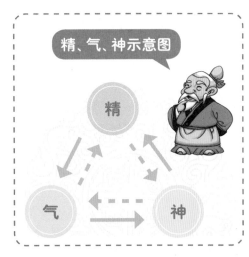

精、气、神示意图

【"神"的物质基础】

中医认为"神"的物质基础是"精"。"神"的生成主要以先天之精为基础，以后天的精气为补养。所以，"神"的盛衰与精、气的盈亏密不可分。只有作为生命物质要素的精气充足，作为生命活动功能外在表现的"神"才可能旺盛。

总之，"精"、"气"是生命活动的物质基础，而"神"则被视为生命活动的外在表现。三者之间具有互相资生的内在联系：精充气足则神全，神躁不安则伤精耗气；精气不足，神也易浮躁不宁；只有精、气、神充盈，机体的生命活动才可能在健康的状态中运行。

养神需防七情致病		
七 情	病 机	病 症
怒	怒则气上	呕血、面红、目赤、食少、嗳气、脘胀
喜	喜则气缓	周身松懈无力，泣尿俱出，笑不休，甚则狂
悲	悲则气消	胸闷、少气、乏力、情绪消沉、精神委靡，甚则虚热
恐	恐则气下	二便失禁、遗精、白浊
惊	惊则气乱	癫狂、痴呆
思	思则气结	胸脘痞满、不思饮食、腹胀便溏
忧	忧则气泄	咳喘、呕吐、失眠、便秘、阳痿等

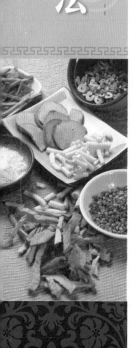
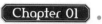

Chapter 01

脏居于内，形见于外

◆"所谓五脏者，藏精气而不泻也，故满而不能实；六腑者，传化物而不藏，故实而不能满也"。

——《素问·五藏别论》

"藏象"首见于《素问·六节藏象论》。"藏"，指藏于内，就是内脏；"象"，是征象或形象，意指内脏生理、病理所表现于外之征象。藏象学说的特点是以五脏为中心，配合六腑，联系五体、五官、九窍等，联结成为一个"五脏系统"的整体。

按照生理功能特点，脏腑分为五脏、六腑和奇恒之腑；以五脏为中心，一脏一腑，一阴一阳为表里，由经络相互络属。正如《素问·五藏别论》说："所谓五脏者，藏精气而不泻也，故满而不能实；六腑者，传化物而不藏，故实而不能满也。"此外，将脑、髓、骨、脉、胆、女子胞（子宫）称为奇恒之腑，"奇"是异的意思，"恒"是常的意思，因其形同于腑，功同于脏，它们的共同特点是：虽是相对密闭的组织器官，却不与水谷直接接触，即似腑非腑；但具有类似于五脏储藏精气的作用，即似脏非脏。

五脏六腑互相联系又互相制约，共同构筑和谐的机体。例如，心主血，肺主气，心主行血，肺主呼吸，因此心与肺是气血相依存、相互为用的关系；心主血，脾统血，脾为气血生化之源，心与脾的关系主要表现在血液的生成和运行方面。心主血，肝藏血，心主神志，

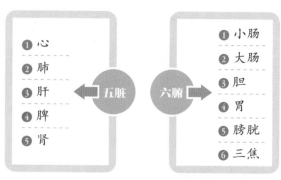

五脏	←	六腑 →
❶心		❶小肠
❷肺		❷大肠
❸肝		❸胆
❹脾		❹胃
❺肾		❺膀胱
		❻三焦

⊙五脏的特点为实质性器官，其主要功能是化生和储藏人体生命活动所必需的各种精微物质。六腑的特点是为空腔性器官，其主要功能是受纳和腐熟水谷，传化和排泄糟粕。

肝主疏泄，心与肝密切相关；心火下降于肾，肾水上济于心，心与肾是水火既济、心肾相交的关系。脏与腑之间是阴阳表里关系，脏为阴，腑为阳，阴阳互为表里。例如，心与小肠、肺与大肠、脾与胃、肝与胆、肾与膀胱、心包络与三焦相表里。

每个脏腑各有特点，各司其职，宫廷模式的分工合作使人体处于健康的状态。这样一个通过各脏腑的职能维持人体平衡的功能机制，如果其中的某一脏腑功能失常，则打破了动态平衡，导致疾病的发生。

五脏六腑	主控职能	功能机制
心	主宰一切的"君王"。心为神之居、血之主、脉之宗	主血脉、主神志。心是人体气血运行的发动机，心脏的搏动是否正常关乎生命的存亡
肺	辅佐君主的"相傅之官"。肺为魄之处、气之主	主气，司呼吸；主宣发肃降，通调水道，朝百脉主治节
肝	勇武忠心的"将军"。肝为魂之处、血之藏、筋之宗	主疏泄、主藏血。肝位于胁下，是人体储藏血液的主要器官
胆	明辨是非的"清官"	储存和排泄胆汁，胆主决断。胆虽为六腑之一，但是，由于它储藏胆汁而不接受水谷糟粕，因而与其他五腑不同，归为"奇恒之腑"
脾胃	受纳布化的"仓官"。脾为气血生化之源、后天之本	主运化、主升清、主统血。胃的受纳腐熟水谷功能必须与脾的运化功能相配合，它们直接关系到人体的生命活动及其存亡
小肠	接收纳贡的"礼官"。小肠在人体中的作用是接收由胃腐熟后的食物	受盛、化物、泌别清浊
大肠	专司内务的"内侍"。大肠接收由小肠下移的饮食残渣，变化为粪便，然后排出体外	传化糟粕
肾	使朝廷井然的"工部侍官"。肾为先天之本	藏精、主生长发育与生殖；主水；主纳气
膀胱	司水职的"一郡之官"	储尿和排尿，依赖肾的气化功能
三焦	疏通水道的"决渎之官"	通行元气，总司气机和气化；疏通水道，为水液运行的道路

Chapter 02

心者，君主之官

◆ "心主身之血脉。"

—— 《素问·痿论》

◆ "心者，五脏六腑之大主也，精神之所舍也。"

—— 《灵枢·邪客》

心位于胸腔内，两肺之间，膈膜之上，形状似倒垂未开的莲蕊，外有心包护卫。心为神之舍，血之主。《素问·灵兰秘典论》称其为"君主之官"。心的主要生理功能是主血脉和藏神。心在阴阳中属阳中之阳，五行属火。

【心主血脉】

心主血脉是指心气推动血液在脉中运行，流注全身，发挥营养和滋润作用。心和脉直接相连，互相沟通，血液在心和脉中不停地流动，周而复始，循环往复，如环无端。

心、脉、血三者共同组成一个循环于全身的系统，在这个系统中，心起着主导作用。因为只有心气能推动血液运行，使脉管搏动，从而使全身的五脏六腑、形体官窍得到血液的濡养，以维持生命活动。若心气衰竭，则血行停止，心与脉的搏动亦消失，生命也随之终结。正如《灵枢·经脉》所说："手少阴气绝则脉不通，脉不通则血不流，血不流则髦色不泽，故面黑如漆柴者，血先死。"正是由于心在心、血、脉三者中居于主导地位，所以《素问·痿论》说："心主身之血脉。"

【心藏神】

人体之神藏于心，故《灵枢·大惑论》说："心者，神之舍也。"《素问·宣明五气》说："心藏神。"

心主宰五脏六腑、形体官窍的生理活动。若心神正常，人体各部分的功能互相协调，彼此合作，互助互用，则全身安泰。若心神不明，人体各部分得不到应有

名词解释

【心包】 ▶▶▶

心包，又可称"膻中"，是指包在心脏外面的组织，其有保护心脏的作用，代心受邪。如热病过程中出现高热、神昏等病症，中医学称之为"热入心包"或"蒙蔽心包"。

心主血脉

心气推动血液在脉中运行 - - - 流注全身发挥营养和滋润作用

心和脉直接相连,互相沟通 - - - 血液在心和脉中不停地流动,周而复始

主宰精神、意识、思维活动,又是七情发生之处,所以说心主宰了人的心理活动。

无论生理活动还是心理活动,都是由五脏六腑尤其是五脏共同完成的,都是人体的生命活动。在这些生命活动中,心起着主宰作用,故历代医家皆称心为"人身之君主"、"五脏六腑之大主"。心的这种主宰作用,皆心神之所为,故曰"神明出焉"。

的协调与统治,因而产生紊乱,疾病由是而生,甚至危及性命。

所以《素问·灵兰秘典论》中说:"故主明则下安,以此养生则寿,殁世不殆,以为天下则大昌。主不明则十二官危,使道闭塞而不通,形乃大伤,以此养生则殃,以为天下者,其宗大危,戒之戒之。"可见心神之明与不明,直接关系到全身脏腑之治与乱,决定着生命的存与亡,故《素问·六节藏象论》特地强调指出:"心者,生之本,神之变也。"

心主宰人体的心理活动。首先,心是人进行精神、意识、思维活动的主要内脏,如《孟子·告子上》中说:"心之官则思。"说明了心在思维活动中的重要作用。但是,必须明白,人的精神、意识、思维活动是由五脏共同完成的,如《素问·宣明五气》所说:"心藏神,肺藏魄,肝藏魂,脾藏意,肾藏志。"在五脏的精神活动中,心是主宰者,所以《灵枢·邪客》中说:"心者,五脏六腑之大主也,精神之所舍也。"

除思维活动外,心还是人体情志的发生之处和主宰者。如张景岳在《类经》中所说:"心为五脏六腑之大主,而总统魂魄,兼赅意志,故忧动于心则肺应,思动于心则脾应,怒动于心则肝应,恐动于心则肾应,此所以五志惟心所使也。"又说:"情志之伤,虽五脏各有所属,然求其所由,则无不从心而发。"可见心既

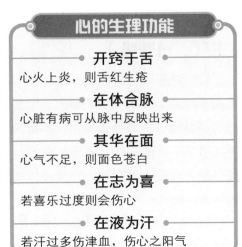

心的生理功能

开窍于舌
心火上炎,则舌红生疮

在体合脉
心脏有病可从脉中反映出来

其华在面
心气不足,则面色苍白

在志为喜
若喜乐过度则会伤心

在液为汗
若汗过多伤津血,伤心之阳气

Chapter 03

肺者，相傅之官

◆ "饮入于胃，游溢精气，上输于脾，脾气散精，上归于肺，通调水道，下输膀胱，水精四布，五精并行。"

—— 《素问·经脉别论》

◆ "诸气者，皆属于肺。"

—— 《素问·五藏生成》

肺位于胸腔，左、右各一，在人体脏腑中位置最高，故称肺为"华盖"。如《灵枢·九针论》中说："肺者，五脏六腑之盖也。"《医贯·内经十二官·形景图说》中说："喉下为肺，两叶白莹，谓之华盖，以复诸脏，虚如蜂窠，下无透窍，故吸之则满，呼之则虚。"说明古人对肺的位置和形态结构已有较为清楚的了解。肺的主要生理功能是：主气、司呼吸；通调水道；宣散卫气；朝百脉，主治节。肺在阴阳中属阳中之阴，五行属金。

【主气、司呼吸】

《素问·阴阳应象大论》中说："天气通于肺。"说明肺是体内外气体交换的场所。通过肺的呼吸作用，不断地呼浊吸清，吐故纳新，实现机体与外界环境之间的气体交换，以维持人体的生命活动。

《素问·五藏生成》中说："诸气者，皆属于肺。"肺为五脏中与气关系最密

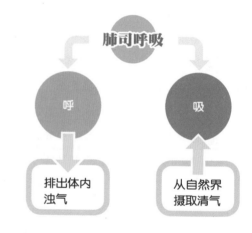

切的内脏，因为肺主气、司呼吸，清气由肺吸入，这是人体气的主要来源之一。肺司呼吸的功能正常与否，直接影响着气的生成。呼吸均匀和调，则浊气得以排出，清气得以吸入，气的生成来源不匮乏；若呼吸功能减弱，吸入清气不足，势必影响气的生成而导致气虚；如果呼吸一旦停止，清气不能吸入，浊气不能排出，体内外之气不能进行交换，生命也随之而告终。此外，肺主气还体现于对全身气机的调节作用。肺的宣降和呼吸，即是气的升降出

入在肺中的具体体现。

综上所述，肺主气主要取决于肺司呼吸的功能，而肺司呼吸的功能，又有赖于肺气的宣降运动。肺宣降正常，则肺的呼吸均匀协调，不断地呼浊吸清，这是气的生成和气机调畅的根本条件。反之，气虚和升降出入运动异常，也势必影响肺的宣降运动，从而会出现呼吸异常的现象。

【通调水道】

人体内的水液虽由脾胃而来，但水液的输布、运行和排泄，又依赖于肺的疏通和调节，以维持动态的平衡。通过肺的宣发，水液向上、向外输布，布散全身，外达皮毛，代谢后以汗的形式由汗孔排泄；通过肺的肃降，水液向下、向内输布，成为尿液生成之源，经肾蒸腾气化，将代谢后的水液化为尿储存于膀胱，而后排出体外。由此可知，肺气的宣发和肃降，不但能使水液运行的道路通畅，而且在维持机体水液代谢平衡中发挥着重要的调节功能。

【宣散卫气】

卫气来源于脾胃所化生的水谷精微，肺气不宣，则卫气不能达于全身，而出现恶寒无汗等症，治宜宣发肺气；

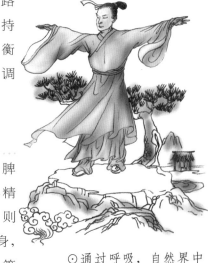

⊙通过呼吸，自然界中的清气被吸入胸中

如肺气虚弱，无力宣发，可造成在表之卫气不足，则会出现怕冷、出汗、容易感冒等症状，因此欲使卫气充足，宜用补肺益气法。因此古人云："肺主气，属卫。"肺的宣发，是卫气得以布散的基本动力。肺气不宣，或肺气虚弱，均可造成卫气布散失常，影响其生理作用的发挥。

【朝百脉，主治节】

《素问·灵兰秘典论》："肺者相傅之官，治节出焉。"肺朝百脉，全身血液不断地汇集于肺，而后输送到全身，从而辅助心推动和调节着血液的运行。肺助心治理调节全身，故为"相傅之官"。肺之气血是肺发挥生理功能活动的物质基础和动力来源。肺之气血充沛，则各种功能活动正常而有力，呼吸均匀，卫气充足，水道通调，血行流畅，且全身治节有度。若肺之气血不足，则每见呼吸无力，气短声低；卫气不足，自汗，且易于外感；通调水道无力，津液停聚，易成痰成饮，或为浮肿；助心行血无力，在气短的同时，可因血瘀而见青紫。

肝者，将军之官

◆ "七八肝气衰，筋不能动。天癸竭，精少，肾藏衰，形体皆极。"

——《素问·上古天真论》

◆ "肝气通于目，肝和则目能辨五色矣。"

——《灵枢·脉度》

《素问·刺禁论》："肝生于左，肺藏于右。"肝位于腹腔，横膈之下，右胁之内。肝的形态，《难经·四十二难》说："肝……左三叶，右四叶，凡七叶……胆在肝之短叶间。"其后历代医家都是这样描述肝的位置及形态的，这与现代解剖学所描述的部位和状态基本一致。肝的主要生理功能是藏血和主疏泄，肝在阴阳中属阴中之阳，五行属木。

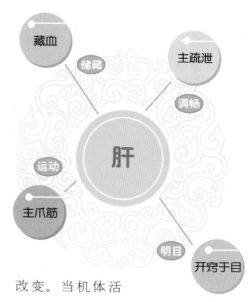

藏血　储藏　主疏泄　调畅　肝　运动　主爪筋　明目　开窍于目

【肝藏血】

肝有储藏血液、调节血量及防止出血的功能。储藏血液是指肝可以将一定量的血储存于肝内，以供机体各部分活动时所需，故肝有"血之府库"之称。调节血量，是指肝对于调节人体各部分血量的分配，特别是对外周血量的调节起着重要作用。在正常生理情况下，人体各部分的血量是相对恒定的，但是随着机体活动量的增减、情绪的变化，以及外界气候变化的影响，人体各部分的血量也随之而有所改变。当机体活动剧烈、情绪激动时，肝就把所储存的血液向机体的外周输布，以供机体活动之所需；当人体处于安静休息状态、情绪稳定时，机体外周的血液需要量相应减少，这时，相对多余的血液就归藏于肝。

【肝主疏泄】

所谓肝主疏泄，是指肝具有保持全身气机疏通畅达，通而不滞，散而不郁的作用。肝主疏泄的功能反映了肝脏主升、主动、主散的生理特点，它是调畅全身气机、推动血和津液运行的一个重要环节。

【肝在体合筋，其华在爪】

《黄帝内经》中多处讲到肝与筋的关系。《灵枢·九针论》说："肝主筋。"《素问·五藏生成》说："肝者，其荣在爪，其充在筋。"《素问·痿论》中说："肝主身之筋膜。"这些都说明了肝主筋、主运动。《素问·上古天真论》说："七八肝气衰，筋不能动。"指出人到了50多岁就会出现衰老的状态，是因为肝的精气衰退而使筋的活动不灵活，这说明早在当时就认为人的全身运动都与肝有关。

【肝开窍于目】

肝开窍于目，是说肝的精气通于目，肝经又上连目系，而目的视力，要靠肝血的濡养。《黄帝内经》说："肝

主目。"《灵枢·脉度》曰："肝气通于目，肝和则目能辨五色矣。"肝功能正常，则目光有神，视物清楚明亮。如肝功能受损，则可以反映在目上，若肝阴不足，则两目干涩；肝血不足，则视物模糊和夜盲；肝火上炎，则目赤肿痛，畏光流泪或目赤生翳；肝阳上亢，则头昏目眩；肝风内动，则目斜视上吊。因此，目是肝脏病变外在表现的一个方面。

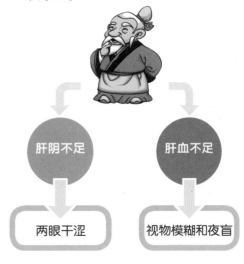

肝阴不足	肝血不足
两眼干涩	视物模糊和夜盲

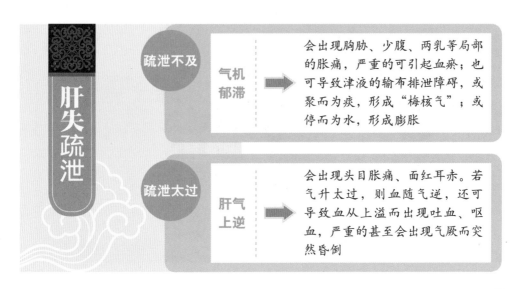

肝失疏泄			
疏泄不及	气机郁滞	→	会出现胸胁、少腹、两乳等局部的胀痛，严重的可引起血瘀；也可导致津液的输布排泄障碍，或聚而为痰，形成"梅核气"；或停而为水，形成膨胀
疏泄太过	肝气上逆	→	会出现头目胀痛、面红耳赤。若气升太过，则血随气逆，还可导致血从上溢而出现吐血、呕血，严重的甚至会出现气厥而突然昏倒

Chapter 05 • • • •

肾者，作强之官

◆ "肾者主水，受五脏六腑之精而藏之。"

——《素问·上古天真论》

◆ "肾者，水藏，主津液。"

——《素问·逆调论》

肾位于腰部，脊柱之两侧，左、右各一，故《素问·脉要精微论》说："腰者，肾之府也。"肾的主要生理功能是藏精、主水和纳气，肾在阴阳中，属阴中之阴，五行属水。

【肾藏精】

藏，即闭藏。《素问·六节藏象论》中说："肾者主蛰，封藏之本，精之处也。"《素问·上古天真论》中说："肾者主水，受五脏六腑之精而藏之。"肾主闭藏的主要生理作用，是将精气藏于肾，并促使其不断充盈，防止精气从体内无故丢失，为精气在体内充分发挥其生理效应创造必要的条件。

精有广、狭两义。广义的精，泛指一切精微和作用十分重要的物质。狭义的精，指生殖之精，其中包括禀受于父母的"先天之精"，如《灵枢·决气》所说的"两神相搏，合而成形，常先身生，是谓精"，以及《灵枢·本神》所说的"生之来，谓之精"，皆指此；同时也包括机体发育成熟后自己产生的生殖之精，如《素问·上古天真论》

肾 的生理特征

A 肾性潜藏和恶燥

肾具有潜藏的特性，具体表现在：肾主藏精、纳气。肾为水脏，主藏精，主津液，燥易伤阴津、耗损肾液，故具有恶燥的特性。

B 肾为先天之本

肾藏先天之精。先天之精禀受于父母，为人体生命活动的原初物质及动力所在，促进人体的生长发育和生殖。

C 肾为水火之脏

肾寓真阴真阳，为五脏六腑阴阳的根本。

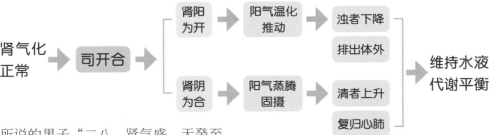

所说的男子"二八,肾气盛,天癸至,精气溢泻,阴阳和,故能有子",即指此而言。肾藏精,精化为气,通过三焦,布散到全身。

【肾主水】

肾主水,是指肾有主持和调节人体津液代谢的作用,故肾又有"水脏"之称。如《素问·逆调论》所说:"肾者,水脏,主津液。"

人体的津液代谢是一个十分复杂的过程,肾对津液代谢的主持和调节作用,可以从两方面来认识:一是肾阴和肾阳对整个津液代谢过程中的各个器官都有调节作用。二是肾脏本身即是津液输布和排泄所必须经过的一个重要环节。"肾阳为开","肾阴为合",若肾阴、肾阳不平衡,开合失调,将导致人体尿量失常;若肾阴、肾阳平衡,水液的排出才能正常。

【肾主纳气】

《黄帝内经》虽无"肾主纳气"一词,但对肺肾之气的关系却有着深刻的认识,这种认识在《黄帝内经》主要来源于相关病理及治疗的反证。《素问·逆调论》指出:"肾者……主卧与喘。"说明咳、喘等症与肾有关。

纳是收纳、摄纳的意思。肾主纳气,是指肾可以摄纳肺所吸入的清气,保证体内外气体正常交换,保持一定的呼吸深度。如肾主纳气功能正常,呼吸均匀调和。如肾虚不能纳气,则会出现呼气多吸气少、呼吸困难等症状。

【肾开窍于耳及二阴】

肾精的充养影响耳的听觉功能。肾精充足,则听觉灵敏;肾精不足,会出现耳鸣、听力减退等现象。二阴是前阴与后阴的总称。前阴包括尿道和生殖器。尿液的储存和排泄要依赖肾的气化作用才能完成,所以如果出现尿频、遗尿或尿少、闭尿等现象,多与肾的气化功能失常有关。后阴指肛门。粪便的排泄与肾有密切关系,如肾阴不足会导致肠液枯竭而便秘。

【肾主骨生髓,其华在发】

肾藏精,精能生髓,肾精充足,则骨髓充盈,骨骼得到充分滋养,从而坚固有力;肾精虚少,则骨髓不足,不能营养骨骼,会出现软弱无力或发育不良的现象。头发的生机根源于肾,肾气盛的人头发茂盛有光泽,肾气不足的人头发易脱落、干枯、变白。

Chapter 06

脾者，仓廪之官

◆"诸湿肿满，皆属于脾。"

——《素问·至真要大论》

◆"夫五味入口，藏于胃，脾为之行其精气。"

——《素问·奇病论》

脾位于中焦，在膈之下。如《医贯·形景图》中说："膈膜之下有胃，盛受饮食而腐熟之。其左有脾，与胃同膜而附其上。"说明脾与胃都位于腹腔，脾在胃的左方。脾的主要生理功能是主运化、升清和统摄血液。脾在阴阳中属阴中之至阴，五行属土。

脾的生理功能
- 主运化 —— 运化水谷 / 运化水液
- 主升清
- 主统血

【主运化】

运，即转运输送；化，即消化和吸收。脾主运化指脾具有把水谷化为精微，将精微物质吸收转输至全身的生理功能。脾的运化功能包括运化水谷和运化水液两个方面。

运化水谷

脾对食物的运化过程可分为三个阶段：第一阶段，帮助胃肠将食物分解成精微和糟粕两个部分，这个过程简称消化。食物进入胃后，主要在胃和小肠内进行消化，经过胃的"腐熟"和小肠的"化物"而分解成水谷精微和糟粕，但这一消化过程必须依赖于脾气的帮助。第二阶段，帮助胃肠道吸收水谷精微。水谷经过消化形成的精微，必须通过胃肠道的吸收，而后才能散布到全身。这一吸收过程是在脾气的帮助下才能完成的，故《素问·奇病论》说："夫五味入口，藏于胃，脾为之行其精气。"第三阶段，把吸收的水谷精微运输到全身。被吸收的水谷精微在脾气的作用下布散到全身，要有两条途径：一是通过脾的"散精"作用，将水谷精微上输于肺，经肺之宣发，向上、向外布散；经肺之肃降，向下、向内输布，使水谷精微得以布向全身。二是脾气自身的作用，将水谷精微转输全身，即《素问·厥论》所说的"脾主为胃行其津液者也"。

运化水液

脾具有吸收、输布水液，防止水液在体内停滞的作用。所以，脾的运化水液，也可称运化水湿。人体所摄入的水液需经过脾的吸收和转化以布散全身而发挥滋养、濡润的作用；同时，脾又把各组织器官利用后的多余水液，及时地转输给肺和肾，通过肺和肾的气化，化为汗和尿排出体外。脾主运化水液，实际上就是指脾在人体水液代谢过程中的推动和调节作用。

脾运化水谷和运化水液两个方面的作用是相互联系、相互影响的，一方面的功能失调可导致另一方面的功能失常，故在病理上常同时并见。

【主升清】

升，即上升之意。脾气的运动特点，以上升为主，故曰："脾气主升。"清，是指水谷精微。脾主升清，是指脾气上升，并将其运化的水谷精微向上转输至心、肺、头目；通过心、肺的作用化生气血，以营养全身，所以说："脾宜升则健。"脾的升清是相对于胃的降浊而言的，藏象学说中常以脾升胃降来概括整个消化系统的生理功能。脾胃升降为人体气机之枢纽，脾气主升，对维持腹腔的内脏位置有重要作用。如果脾气不能升举，中气下陷（又称脾气下陷），则可见久泄脱肛，甚或内脏下垂等病症，临床上常采用补脾气、升清阳的方法进行治疗。

【主统血】

统，即所谓统摄、控制之意。脾统血是指脾有统摄血液在脉内运行，不使其逸出脉外的作用。《难经·四十二难》说"脾……主裹血"，就是指脾有包裹血液于脉中循环运行而阻止其逸出脉外的意思，即脾统血。脾统血的作用是通过脾气摄血来实现的。脾之所以能统摄血液，是因为脾为气血生化之源。

【主肌肉四肢】

人体肌肉丰满发达、四肢活动有力，全依赖于脾所运化的营养。所以，脾的运化功能是不是健全，直接关系到肌肉是不是壮实，四肢活动是不是正常。如果脾虚不健，肌肉就会失去营养而逐渐消瘦或松弛，四肢则会萎弱无力。

【开窍于口，其华在唇】

人的口味、食欲与脾的运化功能有密切的关系。如果脾气健运，则口味和食欲正常。如果脾失健运，就会出现食欲减退或口味异常的现象，如口淡无味、口甜等。

《黄帝内经》 脏腑抗衰养生法

Chapter 07 ·····

🪷 胃者，受纳之官

◆ "人之所受气者，谷也。谷之所注者，胃也。胃者，水谷气血之海也。"
—— 《灵枢·玉版》

◆ "五脏者，皆禀气于胃。胃者，五脏之本也。"
—— 《素问·玉机真藏论》

胃，又称胃脘，分上、中、下三部。胃的上部称为上脘，包括贲门；胃的中部称为中脘，即胃体；胃的下部称为下脘，包括幽门。胃主受纳，腐熟水谷，胃以降为和。脾与胃相为表里。

【主受纳、腐熟水谷】

受纳，是接受、容纳的意思。腐熟，是食物经过胃的初步消化，形成食糜的意思。食物入口，经过食管，容纳于胃，故称胃为"太仓"、"水谷之海"。机体气血津液的化生，都需要依靠食物的营养，故又称胃为"水谷气血之海"。脾胃对食物水谷的运化功能，对于维持机体的生命活动至关重要，所

【名词解释】

《受纳和腐熟》 ▶▶▶

受纳是指胃在消化道中具有接受和容纳食物的作用；腐熟是指胃对食物进行初步消化，使之形成食糜。

以《素问·玉机真藏论》说："五脏者，皆禀气于胃。胃者，五脏之本也。"说明胃气之盛衰有无，直接关系到人体的生命活动及其生死存亡。

【主通降，以降为和】

胃为水谷之海，食物入胃，经胃腐熟后，必须下行至小肠，才能作进一步消化，并使其中的营养物质被彻底吸收，化为气血津液，输送至全身，所以说胃主通降，以降为和。由于在藏象学说中常以脾升胃降来概括整个消化系统的功能活动，所以，胃的通降还包括小肠将食物残渣下输于大肠，以及大肠传化糟粕的功能活动在内。胃的通降，相对于脾的升清而言，则是降浊。胃的通降，是继续受纳的前提条件。所以胃失通降，不仅可以影响食欲，而且因浊气在上而发生口臭、脘腹胀闷或疼痛，以及大便秘结等症状。如《素问·阴阳应象大论》中说："浊气在上，则生𦙾胀。"若胃气不仅失于

通降，进而形成胃气上逆，则可出现嗳气酸腐、恶心、呕吐、呃逆等症。

❖ 胃寒

《素问·举痛论》指出："寒气客于肠胃之间，膜原之下，血不得散，小络急引，故痛，按之则血气散，故按之痛止。""寒气客于肠胃，厥逆上出，故痛而呕也。"《素问·风论》指出："胃风之状，颈多汗恶风，食饮不下，鬲寒不通，腹善满，失衣则䐜胀，食寒则泄，诊形瘦而腹大。"

临床表现及诊治方法：胃痛，呃逆，呕吐，腹泻，运用小建中汤、丁香柿蒂汤、附子理中汤等方剂治疗。

❖ 胃热

《灵枢·五癃津液别》指出："中热则胃中消谷，消谷则虫上下作，肠胃充郭，故胃缓，胃缓则气逆，故唾出。"

临床表现及诊治方法：胃热可消谷善饥，可发为胃痛，多用益胃汤，滋阴清热，或白虎汤，清泄胃热，止渴除烦；阴虚生内热，阳虚生外寒，多用青蒿鳖甲汤方来滋阴清热，黄芪桂枝五物汤等方来助阳祛寒。

❖ 胃虚

脾胃对饮食水谷的运化功能，对于维持机体的生命活动至关重要，《素问·平人气象论》说："人以水谷为本，故人绝水谷则死。"

临床表现及诊治方法：胃虚则会出现耳鸣，多用益气聪明汤升阳复聪；

中州虚弱，则会泻利不禁，多用真人养脏汤固涩止泻。

❖ 胃实

临床表现及诊治方法：《素问·痹论》说："饮食自倍，肠胃乃伤。"这句话是说饮食过量，肠胃就会受到损伤。这是胃实的病变，多用保和丸等消导方剂治疗。"胃不和则卧不安"也是一种胃实所引起的不寐症，多用温胆汤等方剂治疗。

❖ 胃失和降

胃为水谷之海，食物入胃，经胃腐熟后，必须下行至小肠，才能作进一步消化，并使其中的营养物质被彻底吸收，化为气血津液，输送至全身，所以说胃主通降，以降为和。

临床表现：胃失通降，不仅影响食欲，而且会因浊气在上而发生口臭、脘腹胀闷或疼痛，以及大便秘结等症状。若胃气不仅失于通降，进而形成胃气上逆，则可出现嗳气酸腐、恶心、呕吐、呃逆等症状。

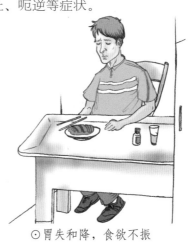

⊙胃失和降，食欲不振

Chapter 08 · · · · · ·

大肠者，传导之官

◆ "大肠者，传导之官，变化出焉。"

——《素问·灵兰秘典论》

大肠，为六腑之一，是一个管道器官，位于腹中。其上口通过阑门与小肠相接，其下端即肛门。大肠与肺通过经脉相互络属，互为表里。

【主传化糟粕】

大肠的传化功能是指传导与变化。《素问·灵兰秘典论》指出："大肠者，传导之官，变化出焉。"传导即指传送、引导，指大肠接受小肠传来的食物残渣与水液，向下传送、引导，将残渣排出体外。"变化出焉"，即将糟粕化为粪便。若大肠的传化糟粕功能异常，则出现排便异常，如便溏、泄泻、便脓血、大便秘结等症。

【主津】

大肠的主津功能是指大肠在传化糟粕的过程中吸收了水液，参与了水液的代谢。大肠主津功能的失常多与人体的津液有关。若大肠虚寒，无力吸收水分，则水谷杂下，出现肠鸣、腹痛、腹泻等症状；大肠实热，消耗水分过多，则肠液干涸，大便秘结不通，出现便秘症状。

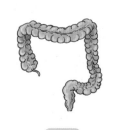

大肠 → 传化糟粕

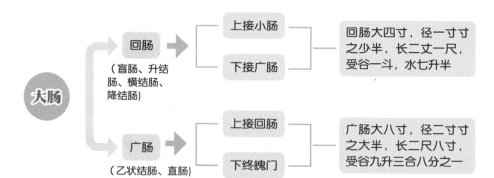

Chapter 09

小肠者，受盛之官

◆ "小肠者，受盛之官，化物出焉。"

—— 《素问·灵兰秘典论》

小肠，作为六腑之一，是一个相当长的管状器官，位于腹中，回环迭积，其上口与胃之幽门相接，下口与大肠相接，其交接处称为阑门。小肠与心通过经脉互相络属，互为表里。《灵枢·本输》曰："心合小肠，小肠者，受盛之腑。""心移热于小肠。"小肠是机体对食物进行消化、吸收，并输布其精微，下传其糟粕的重要脏器。其主要的生理功能是受盛与化物，泌别清浊。

【 主受盛和化物 】

受盛即接受，以器盛物的意思。说明小肠是接受经胃初步消化之食物的盛器。化物，具有彻底消化、化生精微的意思。主化物，即指经胃初步消化的食物，在小肠内必须有相当长时间的停留，以利于进一步彻底消化，将水谷分化为精微与糟粕两部分。

【 泌别清浊 】

小肠泌别清浊，是指经过化物之后的食物中包含着精微和残渣，由小肠吸收精微，将残渣部分下传给大肠。小肠在吸收精微的同时，也吸收了大量的水液，将经过脏腑组织利用后所产生的浊液下输给肾和膀胱，形成尿液。

【 与心相互络属 】

小肠如果出现异常，其消化和吸收功能减退，大便与小便都会出现异常。小肠的功能受心功能的影响，因此心功能失调也会引起小肠功能的异常。如火邪侵入心脏，引起心功能失调，小肠则表现为尿频，尿色加深，排尿时会有灼痛感。小肠功能出现异常，也会影响心脏。

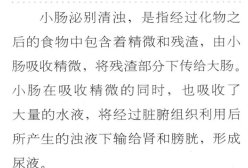

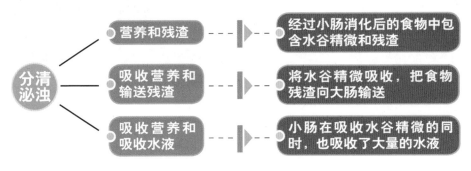

分清泌浊

营养和残渣	经过小肠消化后的食物中包含水谷精微和残渣
吸收营养和输送残渣	将水谷精微吸收，把食物残渣向大肠输送
吸收营养和吸收水液	小肠在吸收水谷精微的同时，也吸收了大量的水液

Chapter 10

胆者，中正之官

◆ "胆者，中正之官，决断出焉。"

—— 《素问·灵兰秘典论》

胆位于右胁下，与肝相连，附于肝之短叶间。肝与胆通过经脉相互络属，构成表里关系。胆汁直接有助于食物的消化，故为六腑之一；又因胆本身无传化食物的生理功能，且藏胆汁，与胃、肠等腑有别，故又属奇恒之府。

⊙胆

```
储藏和排泄      以帮助食物
胆汁            的消化
```

【储藏、排泄胆汁】

《灵枢·本输》认为"胆者，中精之府"，内藏胆汁。胆汁味苦，色黄绿，由肝之余气而化生，汇集于胆，泄于小肠。

肝的疏泄功能直接控制和调节着胆汁的排泄，肝疏泄正常，则胆汁排泄畅达，脾胃运化功能亦健旺。反之，肝失疏泄，导致胆汁排泄不利，胆汁郁结，肝胆气机不利，影响脾胃运化功能，而出现胁下胀满疼痛、食欲减退、腹胀、便溏等症；若胆汁上逆、外溢，还可出现口苦、呕吐黄绿苦水、黄疸等病理现象。

【主决断】

《素问·灵兰秘典论》指出："胆者，中正之官，决断出焉。"胆主决断是指胆在人的精神意识活动中，具有判断事物、作出决定的作用。《素问·六节藏象论》指出："凡十一藏，取决于胆也。"若胆气虚则怯，善太息，或数谋虑而不能决。

胆主决断的功能，对于防御和消除某些精神刺激的不良影响，维持气血津液的正常进行，确保脏腑之间的协调关系，有着极为重要的作用。胆气勇壮之人，遇到惊恐等精神刺激，造成的影响较小，也易恢复；胆气虚怯之人，受到惊恐刺激，会出现易惊易恐等神志异常的病变。

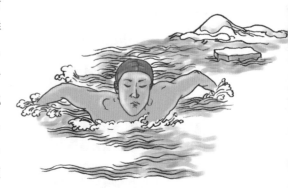

⊙冬泳锻炼者属于胆气强壮之人

Chapter 11

膀胱者，州都之官

PART 03

《黄帝内经》脏腑抗衰养生法

◆ "膀胱者，州都之官，津液藏焉，气化则能出矣。"

—— 《素问·灵兰秘典论》

膀胱，六腑之一，位于小腹中央，与肾通过经脉相互络属，故互为表里。

【主储尿和排尿】

人体内的水液代谢是通过脾、肺、肾、小肠、大肠、三焦等共同作用而完成的，肾接收脾胃下输的水液再经肾的气化生成尿液，下输至膀胱。尿液在膀胱内储留至一定程度后，即排出体外。所以《素问·灵兰秘典论》说："膀胱者，州都之官，津液藏焉，气化则能出矣。"膀胱的储尿功能，有赖于肾气的固摄，若肾气不固，则膀胱约束无力，就会出现遗尿，严重者甚至会小便失禁。膀胱的排尿，有赖于肾气与膀胱的气化作用，若气化失司则膀胱不利，可见尿痛、淋涩、排尿不畅，甚则癃闭。故《素问·宣明五气》曰："膀胱不利为癃，不约为遗溺。"

【与肾相互络属】

膀胱的储尿与排尿，即膀胱的开合必须依赖于肾的气化作用。肾气充足，气化正常，膀胱开合有度，尿液才能正常排泄，从而维持水液代谢的平衡。若肾气不足，气化失常，膀胱开合无度，人体

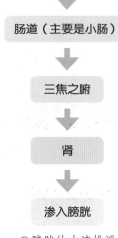

脾、胃
↓
肠道（主要是小肠）
↓
三焦之腑
↓
肾
↓
渗入膀胱

⊙膀胱的水液排泄

会出现小便不利或小便失禁、遗尿、尿频等症状。老年人常见的尿频、尿急、排尿无力、小便失禁，多是肾气衰弱之故。

气化

气化，原是中国古代哲学巨著《易经》中的术语，指的是阴阳之气化生万物。在中医领域气化是指人体生命活动中，由气的运动而产生的各种生理变化，包括精、气、血、津液等的各自新陈代谢及其相互转化。

Chapter 12

三焦者，决渎之官

◆ "三焦者，决渎之官，水道出焉。"

——《素问·灵兰秘典论》

三焦是上焦、中焦、下焦的合称。三焦的概念有二：一是指六腑之一，即脏腑之间和脏腑内部的间隙互相沟通所形成的通道。在这一通道中运行着元气和津液。所以气的升降出入，津液的输布与排泄，都有赖于三焦的通畅。二是单纯的部位概念，即膈以上为上焦，膈至脐为中焦，脐以下为下焦。《黄帝内经》中涉及的三焦达七十六处，其义不一，分别与腑、经络、病机、气化等有关。

【有形三焦学说】

三焦为脏腑学说中的六腑之一，具有六腑以通为用的共同功能特点，它的具体功能主要表现在气化和流通水液。这些就是三焦学说的理论基础，与《黄帝内经》成书年代较近的《难经》及后世诸家也倡此说。但是，六腑之一的三焦为何物，始于何端，终于何处，却成为千古之谜。

《素问·灵兰秘典论》认为："三焦者，决渎之官，水道出焉。"决，疏通之意；渎，沟渠。决渎，即疏通水道。也就是说三焦有疏通水道、运行水液的功能。全身的水液代谢，是由肺、脾和肾的协同作用而完成的，但必须以三焦为通道，才能正常地升降出入。如果三焦的水道不够通利，则肺、脾、肾等输布调节水液的功能将难以实现，所以又把水液代谢的协调平衡作用，称做"三焦气化"。也正如《类经·藏象类》所说："上焦不治则水泛高原，中焦不治则水留中脘，下焦不治则水乱二便。三焦气治，则脉络通而水道利，故曰决渎之官。"

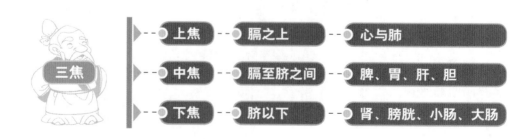

三焦	上焦	膈之上	心与肺
	中焦	膈至脐之间	脾、胃、肝、胆
	下焦	脐以下	肾、膀胱、小肠、大肠

【三管三焦说】

如果不把三焦看成一个内脏，而把它作为人体躯干内三个部位划分，则膈之上为上焦，包括心与肺；膈至脐之间为中焦，包括脾、胃、肝、胆；脐以下为下焦，包括肾、膀胱、小肠和大肠。这三个部位的生理功能各有特点。

❖ 上焦如雾

一般将膈以上的胸部，包括心、肺两脏，以及头面部，称做上焦。也有人将上肢归属于上焦。

其主要功能特点是主气的升发和宣散，即宣发卫气，布散水谷精微以营养全身。如《灵枢·决气》说："上焦开发，宣五谷味，熏肤、充身、泽毛，若雾露之溉，是谓气。"上焦主气的升发和宣散，但它不是有升无降，而是"升已而降"，故说"若雾露之溉"。《灵枢·营卫生会》也因此概括为"上焦如雾"。这实际上主要是指心、肺的输布气血的作用。由于治疗疾病的药物首先入胃，胃居中焦，药物必须质地轻清，方能升至上焦。所以《温病条辨》说："治上焦如羽，非轻不举。"

❖ 中焦如沤

一般认为中焦是指膈以下、脐以上的上腹部。其所属脏腑，从解剖部位来说，应包括脾、胃和肝、胆。

中焦具有消化、吸收并输布水谷精微和化生血液的功能。实际上包括脾、胃的整个运化功能，故说中焦能泌糟粕，蒸津液，是升降之枢，气血生化之源。正如《灵枢·营卫生会》所说："此（指中焦）所受气者，泌糟粕，蒸津液，化其精微，上注于肺脉，乃化而为血，以奉生身，莫贵于此。"而《灵枢·营卫生会》说的"中焦如沤"是对胃中水谷汇集，水谷在被消化时状态的生动描述。由于口服的药物直接入胃，需不升不降，才能在中焦发挥作用，所以《温病条辨》提出了"治中焦如衡，非平不安"的用药原则。

三焦	生理功能
上焦如雾	上焦心、肺宣发输布气血，温煦、营养全身
中焦如沤	中焦脾、胃腐熟、运化水谷，化生气血
下焦如渎	下焦肾、膀胱气化水液，生成和排泄小便，小肠、大肠排泄糟粕

❖ 下焦如渎

一般认为脐以下的部位为下焦，包括小肠、大肠、肾和膀胱等脏腑的功能。

下焦主要是排泄糟粕和尿液，《灵枢·营卫生会》认为"下焦如渎"，把下焦看做是下水道，即是对上述功能的生动描述。因为口服药物总是先进入胃，必须质地沉重，才能向下而入下焦，所以《温病条辨》提出了"治下焦如权，非重不沉"的用药法则。

Chapter 13

形体官窍，构筑健康藩篱

◆ "鼻者，肺之官也；目者，肝之官也；口唇者，脾之官也；舌者，心之官也；耳者，肾之官也。"

——《灵枢·五阅五使》

俗话说：身体发肤，受之父母。还有经常提及的"五官九窍"，实际上这些词语最早均来源于《黄帝内经》。随着愚昧无知逐步被开化，古人开始对自己的身体感兴趣，去了解各个部分的作用。在这个过程中，毛发、皮肤及肌肉、骨骼等，还有眼、耳、口、鼻、二阴等与外界相通的孔窍就成了人们认识自我的第一条通道。

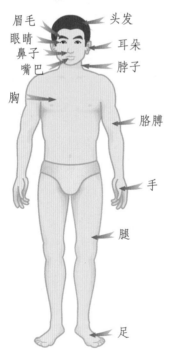

眉毛 头发
眼睛 耳朵
鼻子 脖子
嘴巴
胸
胳膊
手
腿
足

【形体】

形体的概念有广义和狭义之分。广义的形体，泛指一切有一定形态结构的组织器官，包括头、躯干、肢体、五脏、六腑等有形质可见的组织。狭义的形体，是指有特定含义的"五体"：皮、脉、筋、骨、肉，它们是构成整个人身形体的重要组织。这里所说的"形体"即是指"五体"。

形体的外面与周围环境接触，里面包裹着脏腑，经络贯穿于形体与脏腑之中，气血津液运行于整个形体与脏腑之内，其中营血在经络中流行，卫气与津液则行于脉外，循行于皮肉筋骨之间及脏腑肓膜之中，无处不到。正是依靠气血津液的不断运行，才得以将脏腑所化生的精、气、血、津液输布到形体，对形体发挥滋养、推动、温煦和气化等作用，使形体得以完成其生理功能。

肝、心、脾、肾、肺五脏除了一般将其所化生的精气通过气、血、津液的运行去濡养形体之外，还与筋、

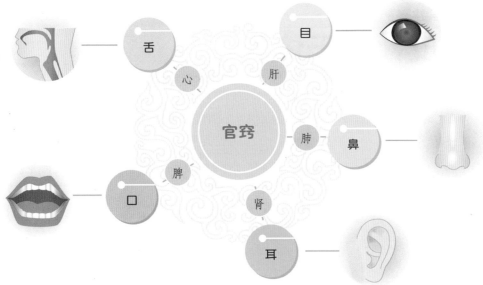

脉、肉、骨、皮有特定的相对应的联系。如《素问·平人气象论》说："脏真散于肝，肝藏筋膜之气也""脏真通于心，心藏血脉之气也""脏真濡于脾，脾藏肌肉之气也""脏真下于肾，肾藏骨髓之气也"。

【官窍】

官和窍的概念不尽相同。官，是指机体上有特定功能的器官，如耳、目、口、鼻、咽喉，皆称为官；窍，即孔窍、苗窍的意思，即内脏与外界贯通的窗口。

每一个窍，都是一个具有特定功能的器官。它对外与周围环境相通，对内通过经络同脏腑保持密切的联系。

官窍，是人体与外界联系的重要器官，与五脏为中心的功能系统关系密切，每一窍和人体五脏中的一脏有特定的联系。外界环境的各种变化可以通过官窍影响到内脏，内脏功能活动正常与否，可以反映在官窍。《灵枢·脉度》说："五脏常内阅于上七窍也，故肺气通于鼻，肺和则鼻能知香臭矣；心气通于舌，心和则舌能知五味矣；肝气通于目，肝和则目能辨五色矣；脾气通于口，脾和则口能知五谷矣；肾气通于耳，肾和则耳能闻五音矣。五脏不和则七窍不通。"官窍又大多是机体与自然界进行物质交换的门户。

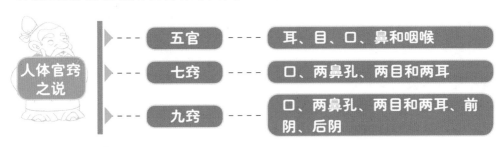

人体官窍之说	五官	耳、目、口、鼻和咽喉
	七窍	口、两鼻孔、两目和两耳
	九窍	口、两鼻孔、两目和两耳、前阴、后阴

Chapter 14

皮，覆于体表

◆"皮者脉之部也，邪客于皮则腠理开，开则邪入客于络脉，络脉满则注于经脉，经脉满则入舍于腑脏也。"

——《素问·皮部论》

皮，又称皮肤，覆盖在人体表面，皮肤表面有毛发、汗孔等附属物。皮肤可防止外邪入侵，调节人体津液代谢与体温，并有一定的辅助呼吸的作用。皮肤与肺的关系最为密切，和十二经脉也有广泛的联系。

【皮肤的结构与功能】

皮肤覆盖在人体表面，除手掌与足掌外，大部分皮肤上都长有毛发。皮肤的纹理和肌腠一起合称腠理。皮肤上有许多汗孔，亦称气门，或名玄府，是汗液排泄的孔道。

◈ 调节津液代谢

汗为津液所化生，出汗是津液排泄的途径之一，皮肤腠理疏缓，汗孔开，则汗出多，反之，则汗出少。因此，皮腠的疏密，调节着津液的排泄。若调节失当，汗出过多，损伤津液，甚至引起津液不足。

◈ 辅助呼吸

呼吸主要是肺的功能，肺合皮毛，汗孔的开合也可起辅助呼吸的作用，

所以《素问·生气通天论》称汗孔为"气门"。

◈ 防御外邪

皮肤是人体表面最大的保护器官，是防御外邪的主要屏障，外来致病因素首先侵犯皮肤。若皮肤致密，则邪不能入，因而不易生病；若皮肤疏缓，卫气不足，则邪气可乘虚而入，引起疾病。

◈ 调节体温

人体的温煦，多赖卫气的作用。卫阳大部分存在于津液之中。若感受外邪，汗孔闭，汗不出，卫阳亦不得出，故郁而发热，采用解表发汗药，使汗孔开，汗得外泄，阳气随之外散，发热乃退，所以《素问·生气通天论》说："体若燔炭，汗出而散。"但是，汗出不可太多，否则阳气随津而脱，会导致阳虚

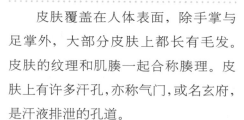

皮肤的功能
- 调节津液代谢
- 辅助呼吸
- 防御外邪
- 调节体温

的寒证，甚至有大汗亡阳之虑。

【皮肤与肺的关系】

皮肤与肺的关系十分密切，《素问·阴阳应象大论》认为："肺主皮毛。"

肺将水谷精微布散到皮毛，使皮肤滋润，毫毛光泽，若肺气亏虚，则皮毛憔悴，故《灵枢·经脉》认为："手太阴气绝，则皮毛焦。"

肺宣发卫气，卫气充于皮肉主要有三种作用，一是温养皮肤；二是协助皮肤抵御外邪；三是控制汗孔之开合。若肺虚卫气不充，则肤冷畏寒，汗出较多，且抵抗力差，容易感受外邪而致病。若外邪犯肺，肺失宣发，则皮内之卫气亦不得外达，使汗孔闭塞而无汗。所以宣发肺气的药物，往往能起到发汗的作用。

【皮肤与经络的关系】

按十二经脉在体表的分布，将皮肤分为十二部分，每条经脉濡养一部分皮肤，称为十二皮部。如果哪一条经络发生病变，也会从其分布的皮部内反映出来。如《素问·皮部论》说："欲知皮部，以经脉为纪者，诸经皆然。阳明之阳……视其部中有浮络者，皆阳明之络也。其色多青则痛，多黑则痹，黄赤则热，多白则寒，五色皆见，则寒热也。"若某皮部受邪，亦多进入该部之络脉，继而进入经脉，内传脏腑，故《素问·皮部论》说："皮者脉之部也，

邪客于皮则腠理开，开则邪入客于络脉，络脉满则注于经脉，经脉满则入舍于腑脏也。"

【腠理】

腠理，即肌肉和皮肤的纹理。腠理与三焦相通，三焦中的元气和津液向外流入腠理，以濡养肌肤，并保持着人体内外气液不断交流。《金匮要略·脏腑经络先后病脉证》说："腠者，

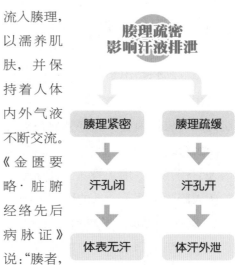

腠理疏密影响汗液排泄

腠理紧密	腠理疏缓
汗孔闭	汗孔开
体表无汗	体汗外泄

是三焦通会元真之处，为血气所注。"

汗孔开口于皮肤，故腠理的疏密会影响汗孔之开合和汗液的排泄。腠理的疏密直接影响到汗液的多少，因而能调节人体的水液代谢和体温的高低。在正常情况下，卫气充斥于腠理之中，并控制和调节腠理的开合。

腠理是外邪入侵人体的门户。《灵枢·百病始生》说："是故虚邪之中人也，始于皮肤，皮肤缓则腠理开，开则邪从毛发入，入则抵深……"正是由于卫气能调控腠理，抗御外邪，故《灵枢·本藏》说："卫气和则分肉解利，皮肤调柔，腠理致密矣。"

Chapter 15

肉，附于骨骼关节

◆ "肌痹不已，复感于邪，内舍于脾。"

—— 《素问·痹论》

【肉的结构与功能】

肉，即肌肉，包括现代所称的肌肉组织、脂肪和皮下组织。现代所称的肌肉，在中医古籍中称为"分肉"。肌肉具有保护内脏、抵御外邪和进行运动的功能。人的脸部的肌肉很特别，因为它们并不作用于骨头上，而是附着于人脸的皮肤上。人的脸部大约有二十多块小肌肉，能产生各种表情，只要这些肌肉稍稍一动，就能改变人的脸部表情，透露出人情绪上的微妙变化。

肌肉居皮下，附着于骨骼关节。肌肉的膨大部位称为"䐃"；肌肉上的纹理称为肌腠，和皮肤的纹理共称为腠理；肌肉和肌肉之间的凹陷称为"溪谷"，其中较小的凹陷叫"溪"，较大的凹陷称为"谷"。

【肌肉与脾的关系】

肌肉与脾的关系十分密切，《素问·痿论》认为"脾主身之肌肉"。肌肉与脾的关系主要有：脾化生精气以养肌肉。张志聪在注释《素问·五藏生成》时说："脾主运化水谷之精，以生养肌肉，故主肉。"

肉病日久可内传及脾。肌肉的病变，长期不愈，再重复感邪，则可内传入脾，导致脾的病变。

肌肉的生理功能	
保护内脏	肌肉分布在内脏和筋骨的外围，起着保护作用。尤其在胸腹部，内藏人体主要之脏腑，而保护这些脏腑的主要屏障就是该部的肌肉
抵御外邪	肌肉与皮肤的纹理合称腠理，是外邪入侵人体的门户。卫气充足，则腠理致密，故邪不得侵入，若腠理疏缓，则外感病邪易于乘虚而入
进行运动	中医提到机体运动时，既强调筋骨，亦不忽视肌肉的作用。随着年龄增大，肌肉渐趋壮实，运动能力也逐渐增强。反之，若气血不足，筋骨与肌肉失养，则运动无力，甚至肌肉萎软，四肢失力

Chapter 16

筋，附于骨而聚于关节

◆ "食气入胃，散精于肝，淫气于筋。"

—— 《素问·经脉别论》

【筋的结构与功能】

筋，包括现代所称的肌腱、韧带和筋膜。筋有连接和约束骨节、主持运动、保护内脏等功能。

【筋与肝的关系】

筋与肝的关系十分密切，《素问·宣明五气》曰："肝主筋。"筋与肝的关系主要有：肝之气血可以养筋。《素问·经脉别论》说："食气入胃，散精于肝，淫气于筋。"《素问·平人气象论》还说："脏真散于肝，肝藏筋膜之气也。"肝所获得的精气，都会布散到筋，发挥濡养作用。若肝之气血不足，筋得不到充足的滋养，就会发生病变。如《素问·上古天真论》所说："丈夫……七八，肝气衰，筋不能动。"

肝病及筋引起诸筋病变。《素问·气厥论》说："脾移寒于肝，痈肿筋挛。"《素问·痿论》说："肝气热则胆泄口苦，筋膜干，筋膜干则筋急而挛，发为筋痿。"说明肝病日久可传于筋，引起筋的各种病变。而筋病及肝，筋病日久，将内传于肝，引起肝病。如《素问·痹论》说："筋痹不已，复感于邪，内舍于肝。"

【筋与经络的关系】

全身的筋，按十二经脉的分布，分为十二部分，每一部分接受一条经脉气血的滋养，该经脉之气"结、聚、散、络"于该部的筋当中，使这一部位的筋成为该经脉的"经筋"。如手太阴肺经气血滋养的经筋名为手太阴之筋，足阳明胃经滋养的一组经筋称为足阳明之筋等，十二经脉气血所养的筋，统称十二经筋。

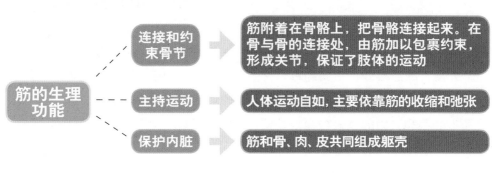

筋的生理功能	连接和约束骨节	➡	筋附着在骨骼上，把骨骼连接起来。在骨与骨的连接处，由筋加以包裹约束，形成关节，保证了肢体的运动
	主持运动	➡	人体运动自如，主要依靠筋的收缩和弛张
	保护内脏	➡	筋和骨、肉、皮共同组成躯壳

Chapter 17

骨，构成人体的支架

◆ "女子七岁，肾气盛，齿更发长。"

——《素问·上古天真论》

【骨的结构与功能】

骨构成人体的支架，人体是由许多脆骨与硬骨加上筋肉联结，而构成全部骨骼支架的。脆骨，是一种较软的骨质；硬骨，即骨质坚硬、支持力强的骨体。骨具有支撑人体、保护内脏和支持运动的功能。

支撑人体

如人背面正中的项骨（即颈椎）、背骨（即胸椎）、腰骨（即腰椎）和尻骨（即骶骨与尾骨）由脊筋连接起来，形成支撑人体的脊梁。

保护内脏

如头部的天灵盖（即顶骨）、山角骨（即颞骨）、凌云骨（即额骨）和后山骨（即枕骨）互相连接成壳，保护着脑。又如胸部的胸骨和肋骨相连，共同构成胸廓，保护着心与肺。

进行运动

骨与骨的连接处，由筋约束，并加以包裹，形成关节，再通过附着在骨骼上的筋和肌肉的收缩与弛张，使关节出现屈伸乃至旋转等运动。骨与骨之间均有关节相连，借助筋与肌肉的伸缩，四肢能做各种各样的运动。

【骨与肾的关系】

骨与肾的关系十分密切，《素问·宣明五气》曰："肾主骨。"

肾主骨髓以养骨

骨髓为肾精所化生，骨骼的生长、发育、修复，均赖肾精的滋养。如果肾精充足，则骨髓充盈，骨骼充实健壮，肢体活动轻劲有力；反之，肾精不足，骨髓空虚，则会引起骨骼发育不良，如小儿囟门迟闭，骨软无力。老年人肾气渐衰，骨失滋养，故骨质脆弱，易于骨折，骨伤后也不易愈合。

齿为肾之标

牙齿和骨骼的营养来源相同，均赖肾精滋养而生长，临床上小儿牙齿生长迟缓或成人牙齿松动早脱，均与肾精不足有密切关系。根据"肾主骨"的理论，常用补肾法治疗某些骨骼及牙齿病变，效果良好。

Chapter 18

眼，视万物

◆ "夫精明者，所以视万物，别白黑，审短长。"

—— 《素问·脉要精微论》

【眼的结构与功能】

眼位于头前面，左右各一。眼的白睛部分称白眼；黑睛部分称黑眼；黑睛中央的圆孔称瞳子，又称瞳神；眼之内角称目内眦；眼之外角称目外眦；上下眼睑称约束；眼球内连于脑的束状物称为目系。

肝阴不足 ○- - -○ 两目干涩

肝血不足 ○- - -○ 夜盲或视物不清

肝经风热 ○- - -○ 目赤痒痛

肝火上炎 ○- - -○ 目赤肿痛

肝阳上亢 ○- - -○ 头晕目眩

肝风内动 ○- - -○ 两目斜视

【眼与脏腑的关系】

肝开窍于目。《素问·金匮真言论》说：肝"开窍于目"。肝藏血，眼赖肝血濡养才能发挥视觉功能。故《素问·五藏生成》说："肝受血而能视。"《灵枢·脉度》说："肝气通于目，肝和则目能辨五色矣。"

眼与五脏和脑皆有关系。眼不仅与肝关系密切，与五脏六腑皆有关。《灵枢·大惑论》说："五脏六腑之精气，皆上注于目而为之精。精之窠为眼，骨之精为瞳子，筋之精为黑眼，血之精为络，其窠气之精为白眼，肌肉之精为约束，裹撷筋骨血气之精，而与脉并为系，上属于脑。"这里的骨、筋、血、气、肌肉，实际上指的是肾、肝、心、肺、脾。

【眼与经络的关系】

《灵枢·邪气藏府病形》说："十二经脉，三百六十五络，其血气皆上于面而走空窍，其精阳气上走于目而为睛……"其中直接循行于目的经脉有：足太阳膀胱经起于目内眦的睛明穴；足少阳胆经起于目外眦的瞳子髎穴；手少阴心经的支脉系目系；足厥阴肝经连目系；手少阳三焦经的支脉至目外眦；任脉循面入目眶下；手太阳小肠经终于目内眦；奇经八脉中，督脉有一支合足太阳于目内眦；阴蹻脉连属于目内眦的睛明穴；阳蹻脉至目内眦。由上可见，直接分布于目的经脉就有十条之多，所以《素问·五藏生成》说："诸脉者，皆属于目。"

Chapter 19

耳，听八方

◆ "髓海不足则脑转耳鸣。"

—— 《灵枢·海论》

【耳的结构与功能】

　　耳的主要生理功能为司听觉，位于头部左右，是清阳之气上通之处，属清窍之一。

　　俗话说："眼观六路，耳听八方。"耳朵主要分为外耳、中耳、内耳三大部分，正是因为有了这三个重要的部分，人体才会感受到这个多姿多彩的有声世界。耳朵不仅是听觉器官，同时它还具有感受位置变动并保持机体平衡的功能。它让人听到各种声音，收集到各种各样的声音信息。

【耳与脏腑的关系】

肾开窍于耳

　　耳为肾之外窍，《素问·阴阳应象大论》说："肾主耳……在窍为耳。"肾为藏精之脏，受五脏六腑之精而藏之。如果肾精充沛，上濡耳窍，则听觉聪慧，反应敏捷。如果肾精亏损，髓海不足，则出现耳鸣耳聋、头晕目眩、反应迟缓或站立不稳。老年人肾中精气渐衰，故听力每多减退。

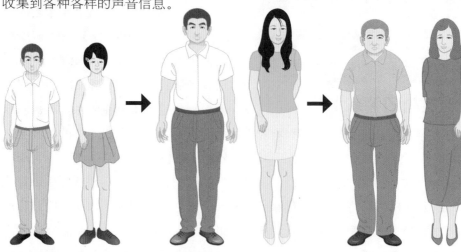

⊙青少年时期，肾精充沛，所以听力颇佳

⊙中年时期，肾精逐渐减退，听力下降，应注意保护耳朵

⊙65岁以上的老人，肾精亏损，听力减退

耳 的三个结构

Ⓐ 外耳

平时看到的耳朵其实只是耳朵最外面的接收装置——耳郭，其功用是将虫、尘埃和其他杂物粘住，阻止其进入听觉器官内部。

Ⓑ 中耳

从外耳往里就是中耳，其功用就是传导声音。中耳包括鼓室、咽鼓管等，咽鼓管为中耳与鼻咽部的通道，中耳与外界空气压力可通过咽鼓管取得平衡。

Ⓒ 内耳

人的内耳有一个很像钢琴键盘的东西，就是听觉中心。内耳由一系列复杂的管腔所组成，亦称迷路，位于颞部，有骨迷路和膜迷路之分。

◈ 心寄窍于耳

耳与心在生理功能上有一定联系。《素问·金匮真言论》说："南方赤色，入通于心，开窍于耳。"《证治准绳》也说："心在窍为舌，以舌非孔窍，因寄窍于耳，则是肾为耳窍之生，心为耳窍之客。"肾开窍于耳，心寄窍于耳，心属火，肾属水，心火、肾水互济互调则"清净精明之气上走清窍，耳受之则听斯聪矣"。若心肾失调，水火不能互济，则可导致听力失聪。临床上心火亢盛或肾阴不足者常有耳胀耳鸣、听力下降等症。突发性耳聋亦有因心神紧张所致。

◈ 耳与肝、胆、脾的关系

耳与肝、胆、脾等也有一定联系。肝主疏泄而其性升发。疏泄适度，则清阳得升，清窍得养。若升发太过，则气机逆乱，清窍壅塞。胆与肝相为表里，足少阳胆经循行耳之前后，并入耳中。临床上肝胆气逆，常易循经上逆累及耳窍，如《素问·藏气法时论》所说："厥阴与少阳气逆，则头痛，耳聋不聪。"脾主运化与升清，若脾虚，清阳不升，水谷之精气不能上养清窍，亦可影响听力。

【耳与经络的关系】

耳为宗脉之所聚。《灵枢·邪气藏府病形》说："十二经脉，三百六十五路，其血气皆上于面而走空窍……其别气走于耳而为听。"其中入耳的经脉有：足少阳胆经，手少阳三焦经，均从耳后入耳中，走耳前；手太阳小肠经，由目锐眦入耳中。上述三条经脉若为风热或湿邪所犯，皆可入耳，而见耳痛、红肿、流脓，并影响听力。同时，耳通过经脉与脏腑及全身建立广泛的联系，这是用耳针诊治疾病的依据。

Chapter 20

口齿舌，进食辨味

◆ "心气通于舌，心和则舌能知五味矣。"

—— 《灵枢·脉度》

【口齿舌的结构与功能】

口齿舌是进饮食、辨五味、泌涎唾、助消化、磨食物与助发音的器官。口齿舌通过经络与脏腑相联系，其中与脾胃、心、肾的关系较为密切。

《难经·四十四难》称唇为"飞门"。口唇为消化道的起始部，饮食由此进入消化道。口唇还可助发音，故《灵枢·忧恚无言》说："口唇者，音声之扇也。"

齿，亦称牙，是人体最坚硬的器官，嵌入上、下颌骨牙槽内，分别排成上牙弓和下牙弓，可咬切和磨碎食物，并对发音起辅助作用。故《难经·四十四难》称之为"户门"。舌是口腔中随意运动的器官，位于口腔底，具有感受味觉、协助咀嚼、吞咽食物和辅助发音等功能，舌头还有触觉，会发出疼痛信号。

【口齿舌与脏腑的关系】

◆ 脾开窍于口

口为脾之窍。《素问·阴阳应象大论》说："脾主口……在窍为口。"脾主运化，功能健旺，则化生气血充足，口唇红润；且津液得以上承，可泌涎唾以助消化。口在生理功能上与脾胃共同配合，以完成消化、吸收与输布水谷精微的功能，脾胃的病变，也经常累及于口，如脾胃有热，则易生口疮；脾为湿困，则口中淡而无味，或有甜味，并觉黏腻。

◆ 肾主骨，齿为骨之余

齿的生理功能和病理变化，与肾精的衰旺密切相关。如《素问·上古天真论》说："丈夫八岁肾气实，发长齿更"，"三八肾气平均，筋骨劲强，故真牙生而长极"，"五八肾气衰，发堕齿槁"。这说明肾中精气的盛衰，影响着牙齿的生长发育与枯槁脱落。同时，肾的疾病对齿的影响也很大，

男性肾气与齿的关系		
年龄	肾气	牙齿
8岁	肾气实	换牙齿
24岁	肾气平均	长真牙
40岁	肾气衰	牙齿开始松动

如《素问·痿论》说："肾热者，色黑而齿槁。"

舌为心之苗

人的舌头与脏腑有着密切的联系。舌尖属心，舌边属脾，舌根属肾，舌两旁属肝胆，舌心属胃。舌为心之苗，《素问·阴阳应象大论》说："心主舌……在窍为舌。"可见舌的生理功能直接与心相关。而且，心的疾病也常影响到舌，如《外台秘要》说："舌主心，脏热即应舌生疮裂破。"

但是，舌虽为心所主，但与人的四脏都有关联，如《世医得效方·舌之病能》中说："心之本脉系于舌根，脾之络脉系于舌旁，肝脉循阴器络于舌本，肾之津液出于舌端，分布五脏，心实主之。"故脏腑之病皆可显现于舌，

这是中医舌诊的理论基础。

【口齿舌与经络的关系】

循行于口齿舌的经脉共有八条：挟口入上齿的是足阳明胃经；挟口入下齿的是手阳明大肠经；到舌根的有足少阴肾经与足太阴脾经；到龈交的是督脉；环绕口唇的有足厥阴肝经、任脉与冲脉。这八条经脉的病变都可影响到口齿舌，同时这些经络的穴位也可治疗口齿舌的疾病。

"大舌头"并非舌头大

俗语把舌头不灵活，说话不清楚的人叫做"大舌头"。其实口齿不清并非是因为舌头太大，而是舌头被舌系带束缚了。舌系带是舌头下面的黏膜皱襞，一直连到口腔的底部。

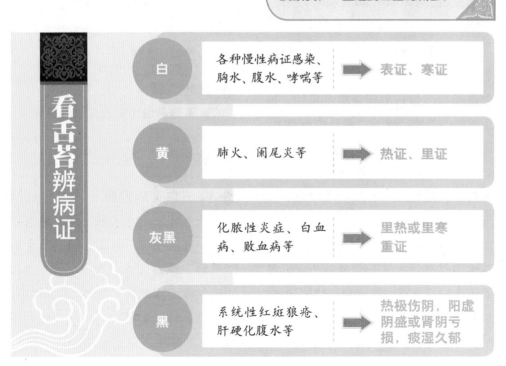

看舌苔辨病证

白	各种慢性病证感染、胸水、腹水、哮喘等	表证、寒证
黄	肺火、阑尾炎等	热证、里证
灰黑	化脓性炎症、白血病、败血病等	里热或里寒重证
黑	系统性红斑狼疮、肝硬化腹水等	热极伤阴，阳虚阴盛或肾阴亏损，痰湿久郁

Chapter 21

鼻，呼吸之门

◆ "脾热病者，鼻先赤。"

—— 《素问·刺热》

【鼻的结构与功能】

鼻为呼吸之气出入之门户，司嗅觉，助发音，为肺之窍。鼻位于面部中央，上端狭窄，突于两眼之间，名为颏，又名"山根"、"王宫"；前下端尖部高处，名为鼻准，又名"准头"、"面王"；鼻准两旁圆形隆起部分，名为鼻翼；鼻的下方有两个鼻孔，两孔间有间隔，两个鼻孔是轮流呼吸的，每隔三四个小时两个鼻孔就要"换班"一次。

颏以下至鼻准，有鼻柱骨突起，名鼻梁，又名"天柱"，鼻梁保护着整个鼻子，而鼻孔后部是两个鼻腔，被一纵行的鼻中隔断开。鼻孔内有鼻毛，还有一些孔道与其他器官相通。

因为肺司呼吸，而呼吸之气主要通过鼻孔与自然界相通，故《医学入门》说："鼻乃清气出入之道。"故鼻亦属清窍。鼻子是人体的嗅觉器官，是大自然赋予人体的气体分析仪。鼻子还能过滤空气中的异物和捕捉细菌，起着保护作用。此外，人的头部还有8个鼻窦，它们有减轻头部重量及产生共鸣的作用。

【鼻与脏腑的关系】

肺开窍于鼻

肺与鼻孔关系密切。鼻孔是清气与浊气出入的通道，与肺直接相连，故称鼻为肺之窍。鼻的通气和嗅觉，都必须依靠肺气的作用。若肺气宣畅，呼吸平和，鼻窍通畅，能知香臭；若肺失宣肃，则鼻塞呼吸不利，且嗅觉亦差。此外，肺部的疾病也往往由口鼻吸入外邪所引起。

鼻准属脾

脾胃与鼻准关系密切。脾胃属土，位主中央，鼻在面之中央，故为脾胃之外候。

肝胆之火常犯鼻

肝主升发，为风木之脏，易气郁化火，风火相煽，易助肺燥，产生鼻腔干燥、鼻窍出血。胆为中精之腑，其气上通于脑，脑下通颏，颏下通鼻。故胆热上移于脑时，其热常下经颏犯鼻，发为鼻渊。

Chapter 22

咽喉，口鼻与肺胃之通道

◆ "故喉主天气，咽主地气。"

—— 《素问·太阴阳明论》

【咽喉的结构与功能】

咽之前上方通于鼻；正前方系舌本通于口；其下为会厌所分隔，前方连于气道者合声门称为喉咙，与肺相通，为肺系所属；后方连于食管者直贯胃腑，为胃脘之通道，系属于胃。悬雍垂居于咽中，为音声之关。

咽与喉，事实上，两者并非一个器官，咽与食管连通，喉与气管相接，所以它们就经常被并称。咽是个大小可以变化的通道，形状像漏斗。咽部有丰富的淋巴组织，这对防御病原微生物入侵是非常有利的。咽为水谷之通道，为胃之系，食物入口，经过舌下金津、玉液分泌的唾液调润，通过咽的吞咽，顺食道而下，直入胃中。

咽喉是呼吸之清气与浊气出入之门户；语声的发出，是喉咙、会厌、口唇、舌、悬雍垂等器官功能的综合作用，

其中喉咙、会厌、悬雍垂是咽喉的组成部分，咽喉是发声音的主要器官。

【咽喉与脏腑的关系】

咽喉与肺、胃、脾的关系

喉为肺系所属，为气体出入之要道，肺正常与否，对喉影响极大，如肺为外邪或痰火壅塞，影响及喉而失音，临床上称之为"金实不鸣"；若肺虚影响及喉，亦失音，称之为"金破不鸣"。咽属胃系。脾与胃互为表里，足太阴脾经络胃，挟咽，连于舌根部，故脾胃疾病多反映于咽喉。

咽喉与肾的关系

肾为藏精之脏，是一身阴阳之根本，其经脉从肺上循喉咙，挟舌根部。肾之精气循经上行，以养喉咙。若肾阴不足，则虚火亦循经上炎，多见咽喉干痛。

咽喉与肝的关系

肝主疏泄，其经脉循喉咙之后。若肝失疏泄，气机不利，气滞则津液亦停滞，凝聚而为痰。当情志不畅时，常见痰与气交阻于咽喉，发为"梅核气"。

咽喉功能

| 行呼吸 发声音 | 进饮食 |

《黄帝内经》脏腑抗衰养生法

Chapter 23

前阴，肾之窍

◆ "前阴者，宗筋之所聚，太阴阳明之所合也。"

—— 《素问·厥论》

【前阴的结构与功能】

前阴是男、女外生殖器与尿道外口的总称，是排尿与男子排精，女子排出经血、娩出胎儿的器官。前阴与五脏六腑都有联系，其中与肾、膀胱、肝、脾四者的关系更为密切。前阴与肝经和任脉也有密切的联系。

【前阴与脏腑的关系】

前阴为肾之窍

肾精充盈到一定程度，则产生天癸，以促进性成熟，维持生殖功能。若肾精亏虚，青年人则前阴发育不良，生殖机能不全；中年人则性机能减退，阳痿，甚至早衰。肾气有封藏肾精的作用，若肾气虚，固摄无力，则见遗精或早泄。肾主水，对排尿影响较大。若肾气不足，固摄无力，如小儿肾气未充，常见遗尿；老人肾气已衰，控制小便的能力减弱，甚则小便失禁；

肾阳虚，蒸腾气化无力者，小溲清长；肾阳虚，无力推动津液输布与排泄者，则尿少，或伴有浮肿。尿道上通膀胱，故膀胱与尿道口在功能上必须相互协调，病变时又往往相互影响。如膀胱受湿热侵犯时，会引起排尿障碍，出现尿频、尿急、尿道灼痛等症状。

前阴与肝的关系

肝主疏泄，主藏血，这两项功能对男女生殖功能都有明显的影响。肝主疏泄与肾主封藏的功能必须协调，才能保证前阴正常地进行生殖活动。如对于男子排精，元·朱丹溪在《格致余论·阳有余阴不足论》中说："主闭藏者，肾也；主疏泄者，肝也。"若肝失疏泄，男子精闭而射不畅；女子则月经不调，经行不畅，或见痛经。若肝疏泄太过，且相火偏亢，肾闭藏不及，男子则早泄，遗精；女子可见月经过多等症。

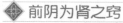

前阴 ── 男性 ── 包括阴茎、阴囊和睾丸 ── 排尿和排精

前阴 ── 女性 ── 包括尿道外口和阴户 ── 排尿、排出经血和娩出胎儿

Chapter 24

肛门，排泄之门

◆ "因而饱食，筋脉横解，肠澼为痔。"

—— 《素问·生气通天论》

《黄帝内经》脏腑抗衰养生法

【肛门的结构与功能】

肛门是排出粪便的器官，由于它专司排出水谷之糟粕，故称"粕门"，又因为是大肠下口，大肠与肺相表里，肺藏魄，故又称之为"魄门"。

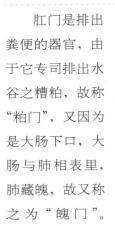

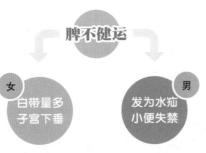

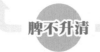

肛门与大肠、肺、肾、脾等四个脏腑的关系较为密切，肛门与足太阳膀胱经之经别有联系。

【肛门与脏腑的关系】

肛门与大肠和肺

肛门是大肠的下口，二者直接相连，相互协调，以完成排便任务。大肠与肛门的病变，不但相互影响，而且很容易相互蔓延。肺与大肠相表里，肺气下降，有助于大肠向下传导糟粕，因而有助于肛门排出粪便。

肛门为肾之窍

《素问·金匮真言论》说："北方色黑，入通于肾，开窍于二阴。"肾藏精，为封藏之本，肾气的固藏功能对于肛门固摄粪便，不使其无控制地外出，起了

重要的作用。同时，肾为一身阴阳之根本，如肾阴的盛衰，就决定了脏腑的润燥。肾阴虚，大便干结，肛门燥而失去润泽作用，则易引起肛裂。

肛门与脾

脾主运化水谷，主升清。脾的运化功能直接影响粪便的润燥，与肛门有关；升清功能正常，则肛肠维持原来位置，若脾虚气陷，则可引起直肠下坠而脱肛。

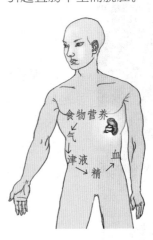

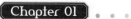

Chapter 01 •••••

 # 何谓经络

> ◆ "经脉十二者，伏行分肉之间，深而不见……诸脉之浮而常见者，皆络脉也。"
>
> ——《灵枢·经脉》

【经络的概念】

　　经络是经脉和络脉的总称。"经"、"络"名词的出现较"脉"为晚，经络是对脉的进一步分析。《灵枢·经脉》说："经脉十二者，伏行分肉之间，深而不见……诸脉之浮而常见者，皆络脉也。"《医学入门》也说："经者，径也；经之支脉旁出者为络。"可见经脉与络脉的区别在于：经，即路径之意。经脉是主干，多循行于深部，纵行于固定的路径。络，即网络之意。络脉是分支，深部和浅部皆有，呈纵横交错状网罗全身。经脉和络脉，相互沟通联系，将人体所有的脏腑、形体、孔窍等部分紧密地联结成一个统一的有机整体。

【经络系统】

　　人体经络系统，是由经脉、络脉、经筋、皮部和脏腑等五个部分组成。其中以经脉和络脉为主，在内连属于脏腑，在外连属于筋肉、皮肤，如《灵枢·海论》所说："内属于腑脏，外络于肢节。"

◈ 经脉与络脉

　　经脉是经络的主干，主要有正经和奇经两大类。

　　正经有十二条，即手、足三阴经和手、足三阳经，合称为"十二经脉"。十二经脉有一定的起止、一定的循行部位和交接顺序，在肢体的分布和走向上有一定的规律，与脏腑有直接的络属关系，是人体气血循行的主要通道。

　　奇经有八条，即督脉、任脉、冲脉、带脉、阴跷脉、阳跷脉、阴维脉、阳维脉，合称为"奇经八脉"。正经与奇经的不同，正如《圣济总录》所说："脉有奇常，十二经者常脉也，奇经八脉则不拘于

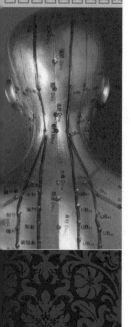

常，故谓之奇经。盖言人之气血常行于十二经脉，其诸经满溢则流入奇经焉。"奇经主要具有统率、联络和调节十二经脉的作用。

十二经别，是从十二经脉分出的较大的分支，分别起于四肢，循行于体腔脏腑深部，上出于颈项浅部。其中，阴经之经别从本经别出，循行于体内，而与相为表里的阳经相合，起到加强十二经脉中相为表里两经之间的联系的作用，并能通达某些正经未循行到的形体部位和器官，以补正经之不足。

络脉是经脉的分支，多数无一定的循行路径。络脉有别络、浮络和孙络之分。

别络是较大的分支。十二经脉与督脉、任脉之别络，以及脾之大络，合为"十五别络"。别络的主要功能是加强相为表里的两条经脉之间在体表的联系。

浮络是循行于人体浅表部位（皮肤表面）而常浮现的络脉。

孙络是最细小的络脉。

◈ 外连经筋、皮部

经筋和皮部，是十二经脉与筋肉和皮肤的连属部分。经络学说认为，经筋是十二经脉之气"结、聚、散、络"于筋肉、关节的体系，是十二经脉的连属部分，故称之为"十二经筋"，具有联缀四肢百骸、主司关节运动的作用。全身的皮肤，是十二经脉的功能活动反映于体表的部位，也是经络之气的散布所在，所以，把全身皮肤分为 12 个部分，分属于十二经脉，称"十二皮部"。

◈ 内络属脏腑

经络联系全身的组织、器官，布散于体表各处，同时深入体内，连属各个脏腑。正经、经别、奇经、络脉都与脏腑有一定的联系。其中，十二经脉则起着主要和直接的连属作用。

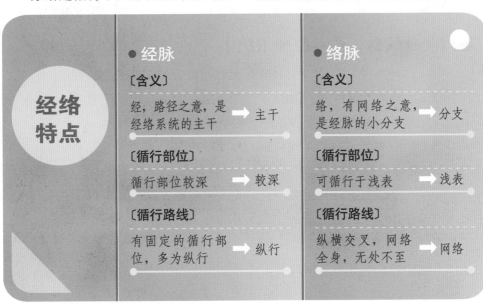

经络特点	● 经脉		● 络脉	
	〔含义〕		〔含义〕	
	经，路径之意，是经络系统的主干	→ 主干	络，有网络之意，是经脉的小分支	→ 分支
	〔循行部位〕		〔循行部位〕	
	循行部位较深	→ 较深	可循行于浅表	→ 浅表
	〔循行路线〕		〔循行路线〕	
	有固定的循行部位，多为纵行	→ 纵行	纵横交叉，网络全身，无处不至	→ 网络

Chapter 02

经络的功能

◆ "经脉者，所以行血气而营阴阳，濡筋骨，利关节者也。"
——《灵枢·本藏》

◆ "夫十二经脉者，内属于腑脏，外络于支节。"
——《灵枢·海论》

经络是人体结构的组成部分，经络系统纵横交错，遍布全身，它的功能主要表现在：运行全身气血，营养脏腑组织；联络脏腑器官以沟通上下内外；感应传导信息以调节人体各部分机能使之协调平衡等方面。

同时，气血亦依赖经络的传注输送，以多种循行方式和路径，通达于全身，发挥其营养机体、抗御外邪等重要作用。

```
            经络功能
     ┌─────────┼─────────┐
运行全身气    联络脏腑器    感应传导信
血，营养脏    官，沟通上    息，调节人体
腑组织        下内外        平衡
```

【运行全身气血，营养脏腑组织】

《灵枢·本藏》说："经脉者，所以行血气而营阴阳，濡筋骨，利关节者也。"气血是人体生命活动的动力和物质基础，人体的气血必须通过经络的传注，才能布散于全身各处，以"内溉脏腑，外濡腠理"，维持机体的生命活动。

十二经脉是气血运行的主要通道。人体气血通过以十二经脉为中心的遍布全身上下内外的庞大的经络系统，周流不息，渗透灌注到各个组织器官中去，以提供充足的营养和能量，维持和发挥各个组织器官正常的生理活动。

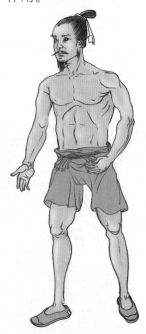

⊙经络的功能活动正常，气血运行畅通，各脏腑功能强健，就能抵御外邪的侵袭，防止疾病的发生

【联络脏腑器官，沟通上下内外】

人体是由五脏六腑、五官九窍、四肢百骸等组成的复杂有机体。其各部分具有各不相同的生理功能，同时又共同组成有机的整体进行活动。这种相互联系，彼此配合及有机协调，主要是依靠经络系统的联络、沟通作用实现的。由于十二经脉及其分支的纵横交错、入里出表、通上达下，相互络属脏腑，联络肢节，奇经八脉联系沟通于十二正经，调节盈虚，从而使人体各个脏腑，以及体表各个组织器官之间有机地联结起来，构成一个内外、表里、左右、上下彼此之间紧密联系、协调共济的统一的有机整体。

【感应传导信息，调节机能平衡】

经络系统在运行气血、沟通脏腑器官的基础上，可通过经气的作用，对各脏腑形体官窍等的功能活动进行调节，以维持人体内外环境的相对平衡。当人体发生病变时，应用针刺等方法，激发经络的调节作用，使脏腑功能恢复到平衡状态。

十二经脉与官窍表		
经脉名称	络属脏腑	与官窍联系
手太阴肺经	属肺，络大肠	至喉咙
手阳明大肠经	属大肠，络肺	入下齿中，夹口，至鼻旁
足阳明胃经	属胃，络脾	起于鼻，入上齿中，挟口环唇，上耳前，循喉咙
足太阴脾经	属脾，络胃	挟咽，连舌根，散舌下
手少阴心经	属心，络小肠	系目系
手太阳小肠经	属小肠，络心	循咽，至目外眦，入耳中抵鼻，至目内眦
足太阳膀胱经	属膀胱，络肾	起于目内眦至耳上角入络脑
足少阴肾经	属肾，络膀胱	循喉咙，达舌根
手厥阴心包经	属心包，络三焦	起于胸中，从胸至腹
手少阳三焦经	属三焦，络心包	系耳后，出耳上角，从耳后入耳中，出走耳前，至目外眦
足少阳胆经	属胆，络肝	起于目外眦，下耳后，从耳后入耳中，出走耳前，至目外眦后
足厥阴肝经	属肝，络胆	过阴器，循喉咙，连目系，环唇内

Chapter 03 ·····

十二经脉的运行

◆ "手之三阴，从脏走手；手之三阳，从手走头；足之三阳，从头走足；足之三阴，从足走腹。"

——《灵枢·逆顺肥瘦》

【十二经脉】

　　十二经脉分为手三阴、手三阳、足三阴、足三阳经四组，每组的循行路线与交接都是有规律的：手三阴经从胸走手，与手三阳经交会；手三阳经从手走头，与足三阳经交会；足三阳经从头走足，与足三阴经交会；足三阴经从足走腹至胸，与手三阴经交会。

【十二经脉的表里关系】

　　手足三阴经、三阳经，通过经别和别络互相沟通，组成六对"表里相合"关系。《素问·血气形志》说："足太阳与少阴为表里，少阳与厥阴为表里，阳明与太阴为表里，是为足阴阳也。手太阳与少阴为表里，少阳与心主为表里，阳明与太阴为表里，是为手之阴阳也。"

　　十二经脉在体表的联系，是相为表里的两条经

脉都在四肢末端相交接，都分别循行于四肢内外两个侧面的相对应的位置（足厥阴肝经与足太阴脾经在下肢内踝上八寸处交叉后，变换前后位置：足太阴在前缘，足厥阴在中线），同时，还各有络脉互相联络；在体内，分别属络相为表里的脏腑，如足太阳膀胱经属膀胱，络肾；足少阴肾经属肾，络膀胱等。它们的经别除了共同通过所络属的

经脉

- 正经十二（十二经脉）
- 奇经八脉
- 十二经别

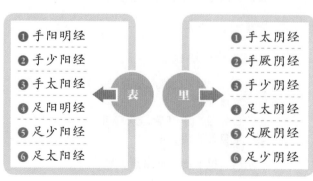

表		里
❶ 手阳明经		❶ 手太阴经
❷ 手少阳经		❷ 手厥阴经
❸ 手太阳经		❸ 手少阴经
❹ 足阳明经		❹ 足太阴经
❺ 足少阳经		❺ 足厥阴经
❻ 足太阳经		❻ 足少阴经

十二经脉	
十二经脉的体表分布规律	十二经脉在体表左右对称地分布于头面、躯干和四肢
十二经脉的表里属络关系	十二经脉在体内与脏腑相连属，其中阴经属脏络腑，阳经属腑络脏，一脏配一腑，一阴配一阳
十二经脉的循行形走向	手三阴经从胸走手，手三阳经从手走头，足三阳经从头走足，足三阴经从足走向胸腹（并继续延伸至头部）
十二经脉的交接规律	阴经与阳经在手足末端相交，阳经与阳经在头面部相交，阴经与阴经在胸部相交

脏腑外，六阴经脉的经别从体内走出体表之后又合入相为表里的六阳经脉的经别。这样，由于经络的分布形成了表里经脉的沟通关系。

十二经脉的表里关系，不仅由于相为表里的两条经脉的衔接而加强了联系，而且由于相互络属于同一脏腑，因而使相为表里的一脏一腑在生理功能上互相配合，在病理上也可相互影响。如：脾主运化、升清，胃主受纳、降浊，心火可下移至小肠等。在治疗上，相为表里的两条经脉的俞穴可交叉使用，如肺经的穴位可用以治疗大肠或大肠经的疾病。

【流注次序】

气血系由中焦水谷精气所化生。十二经脉是气血运行的主要通道。十二经脉分布于人体各部，经脉中气血的运行是依次循环贯注的，即经脉在中焦受气后，上注于肺，自手太阴肺经开始，逐经依次相传至足厥阴肝

经，再复注于手太阴肺经，首尾相贯，如环无端。

气血在十二经脉流注过程中，脉气交接主要通过两种形式：一是在体内有脏与腑的"属"、"络"关系，使脉气相通；二是在体表，通过支脉或络脉而交接于下一条经脉。如手太阴肺经，在内属肺，络大肠；在外"其支者，从腕后直出次指内廉出其端"。

上述十二经脉的流注次序是其主要规律，并非气血循行的唯一方式。气血在体内还通过多条路径、多种循行方式运行往复。诸如：营气行于脉中，按十二经脉走向，按时循经运行；卫气行于脉外，昼行于阳，夜行于阴，环周运行；经别着重于表里经内部的循行；络脉着重于体表的弥漫扩散；又有奇经以溢蓄调节式的经气运行等。它们之间既有体系的区别，又有着密切的联系，并共同组成了一个以十二经脉为主体的完整的气血循环流注系统。

Chapter 04

手太阴肺经

【循行路线】

起于中焦，下行络大肠，复返向上循胃口（上口贲门），通过膈肌，直属于肺，上至喉部，而后横行至胸部外上方（中府穴），出腋下，沿上肢内侧前缘下行，过肘窝入寸口上鱼际，直出拇指之端（少商穴）。

分支

从手腕的后方（列缺穴）分出，沿掌背侧前行，走向食指桡侧端（商阳穴）交于手阳明大肠经。

《手太阴肺经上的保健穴位》

❶中府 ❷云门 ❸天府 ❹侠白 ❺尺泽 ❻列缺 ❼太渊 ❽鱼际 ❾少商

中府 功能：宣肺理气、平喘止咳。可防治咳嗽、气喘、胸满痛等。

列缺 功能：利咽、止咳、平喘。可防治咽喉肿痛、半身不遂、牙痛、咳嗽气喘等。

少商 功能：清热、利咽、开窍。是急救穴之一，可防治发热、昏迷、休克、咽喉肿痛等。

《肺经穴歌》

手太阴肺十一穴，中府云门天府列，
次则侠白下尺泽，又次孔最与列缺，
经渠太渊下鱼际，抵指少商如韭叶。

主治病症

呼吸系统的疾病 → 胸闷，外感、咳嗽、咳痰、气喘、咽喉肿痛

经络循环部位疾病 → 颈根部酸痛，上臂至前臂的拇指侧酸痛、麻木、发凉

【主治病症】

胸、肺、气管、喉、鼻等呼吸系统疾病及经脉循行部位的其他病症。

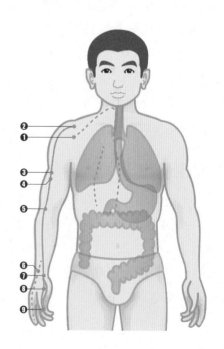

Chapter 05

手阳明大肠经

【循行路线】

起于食指桡侧端（商阳穴），沿食指桡侧上行，经过合谷穴，行于上肢伸侧前缘，上至肩关节前缘，过肩后，到项后第七颈椎棘突下（大椎穴），再向前下行入锁骨上窝（缺盆穴），进入胸腔络肺，向下通过膈肌下行属大肠。

分支

从锁骨上窝（缺盆穴）上行，经颈部至面颊，过大迎穴，入下齿中，复返出挟口角两旁，过地仓穴，绕至上唇鼻下中央人中（水沟穴），左右交叉于人中（右脉左行，左脉右行），分别至对侧鼻翼旁（迎香穴），交于足阳明胃经。

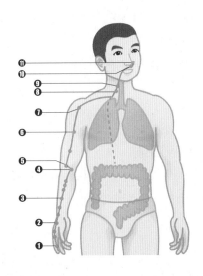

肠经穴歌

手阳明穴起商阳，二间三间合谷藏，
阳溪偏历历温溜，下廉上廉三里长，
曲池肘髎迎五里，臂臑肩髃巨骨起，
天鼎扶突接禾髎，终以迎香二十止。

《手阳明大肠经上的保健穴位》

❶商阳 ❷合谷 ❸温溜 ❹曲池 ❺肘髎 ❻臂臑
❼肩髃 ❽天鼎 ❾扶突 ❿口禾髎 ⓫迎香

合谷 功能：醒目开窍、疏风清热、镇痛通络，是重要的保健穴之一。时常按摩或针刺，可以延年益寿。

主治病症	
呼吸道感染	感冒发热、咳嗽、头痛等
头面五官疾病	面肌痉挛、目黄、口干、鼻出血、面瘫、三叉神经痛、甲状腺肿大、耳鸣、耳聋、鼻窦炎等
过敏性皮肤病	皮肤瘙痒、荨麻疹等

PART 04

《黄帝内经》经络养生法

Chapter 06

足阳明胃经

【循行路线】

起于鼻翼两侧（迎香穴），挟鼻上行至鼻根部，旁行入目内眦（睛明穴），与足太阳经相交，向下沿鼻柱外侧，过承泣、巨髎，进入上齿龈内，还出，挟口两旁，环绕嘴唇，左右相交于颏唇沟（承浆穴），再向后沿下颌骨后下缘到大迎穴处，上行过耳前，经上关穴，沿着前发际，到达额前（头维穴）。

吃早餐益处多

早晨7点到9点，是胃经当令的时候。此时，阳气充盛，人体需要补充一些阴液，这个时候的早餐就像贵如油的春雨，能够很好地为人体补充能量。

面部支脉

从大迎穴分出，下行到人迎穴，沿喉咙向下后行至大椎，折向前行，入缺盆，深入胸腔，下行穿过膈肌，直属胃，而络脾。

缺盆部直行之脉

从缺盆出体表，沿乳中线下行，挟脐两旁（旁开二寸），下行至腹股沟处气冲穴。

腹部支脉

从胃下口幽门处分出，沿腹腔内下行到气冲穴，与来自缺盆的直行之脉会合，而后下行于大腿前外侧，经过膝膑，沿下肢胫骨前缘外侧下行至足背，进入第二趾外侧端（厉兑穴）。

膝部支脉

从膝下三寸处（足三里穴）分出，下行至第三足趾外侧端。

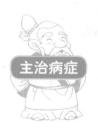

主治病症

消化系统疾病 —— 胃下垂、肠麻痹、胃肠神经官能症等

头面五官疾病 —— 头痛、牙痛、面神经麻痹、腮腺炎等

经脉所过部位的疾病 —— 胸痛、膝关节痛、偏瘫等

◆ 足背部支脉

从足背冲阳穴分出，前行进入足大趾内侧端（隐白穴），交于足太阴脾经。

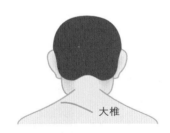

大椎

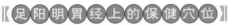

四十五穴足阳明，承泣四白巨髎经，

地仓大迎登颊车，下关头维对人迎，

水突气舍连缺盆，气户库房屋翳寻，

膺窗乳中下乳根，不容承满出梁门，

关门太乙滑肉门，天枢外陵大巨存，

水道归来气冲次，髀关伏兔走阴市，

梁丘犊鼻足三里，上巨虚连条口底，

下巨虚下有丰隆，解溪冲阳陷谷同，

内庭厉兑阳明穴，大指次指之端终。

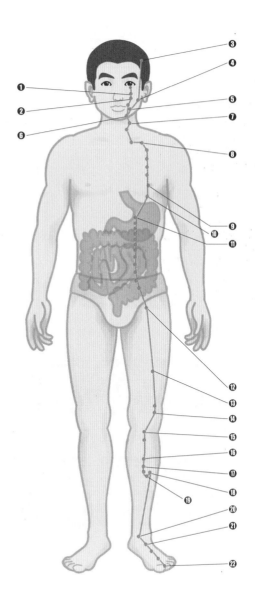

〖 足阳明胃经上的保健穴位 〗

❶四白 ❷巨髎 ❸头维 ❹下关 ❺颊车 ❻大迎
❼人迎 ❽缺盆 ❾乳中 ❿乳根 ⓫不容 ⓬髀
关 ⓭伏兔 ⓮梁丘 ⓯犊鼻 ⓰足三里 ⓱上巨
虚 ⓲丰隆 ⓳下巨虚 ⓴解溪 ㉑冲阳 ㉒厉兑

足三里 功能：健脾益胃、提神益气。
强壮要穴，可提高机体免疫力，改善胃
肠功能。

地仓 功能：疏风通络，可防治口歪、
流涎等病症。

Chapter 07

足太阴脾经

【循行路线】

起于足大趾内侧端（隐白穴），沿足背内侧赤白肉际，上行经过内踝前缘的商丘穴，沿小腿内侧正中线上行，在内踝上八寸处交叉，行于足厥阴肝经之前，上行沿大腿内侧前缘至冲门穴进入腹部，属脾，络胃。再向上穿过膈肌，沿食道两旁上行，挟咽两旁，连于舌根，散于舌下。

◆分支

从胃分出，上行通过膈肌，注入心中，交于手少阴心经。

【足太阴脾经上的保健穴位】

❶周荣 ❷食窦 ❸大横 ❹冲门 ❺血海 ❻阴陵泉
❼地机 ❽三阴交 ❾商丘 ❿公孙 ⓫隐白

血海 功能：可改善生殖系统的功能。

三阴交 功能：调和气血、祛风胜湿，可防治月经不调、崩漏、闭经等病症。

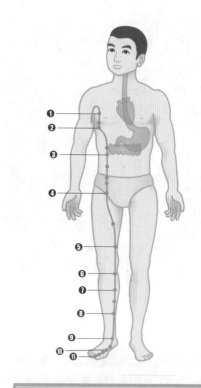

主治病症

消化系统疾病 → 消化不良、腹泻、便秘、胃肠功能紊乱等

泌尿生殖系统疾病 → 月经不调、闭经、痛经、难产、盆腔炎等

经脉所过部位的疾病 → 下肢瘫痪、风湿性关节炎等

脾经穴歌

足太阴脾由足拇，隐白先从内侧起，

大都太白继公孙，商丘直上三阴交，

漏谷地机阴陵泉，血海箕门冲门前，

府舍腹结大横上，腹哀食窦天溪连，

胸乡周荣大包尽，二十一穴太阴全。

Chapter 08

🪷 手少阴心经

【循行路线】

起于心中，出行后属心系，向下穿过膈肌，络小肠。

◈ 分支

从心系分出，挟食道上行，经颈、颜面深部连目系。

◈ 直行者

从心系分出，经过肺，再浅出腋下（极泉穴），沿上肢内侧后缘，经肘过腕，进入掌后锐骨端，自掌后内侧直至小指桡侧端（少冲穴），交于手太阳小肠经。

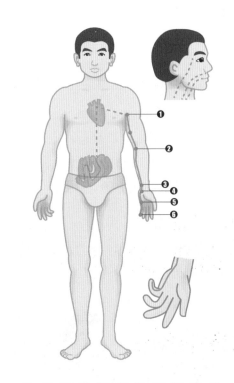

🏵 心经穴歌 🏵

手少阴心九穴存，极泉青灵少海深，
灵道通里阴郄邃，神门少府少冲寻。

《 手少阴心经上的保健穴位 》

❶极泉 ❷少海 ❸通里 ❹神门 ❺少府 ❻少冲

通里 功能：养心安神，可防治心痛、心烦、健忘、失眠等病症。

神门 功能：安神宁心、通窍活络，可防治心痛、暴喑、舌强不语、失眠等病症。

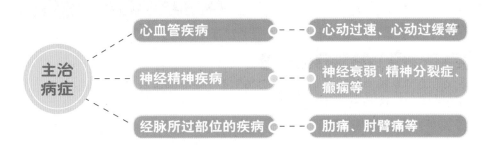

主治病症		
心血管疾病	○---○	心动过速、心动过缓等
神经精神疾病	○---○	神经衰弱、精神分裂症、癫痫等
经脉所过部位的疾病	○---○	肋痛、肘臂痛等

Chapter 09

手太阳小肠经

【循行路线】

起于小指外侧端（少泽穴），直上过腕部外侧阳谷穴，沿上肢外侧后缘上行，过肘部，出于肩关节后面的肩贞穴，绕行于肩胛部的肩中俞后，交会大椎穴，向前经缺盆，深入胸腔，下行络心，再沿食道，穿过膈肌，到达胃部，下行，属小肠。

缺盆分支

从缺盆出，沿颈部上行到面颊部，至目外眦后，折入耳中。

面颊分支

从面颊分出，斜向目眶下缘直达鼻根部，至目内眦（睛明穴），交于足太阳膀胱经。

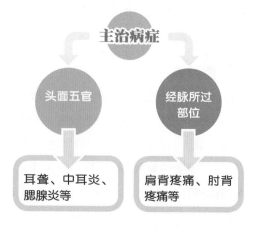

主治病症

头面五官 → 耳聋、中耳炎、腮腺炎等

经脉所过部位 → 肩背疼痛、肘背疼痛等

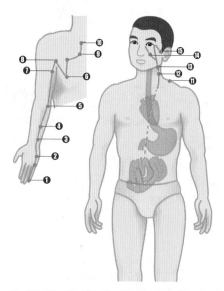

小肠经穴歌

手太阳经小肠穴，少泽先于小指设，
前谷后溪腕骨间，阳谷须同养老列，
支正小海上肩贞，臑俞天宗秉风合，
曲垣肩外复肩中，天窗循次上天容，
此经穴数一十九，还有颧髎入听宫。

【手太阳小肠经上的保健穴位】

❶少泽 ❷后溪 ❸养老 ❹支正 ❺小海 ❻天宗 ❼肩贞 ❽臑俞 ❾曲垣 ❿肩外俞 ⓫肩中俞 ⓬天窗 ⓭天容 ⓮颧髎 ⓯听宫

后溪 功能：宁心安神、舒筋活络，可治疗头项强痛、耳痛、咽喉肿痛等症。

听宫 功能：宁神志、宣通耳窍，对耳聋、耳鸣、牙痛等有较好的防治作用。

Chapter 10

🪷 足太阳膀胱经

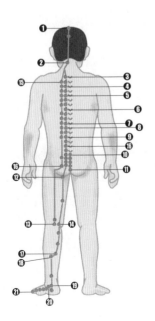

【循行路线】

起于目内眦（睛明穴），向上经过额部，直至巅顶，左右交会于头顶部的百会穴。

🔷 头顶部分支

从头顶部分出，至耳上角部。

🔷 直行者

从头顶部分出，向后下行至枕骨处，进入颅腔，络脑，重返出来，下行到项部（天柱穴），再交会于大椎穴，然后再分左右沿肩胛内侧，脊柱两旁（距背侧中线一寸五分），到达腰部（肾俞穴），进入脊柱两旁的肌肉（膂），深入腹腔，络肾，属膀胱。

🔷 腰部分支

从腰部继续沿脊柱两旁下行，穿过臀部，从大腿后侧外缘下行至腘窝中（委中穴）。

🔷 项部分支

从项部分出下行，经肩胛内侧，从附分穴挟脊，沿背中线旁三寸下行，直至髀枢，经大腿后侧至腘窝中与前一支脉会合，然后下行穿过腓肠肌，出走于足外踝后的昆仑穴，在足跟部折向前，经足背外侧缘至足小趾外侧端（至阴穴），交于足少阴肾经。

《黄帝内经》 经络养生法

《足太阳膀胱经上的保健穴位》

❶通天 ❷天柱 ❸大杼 ❹肺俞 ❺心俞 ❻肝俞
❼脾俞 ❽胃俞 ❾肾俞 ❿上髎 ⓫会阳 ⓬承扶
⓭委阳 ⓮委中 ⓯附分 ⓰秩边 ⓱承山 ⓲飞扬
⓳昆仑 ⓴申脉 ㉑至阴

至阴 功能：清头目、通血脉、理气机，可防治鼻塞、胎位不正等。

肝俞 功能：舒肝利胆、养血明目。

心俞 功能：宁心安神、宽胸止痛，可防治心痛、心烦、惊悸、健忘、胸闷等。

胃俞 功能：和胃理气、化湿消滞，是胃经保健穴位之一，可治疗腹胀、肠鸣、呕吐等。

Chapter 11

🪷 足少阴肾经

【循行路线】

起于足小趾端下，斜行于足心（涌泉穴），出于舟骨粗隆之下的然谷穴，沿内踝后，分出进入足跟，向上沿小腿内侧后缘，至腘内侧，直上股内侧后缘，至尾骨部（长强穴），贯穿脊柱，属肾，络膀胱。

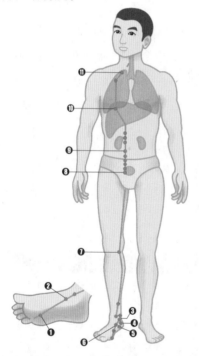

《足少阴肾经上的保健穴位》

❶涌泉 ❷然谷 ❸太溪 ❹大钟 ❺水泉 ❻照海 ❼阴谷 ❽横骨 ❾肓俞 ❿步廊 ⓫俞府

太溪 功能：能壮腰健骨、益肾，是较常用的保健穴。可防治腰痛、失眠、小便频数等。

涌泉 功能：治疗高血压、鼻出血、头目胀痛、哮喘效果最佳。

🔶 直行者

从肾上行，穿过肝和膈肌，进入肺中，沿喉咙上达舌根两旁。

🔶 大腿根部分支

从左右股内侧后缘大腿根部分出，向前夹阴部两侧，至下腹部，沿腹部中线两侧(距正中线0.5寸)上行，夹脐，抵胸部前，直到锁骨下（俞府穴）。

🔶 肺中分支

从肺中分出，络于心，注于胸中（膻中穴处），交于手厥阴心包经。

主治病症	
泌尿生殖系统疾病	膀胱炎、阴道炎、前列腺炎、性功能衰退、女性流产等
五官疾病	头晕、耳鸣、脱发、牙齿松动、鼻出血、头目胀痛等
其他疾病	休克、高血压、哮喘、中风等

《肾经穴歌》

足少阴肾二十七，涌泉然谷照海出，

太溪水泉连大钟，复溜交信筑宾立，

阴谷横骨趋大赫，气穴四满中注得，

肓俞商曲石关蹲，阴都通谷幽门值，

步廊神封出灵墟，神藏彧中俞府毕。

Chapter 12

手厥阴心包经

【循行路线】

起于胸中，出属心包络，下行，穿过膈肌，依次络于上、中、下三焦。

◈ 胸部分支

从胸中分出，浅出胁部当腋下三寸处（天池穴），向上至腋窝下，沿上肢内侧中线入肘，经腕后内关穴，过腕入掌中（劳宫穴），沿中指桡侧，出中指桡侧端（中冲穴）。

◈ 掌中分支

从掌中（劳宫穴）分出，沿无名指尺侧，直至其指端的关冲穴，交于手少阳三焦经。

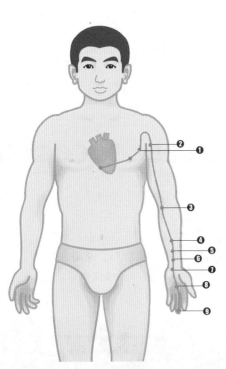

心包经穴歌

心包九穴近天池，天泉曲泽郄门认，
间使内关逾大陵，劳宫中冲中指尽。

《手厥阴心包经上的保健穴位》

❶天池 ❷天泉 ❸曲泽 ❹郄门 ❺间使 ❻内关
❼大陵 ❽劳宫 ❾中冲

劳宫 功能：可治手心出汗、心跳过速、失眠，补养心脏且补养速度非常快。

郄门 功能：可防治心绞痛，还可治疗弹弓手。

内关 功能：宽胸安神、和胃止痛、降逆止呕，对心痛、失眠、心悸有较好的防治作用。

中冲 功能：能清心开窍、退热苏厥，对中风昏迷、心胸烦闷有一定的治疗效果。

主治病症	
心血管疾病	心跳过速、心动过缓、心绞痛以及神经官能症等
神经精神疾病	精神分裂症、神经衰弱等
其他疾病	胸闷、胃痛、掌心热等

Chapter 13

手少阳三焦经

【循行路线】

起于无名指尺侧端（关冲穴），向上沿无名指尺侧至手腕背面外侧（阳池穴），上行于上肢外侧尺骨和桡骨之间，通过肘尖，沿上臂外侧上行至肩部（肩髎穴），向前行入缺盆，布于膻中，散络心包，向下穿过膈肌，依次属上、中、下三焦。

膻中分支

从膻中分出，向上出缺盆，至肩部项后，左右交会于大椎穴，上行至项，沿耳后（翳风穴），直上于耳上角，然后屈曲向下经面颊部，至目眶下。

耳部分支

从耳后翳风穴分出，进入耳中，出走耳前，经上关穴前，在面颊部与前一分支相交，至目外眦（瞳子髎穴），交于足少阳胆经。

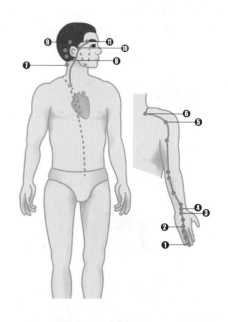

手少阴三焦经上的保健穴位

❶关冲 ❷中渚 ❸阳池 ❹外关 ❺肩髎
❻天髎 ❼天牖 ❽翳风 ❾角孙 ❿耳门
⓫丝竹空

耳门 功能：可治疗耳痛、耳聋。

阳池 功能：能舒筋、通络、解热，对肩臂痛、腕痛、扁桃体炎防治效果较好。

主治病症

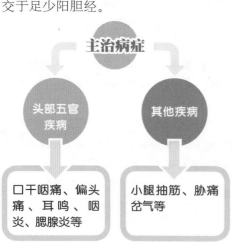

头部五官疾病	其他疾病
口干咽痛、偏头痛、耳鸣、咽炎、腮腺炎等	小腿抽筋、胁痛岔气等

三焦经穴歌

手少三焦所从经，二十三穴起关冲，

液门中渚阳池历，外关支沟会宗逢，

三阳络入四渎内，注于天井清冷中，

消泺臑会肩髎穴，天髎天牖经翳风，

瘈脉颅息角耳门，和髎上行丝竹空。

Chapter 14

足少阳胆经

【循行路线】

起于目外眦（瞳子髎），向上至头角（颔厌穴），再向下到耳后（完骨穴），再折向上行至额部达眉上（阳白穴），然后向后折至耳后（风池穴），再沿颈部侧面下行达肩部（肩井穴），于项后左右交会于大椎穴，然后前行入缺盆穴。

耳后分支

从耳后完骨穴处分出，经翳风穴进入耳中，再出走于耳前，过听宫穴至目外眦后方。

目外眦分支

从目外眦分出，下行至下颌部的大迎穴处，同手少阳三焦经分布于面颊部的支脉相合，复行至目眶下，再向下经过下颌角部（颊车穴），下行至颈部，经颈前人迎穴，与前脉会合于缺盆穴后，下入胸腔，穿过膈肌，络肝，属胆。沿胁里浅出气街，绕毛际，横向至髋关节环跳穴处。

直行者

从缺盆穴分出，下行至腋，过渊腋穴，沿胸侧部（日月穴），经过季肋，下行至环跳穴处与前脉会合，再向下沿大腿外侧、膝关节外缘，行于腓骨前面，直下至腓骨下端，出外踝之前，沿足背行，出于第四趾外侧端（足窍阴穴）。

分支

从足背（足临泣穴）分出，前行出足大趾外侧端，折回穿过爪甲，分布于足大趾爪甲后丛毛处，交于足厥阴肝经。

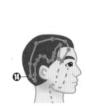

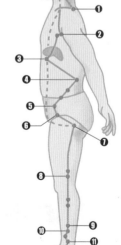

《足少阳胆经上的保健穴位》

❶肩井 ❷渊腋 ❸日月 ❹京门 ❺维道 ❻居髎 ❼环跳 ❽膝阳关 ❾阳交 ❿光明 ⓫悬钟 ⓬丘墟 ⓭足窍阴 ⓮风池

风池 功能：聪耳明目、疏风解热，对神经衰弱、目赤痛、中风、耳鸣等都有一定防治作用。

环跳 功能：有较强的通经活络作用，对中风偏瘫、风寒湿痹有一定防治作用。

Chapter 15

足厥阴肝经

【循行路线】

起于足大趾爪甲后丛毛处，下至足大趾外侧端（大敦穴），沿足背向上，至内踝前一寸处的中封穴，向上沿胫骨内侧前缘，在内踝上八寸处交于足太阴脾经之后，上行过膝内侧，沿大腿内侧中线进入阴毛中，绕阴器，抵少腹，上行至章门穴，循行至期门穴入腹，挟胃两旁，属肝，络胆。向上穿过膈肌，分布于胁肋部，沿喉咙之后，向上进入鼻咽部，上行连于目系，出于额，直达头顶部，与督脉交会于巅顶百会穴。

目系分支

从目系分出，下行至颊里，环绕在口唇之内。

肝分支

从肝分出，穿过膈肌，向上注入肺中，交于手太阴肺经。

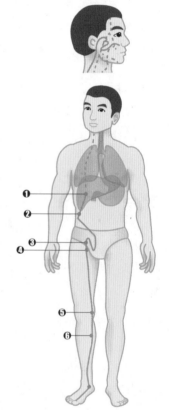

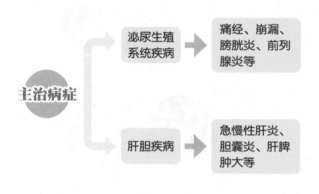

主治病症

泌尿生殖系统疾病 → 痛经、崩漏、膀胱炎、前列腺炎等

肝胆疾病 → 急慢性肝炎、胆囊炎、肝脾肿大等

肝经穴歌

足厥阴肝一十四，大敦行间太冲是，
中封蠡沟伴中都，膝关曲泉阴包穴，
五里阴廉上急脉，章门才过期门至。

《足厥阴肝经上的保健穴位》

❶期门 ❷章门 ❸急脉 ❹阴廉 ❺曲泉 ❻蠡沟

章门 功能：健脾胃、疏肝理气、活血化瘀，可以治疗腹胀、胃脘痛、呕吐等症状。

Chapter 16

奇经八脉

◆ "任脉者，起于中级之下，以上毛际，循腹里，上关元，至咽喉，上颐循面入目。"

——《素问·骨空论》

【所谓奇经八脉】

奇经八脉是督脉、任脉、冲脉、带脉、阴跷脉、阳跷脉、阴维脉、阳维脉的总称，是经络系统的重要组成部分。

奇者，异也。奇经八脉不同于十二经脉遍布全身，如上肢无奇经分布；八脉之中，除带脉横绕腰腹、冲脉一分支下行之外，其余诸脉均从下肢或少腹部上行，不似十二经脉有上下、内外、顺逆的阴阳表里规律；奇经八脉（除督脉外）不与脏腑直接属络，无表里相配关系，只有部分经脉与脏腑连属。上述诸种有别于十二经脉，故称之为"奇经"。

【加强十二经脉间的联系】

奇经八脉在循行过程中，与其他各经交叉相接，加强了各条经脉之间的联系。如"阳维维于阳"，组合所有的阳经；"阴维维于阴"，组合所有的阴经；督脉"总督诸阳"；任脉为"诸阴之海"；冲脉通行上下，渗灌三阴、三阳；带脉"约束诸经"；阴跷脉与阳跷脉均起于足踝，对下肢内外侧的阴经与阳经有协调作用。

【调节十二经脉的气血】

奇经八脉错综分布、循行于十二经脉之间，当十二经脉气血旺盛有余时，则流注于奇经八脉，涵蓄备用；当人体活动需要或十二经脉气血不足时，可由奇经"溢出"，渗灌于周身组织，予以补充。

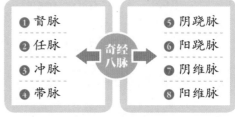

① 督脉　② 任脉　③ 冲脉　④ 带脉

奇经八脉

⑤ 阴跷脉　⑥ 阳跷脉　⑦ 阴维脉　⑧ 阳维脉

【与某些脏腑密切相关】

奇经与肝、肾等脏及女子胞（子宫）、脑、髓等奇恒之府的关系较为密切。如女子胞、脑髓主要与奇经直接联系；冲、任、督三脉一源而三歧，带脉环腰一周，共同构成一个完整的系统，且与肝经相通，故与疝气及女子的经、带、胎、产等密切相关。

【督脉】

◈ 循行部位

起于胞中，下出会阴，沿脊柱后面上行，至项后风府穴处进入颅内，络脑，并由项沿头部正中线，经头顶、额部、鼻部、上唇，到上唇系带.（龈交穴）处。

分支：从脊柱后面分出，属肾。

◈ 基本功能

督，有总管、统率的含义。

⊙调节阳经气血

督脉行于背部正中，多次与手足三阳经及阳维脉交会，是阳脉之督纲，对全身阳经起到调节作用，故又称之为"阳脉之海"。

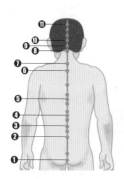

❶长强　❷腰阳关
❸悬枢　❹中枢
❺灵台　❻陶道
❼大椎　❽哑门
❾风府　❿脑户
⓫百会

❀督脉穴歌❀

督脉行脉之中行，二十八穴起长强，

腰俞阳关入命门，悬枢脊中中枢长。

筋缩至阳归灵台，神道身柱陶道开，

大椎哑门连风府，脑户强间后顶排。

百会前顶通颅会，上星神庭素髎对，

水沟兑端在唇上，龈交上齿缝之内。

⊙反应脑、髓和肾的功能

督脉循行于脊柱后，上行入颅，络脑，并从脊柱后分出，属肾。肾生髓，脑为髓海。督脉与脑、髓和肾的功能活动密切相关。

【任脉】

◈ 循行部位

起于胞中，下出会阴，经阴阜，沿腹部和胸部正中线上行，经咽喉，上行至下颌部，环绕口唇，沿面颊，分行至目眶下。

分支：从胞中出，向后与冲脉偕行于脊柱前。

◈ 基本功能

任，有担任、妊养的含义。

⊙调节阴经气血

任脉行于腹面正中线，多次与足三阴经及阴维脉交会，总任阴脉之间得相互联系，调节阴经的气血，故称之为"阴脉之海"。

⊙任主胞胎

任脉起于胞中，任，含妊养之义。任脉能调节月

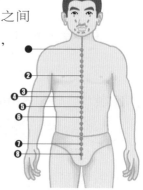

❶天突　❷膻中　❸上脘
❹中脘　❺下脘　❻神阙
❼关元　❽曲骨

经，促进女子生殖机能，与女子妊娠有关，为生养之本，故"任主胞胎"。

任脉穴歌

任脉中行二十四，会阴潜伏两阴间，
曲骨之前中极在，关元石门气海边，
阴交神阙水分处，下脘建里中脘前，
上脘巨阙连鸠尾，中庭膻中玉堂联，
紫宫华盖循璇玑，天突廉泉承浆端。

【冲脉】

❖ 循行部位

起于胞中，下出会阴后，从气街起与足少阴经相并，挟脐上行，散布于胸中，再向上行，经喉，环绕口唇，到目眶下。

分支：从气街部分出，沿大腿内侧进入腘窝，再沿胫骨内缘，下行到足底；又有支脉从内踝后分出，向前斜入足背，进入大足趾。

分支：从胞中出，上行于脊柱前，向后与督脉相通。

❖ 基本功能

冲，有冲要的含义。

⊙调节十二经气血

冲脉上行于头，下行于足，贯串全身，通受十二经之气血，是总领诸经气血之要冲。当脏腑经络气血有余或不足之时，冲脉或予以溢蓄储存或灌渗补充，以调节十二经脉之气血，故又称之为"十二经脉之海"。

⊙"冲为血海"

冲脉起于胞中，又称"血海"，有促进生殖功能的作用，与妇女的月经有着密切的关系。

冲脉穴歌

冲脉挟脐起横骨，大赫四注肓俞同，
商石阴通幽门穴，至胸散布任流行。

【带脉】

❖ 循行部位

起于季肋，斜向下行到带脉穴，绕身一周。在腹面的带脉下垂到少腹。

❖ 基本功能

带脉围腰一周，状如束带，以约束纵行诸脉，调节脉气，使纵行诸脉之脉气不下陷。又主司妇女带下。

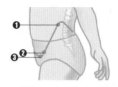

❶带脉 ❷五枢 ❸维道

带脉穴歌

带起少阳带脉穴，绕行五枢维道间，
京门之下居髎上，周回季肋束带然。

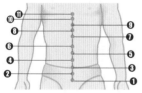

❶横骨 ❷大赫 ❸气穴 ❹四满 ❺中注 ❻肓俞
❼商曲 ❽石关 ❾阴都 ❿腹通谷 ⓫幽门

【阴阳跷脉】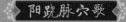

循行部位

跷脉左右成对。阴跷脉、阳跷脉均起于足踝下。

阴跷脉起于内踝下照海穴处，沿内踝后直上下肢内侧，经前阴，沿腹、胸过缺盆穴，上行于人迎穴之前，经鼻旁，到目内眦，与手足太阳经、阳跷脉会合。

阳跷脉起于外踝下申脉穴处，沿外踝后上行，经腹部，沿胸部后外侧，经肩部、颈外侧，上挟口角，到达目内眦，与手足太阳经、阴跷脉会合，

再上行进入发际，向下到达耳后，与足少阳胆经会于项后。

阳跷脉穴歌

阳跷脉起申仆阳，居髎肩髃巨骨乡，
天髎地仓巨髎泣，终于睛明一穴强。

阴跷脉穴歌

阴跷起于然谷穴，上行照海交信列，
三穴原本足少阴，足之太阳睛明接。

基本功能

跷，有跷捷轻健的含义。

⊙主肢节运动

跷脉从下肢内外侧分别上行至头面，具有输送一身阴阳之气和调节肌肉运动的功能，主要能使下肢运动灵活矫健。

⊙司眼睑开合

由于阴阳跷脉交会于目内眦，故认为跷脉具有濡养眼目和司眼睑开合的作用。

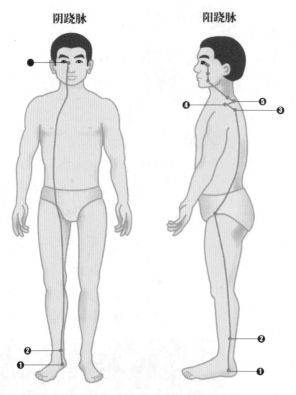

阴跷脉　　　　　阳跷脉

左图 ❶照海 ❷交信 ❸睛明
右图 ❶仆参 ❷跗阳 ❸臑俞 ❹肩髃 ●天髎

100

【阴阳维脉】

循行部位

阴维脉起于小腿内侧足三阴经交会之处，沿下肢内侧上行，至腹部，与足太阴脾经同行，到胁部，与足厥阴肝经相合，然后上行至咽喉，与任脉相会。

阳维脉起于外踝下，与足少阳胆经并行，沿下肢外侧向上，经躯干部后外侧，从腋后上肩，经颈部、耳后，前行到额部，分布于头侧及项后，与督脉会合。

基本功能

维，有维系、维络的含义。《难经·二十八难》说："阳维、阴维者，维络于身，溢蓄不能环流，灌溉诸经者也。"可见阳维脉、阴维脉具有维系、联络全身阳经或阴经的作用。在正常情况下，阴、阳维脉相互维系，对气血盛衰起着调节溢蓄的作用，而不参与环流。

阳维脉　　　　　**阴维脉**

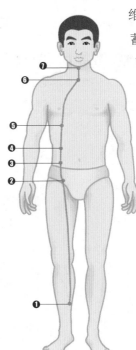

左图 ❶金门 ❷阳交 ❸臑俞 ❹天髎 ❺肩井 ❻阳白 ❼头临泣 ❽目窗 ❾正营 ❿承灵 ⓫脑空 ●风池

右图 ❶筑宾 ❷府舍 ❸大横 ❹腹哀 ❺期门 ❻天突 ●廉泉

Chapter 17

经别

◆ "十二经脉，三百六十五络，其血气皆上于面而走空窍。"

——《灵枢·邪气藏府病形》

经别，即从十二经脉分出，深入躯体深部，循行于胸、腹及头部的重要支脉。

十二经别的循行，都是从十二经脉循行于四肢的部分（多为肘膝以上）别出（称为"离"），走入体腔脏腑深部（称为"入"），然后浅出体表（称为"出"）而上行至头面，阴经的经别合入相为表里的阳经的经别而分别注入六阳经脉（称为"合"）。所以，十二经别的循行特点，可用"离、合、出、入"来概括。每一对相为表里的经别组成一"合"，十二经别手足三阴三阳共组成六对，称为"六合"。

【生理功能】

十二经别，虽是十二经脉别行的分支，但这些支脉的循行布散具有一定的特点，而且脉气分布的范围较广，有些部位是十二经脉所不及之处，因而十二经别在生理、病理及治疗等方面都有一定的作用。

◈ 加强十二经脉相为表里的联系

十二经别进入体腔后，表里两经相并而行，经过相为表里的脏腑，并在浅出体表时，阴经经别合入阳经经别，共同注入体表的阳经。这样，就加强了相为表里的两条经脉、一脏一腑的内在联系。

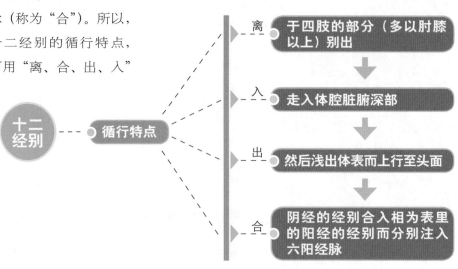

十二经别 --- 循行特点

离 —— 于四肢的部分（多以肘膝以上）别出

入 —— 走入体腔脏腑深部

出 —— 然后浅出体表而上行至头面

合 —— 阴经的经别合入相为表里的阳经的经别而分别注入六阳经脉

◈ 加强体表与体内、四肢与躯干的联系

由于十二经别都是从十二经脉的四肢部分别出，进入体内后又都是向心性循行，这对于加强经络间的联系和由外而内地传递信息，起着重要的作用。

◈ 加强十二经脉和头面部的联系

循行于头面部的十二经脉主要是六条阳经，对于十二经别来讲，则不仅六条阳经的经别循行于头部，而且六条阴经的经别亦上达于头部。足三阴经的经别，在合入阳经经别之后上达头部；手三阴经经别，均经喉咙而合于头面部。

◈ 扩大了十二经脉的主治范围

由于十二经别的分布弥补了十二经脉所不到之处，因而相应扩大了经络穴位的主治范围。如足太阳经脉并不达到肛门，但该经的经别"别入于肛"，所以足太阳经的承山、承筋等穴，可取以治肛门病。

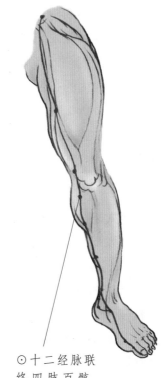

⊙ 十二经脉联络四肢百骸，主司关节运动

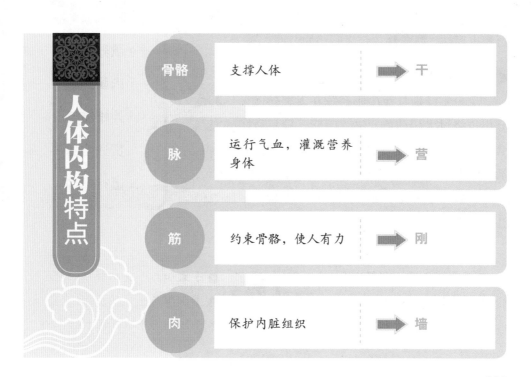

人体内构特点	骨骼	支撑人体	➡	干
	脉	运行气血，灌溉营养身体	➡	营
	筋	约束骨骼，使人有力	➡	刚
	肉	保护内脏组织	➡	墙

◈ 加强足三阴、足三阳经脉与心脏的联系

足三阴、足三阳的经别上行经过腹、胸，除加强了腹腔内脏腑的表里联系之外，又都与胸腔内的心脏相联系。因此，十二经别对于分析腹腔内脏腑与心的生理、病理联系，有重要的意义。

【循行部位】

◈ 足太阳与足少阴经别（一合）

足太阳经别从足太阳经脉的腘窝部分出，其中一条支脉在骶骨下五寸处别行进入肛门，上行归属膀胱，散布联络肾脏，沿脊柱两旁的肌肉到心脏后散布于心脏内；直行的一条支脉，从脊柱两旁的肌肉处继续上行，浅出项部，脉气仍注入足太阳本经。

足少阴经别从足少阴经脉的腘窝部分出，与足太阳的经别相合并行，上至肾，在十四椎（第二腰椎）处分出，归属带脉；直行的一条继续上行，系舌根，再浅出项部，脉气注入足太阳经的经别。

◈ 足少阳与足厥阴经别（二合）

足少阳经别从足少阳经脉在大腿外侧循行部位分出，绕过大腿前侧，进入毛际，同足厥阴的经别会合，上行进入季胁之间，沿胸腔里，归属于胆，散布而上达肝脏，通过心脏，挟食道上行，浅出下颌、口旁，散布在面部，系目系，当目外眦部，脉气仍注入足少阳经。

经脉、络脉的区别

经脉 → 部位较深，不易看到，有病从寸口察知

络脉 → 部位浅表，容易看到，有病直接观察其色以断之

足厥阴经别从足厥阴经脉的足背上处分出，上行至毛际，与足少阳的经别会合并行。

经脉
- 营养周身
- 内属脏腑
- 外络肢节
- 贯通全身
- 运行气血

❶ 足太阳与足少阴经别（一合）
❷ 足少阳与足厥阴经别（二合）
❸ 足阳明与足太阴经别（三合）

◀ 循行部位 ▶

❹ 手太阳与手少阴经别（四合）
❺ 手少阳与手厥阴经别（五合）
❻ 手阳明与手太阴经别（六合）

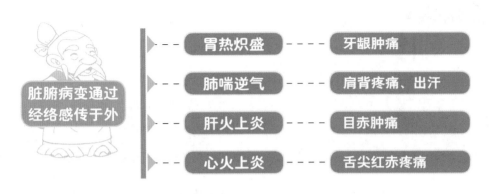

脏腑病变通过经络感传于外

胃热炽盛 ---- 牙龈肿痛

肺喘逆气 ---- 肩背疼痛、出汗

肝火上炎 ---- 目赤肿痛

心火上炎 ---- 舌尖红赤疼痛

❖ 足阳明与足太阴经别（三合）

足阳明经别从足阳明经脉的大腿前面处分出，进入腹腔里面，归属于胃，散布到脾脏，向上通过心脏，沿食道浅出口腔，上达鼻根及目眶下，回过来联系目系，脉气仍注入足阳明本经。

足太阴经别从足太阴经脉的股内侧分出后到大腿前面，同足阳明的经别相合并行，向上结于咽，贯通舌中。

❖ 手太阳与手少阴经别（四合）

手太阳经别从手太阳经脉的肩关节部分出，向下入于腋窝，行向心脏，联系小肠。

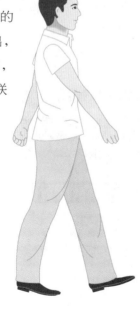

⊙经络通畅可益寿延年，适当的散步利于经络通畅

手少阴经别从手少阴经脉的腋窝两筋之间分出后，进入胸腔，归属于心脏，向上走到喉咙，浅出面部，在目内眦与手太阳经相合。

❖ 手少阳与手厥阴经别（五合）

手少阳经别从手少阳经脉的头顶部分出，向下进入锁骨上窝，经过上、中、下三焦，散布于胸腹中。

手厥阴经别从手厥阴经脉的腋下三寸处分出，进入胸腔，分别归属于上、中、下三焦，向上沿着喉咙，浅出于耳后，于乳突下同手少阳经会合。

❖ 手阳明与手太阴经别（六合）

手阳明经别从手阳明经脉的肩髃穴处分出，进入项后柱骨，向下者走向大肠，归属于肺；向上者，沿喉咙，浅出于锁骨上窝，脉气仍归属于手阳明本经。

手太阴经别从手太阴经脉的渊腋处分出，行于手少阴经别之前，进入胸腔，走向肺脏，散布于大肠，向上浅出锁骨上窝，沿喉咙，合于手阳明的经别。

Chapter 18

别络

◆ "络之别者为孙。"

——《灵枢·脉度》

别络，也是从经脉分出的支脉，大多分布于体表。别络有十五条，即十二经脉各有一条，加上任脉、督脉的络脉和脾之大络。另外，如再加上胃之大络，也可称为十六别络。从别络分出的细小络脉称为"孙络"。分布在肌肤表面的络脉称为"浮络"，即《灵枢·经脉》所谓："诸脉之浮而常见者。"

【生理功能】

◈ 加强表里两经的联系

它主要通过阴经别络走向阳经和阳经别络走向阴经的途径，沟通和加强了相为表里的两条经脉之间在肢体的联系。在别络中，虽也有进入胸腹腔和内脏相联络，但无固定的络属关系。

◈ 加强人体各部分的统一联系

任脉的别络、督脉的别络和脾之大络，分别加强了人体前、后、侧面的统一联系。

◈ 灌渗气血以濡养全身

从别络分出的孙络、浮络，从大到小，遍布全身，呈网状扩散，同周身组织的接触面甚广，这样，就能使循行于经脉中的气血，通过别络、孙络，由线状流注扩展为面状弥散，以充分发挥对整个机体的营养作用。

【循行部位】

十五别络的分布有一定的部位，其中十二经脉的别络都是从四肢肘膝以下分出，表里两经的别络相互联络；任脉之络分布于腹部，督脉之络分布于背部，脾之大络分布在身之侧部。

络脉诊病
络脉色青 ●--● 寒凝血瘀
络脉色赤 ●--● 有热
络脉时赤时黑时青 ●--● 寒热错杂
手鱼际部络脉色青 ●--● 胃中有寒
手鱼际部络脉色赤 ●--● 胃中有热
手鱼际部络脉色黑 ●--● 痹证

十五别络	表里联系	病 候	治疗取穴	定 位
手太阴	别走手阳明经	实则手掌发热； 虚则呵欠、小便不禁或频数	列缺穴	腕后一寸半
手少阴	别走手太阳经	实则胸膈支撑不舒； 虚则不能言语	通里穴	腕后内侧一寸
手厥阴	别走手少阳经	实则心痛； 虚则心烦	内关穴	掌后腕上二寸两筋间
手太阳	别走手少阴经	实则骨节松弛，肘关节活动不利； 虚则皮上生赘疣	支正穴	腕上外侧五寸
手阳明	别走手太阴经	实则龋齿、耳聋； 虚则齿冷、胸膈闭塞不畅	偏历穴	腕上外侧三寸
手少阳	别走手厥阴经	实则肘关节拘挛； 虚则肘关节弛缓不收	外关穴	腕上二寸
足太阳	别走足少阴经	实则鼻塞不通，头背疼痛； 虚则鼻出血	飞扬穴	外踝上七寸
足少阳	别走足厥阴经	实则下肢厥冷； 虚则下肢萎软，不能行走、站立	光明穴	外踝上五寸
足阳明	别走足太阴经	实则癫狂、喉痛、失音； 虚则足弛缓不收、胫部肌肉枯萎	丰隆穴	外踝上八寸
足太阴	别走足阳明经	实则腹中剧痛； 虚则腹胀如鼓	公孙穴	足大趾本节后一寸
足少阴	别走足太阳经	实则二便不通； 虚则腰痛	大钟穴	足内踝后
足厥阴	别走足少阳经	实则阴茎挺长； 虚则阴部暴痒	蠡沟穴	内踝上五寸
任脉	散于腹	实则腹皮疼痛； 虚则腹皮瘙痒	尾翳穴	鸠尾穴之上
督脉	别走足太阳经	实则脊柱强直； 虚则头沉重难支	长强穴	尾骶骨端
脾之大络	布胸胁	实则全身疼痛； 虚则周身骨节弛纵无力	大包穴	渊腋下三寸

十五别络的名称、循行、病候与治疗

Chapter 19

经筋

◆ "宗筋主骨而利机关也。"

——《素问·痿论》

经筋，是十二经脉连属的筋肉体系，其功能活动有赖于经络气血的濡养，并受十二经脉的调节，所以也划分为十二个系统，称为"十二经筋"。

【生理功能】

经筋的主要作用是约束骨骼，有利于关节的屈伸运动。

【循行部位】

经筋的分布，一般都在浅部，从四肢末端走向头身，多结聚于关节和骨骼附近；有的进入胸腹腔，但不属络脏腑。

❖ 足太阳经筋

起于足小趾，向上结于外踝，斜上结于膝部，在下者沿外踝结于足跟，向上沿跟腱结于腘部，其分支结于小腿肚，上向腘内侧，与腘部另支合并上行结于臀部，向上挟脊到达项部；分支入结于舌根；直行者结于枕骨，上行至头顶，从额部下，结于鼻；分支形成"目上网"（一作"目上纲"，即上睑），向下结于鼻旁。背部的分支从腋后外侧结于肩髃；一支进入腋下，向上出缺盆，上方结于耳后乳突完骨。又有分支从缺盆出，斜上结于鼻旁。

❖ 足少阳经筋

起于第四趾，向上结于外踝，上行沿胫外侧缘，结于膝外侧；其分支另起于腓骨部，上走大腿外侧，前边结于"伏兔"，后边结于骶部。直行者，经季胁，上走腋前缘，系于胸侧和乳部，结于缺盆。直行者，上出腋部，通过缺盆，行于太阳经筋的前方，沿耳后，上额角，交会于头顶，向下走向下颔，上结于鼻旁；分支结于目外眦，成"外维"。

❖ 足阳明经筋

起于第二、三、四趾，结于足背；斜向外上盖于腓骨，上结于膝外侧，直上结于髀枢（大转子部），向上沿胁肋，连属脊椎。直行者，上沿胫骨，结于膝部。分支结于腓骨部，并合足少阳的经筋。直行者，沿伏兔向上，结于股骨前，聚集于阴部，向上分布于腹部，结于缺盆，上颈部，挟口旁，会合于鼻旁，下方结于鼻部，上方合于足太阳经筋——太阳为"目上网"（上睑），阳明为"目下网"（下睑）。其分支从面颊结于耳前。

足太阴经筋

起于大足趾内侧端，向上结于内踝；直行者，络于膝内辅骨（胫骨内髁部），向上沿大腿内侧，结于股骨前，聚集于阴部，上向腹部，结于脐，沿腹内，结于肋骨，散布于胸中；其在里的，附着于脊椎。

足少阴经筋

起于足小趾的下边，同足太阴经筋并斜行内踝下方，结于足跟，与足太阳经筋会合，向上结于胫骨内髁下，同足太阴经筋一起向上，沿大腿内侧，结于阴部，沿脊里，挟脊，向上至项，结于枕骨，与足太阳经筋会合。

足厥阴经筋

起于足大趾上边，向上结于内踝之前，沿胫骨向上结于胫骨内髁之下，向上沿大腿内侧，结于阴部，联络各经筋。

手少阳经筋

起于手无名指末端，结于腕背，向上沿前臂结于肘部，上经上臂外侧缘上肩，走向颈部，合于手太阳经筋。其分支当下颌角处进入，联系舌根；另一支从下颌角上行，沿耳前，连属目外眦，上经额部，结于额角。

手太阳经筋

起于手小指上边，结于腕背，向上沿前臂内侧缘，结于肘内锐骨（肱骨内上髁）的后面，进入并结于腋下，其分支向后走腋后侧缘，向上绕肩胛，沿颈旁出走足太阳经筋的前方，结于耳后乳突；分支进入耳中；直行者，出耳上，向下结于下颌，上方连属目外眦。还有一条支筋从颌部分出，上经下颌角部，沿耳前，连属目外眦，上经额，结于额角。

手阳明经筋

起于食指末端，结于腕背，向上沿前臂结于肘外侧，上经上臂外侧，结于肩髃；其分支，绕肩胛，挟脊旁；直行者，从肩髃部上至颈；分支上经面颊，结于鼻旁；直行的上出手太阳经筋的前方，上至额角，络头部，下向对侧下颌。

手太阴经筋

起于手大拇指上，沿指上行，结于鱼际后，行于寸口动脉外侧，上沿前臂，结于肘中；再向上沿上臂内侧，进入腋下，出缺盆，结于肩髃前方，上面结于缺盆，下面结于胸里，分散通过膈部，会合于膈下，到达季胁。

手厥阴经筋

起于手中指，与手太阴经筋并行，结于肘内侧，上经上臂内侧，结于腋下，向下散布于胁肋的前后；其分支进入腋内，散布于胸中，结于膈。

手少阴经筋

起于手小指内侧，结于腕后锐骨（豆骨），向上结于肘内侧，再向上进入腋内，交手太阴经筋，行于乳里，结于胸中，沿膈向下，系于脐部。

Chapter 20

皮部

> "皮者，脉之部也。"
>
> ——《素问·皮部论》

十二皮部

↓

十二经脉的功能活动反映于体表的部位

皮部，是指体表的皮肤按经络的分布部位分区。十二经脉及其所属络脉，在体表有一定的分布范围，与之相应，全身的皮肤也就被划分为十二个部分，称十二皮部。正如《素问·皮部论》所说："欲知皮部，以经脉为纪"；"凡十二经络脉者，皮之部也"。

温灸、热蕴等疗法，以治疗内脏的病变等。

❶承光　❷曲差　❸攒竹
❹睛明

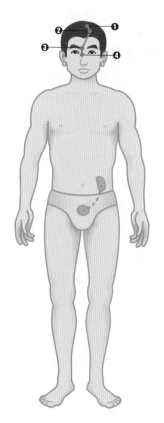

⊙足太阳膀胱经络属脏

【循行部位】

皮部作为十二经脉的体表分区，它与经脉、络脉的不同之处在于：经脉呈线状分布；络脉呈网状分布；而皮部则着重于"面"的划分，其分布范围大致上属于该经络循行的部位，而且比经络更为广泛。

【生理功能】

皮部的功能主要为抗御外邪、传导病变。当外邪侵犯时，位于人体浅表的皮部和布散流行于皮部的卫气即发挥其抗御作用；皮部又分属于"内属于脏腑"的十二经脉，所以，脏腑、经络的病变也能反映到相应的皮部。

皮部理论常被用在疾病的诊断和治疗方面，如观察不同部位皮肤的色泽和形态变化，以诊断某些脏腑、经络的病变；在皮肤一定的部位施行敷贴、

Chapter 21

经络通，百病消

> ◆ "经脉者，所以能决生死，处百病，调虚实，不可不通。"
>
> ——《灵枢·经脉》

【经络不通的表现】

经络不通是人类衰老与死亡的主要原因。经络是人体气血运行的主要通道。经络的功能活动正常，气血运行畅通，各脏腑功能强健，就能抵御外邪的侵袭，防止疾病的发生。

反之，经络失去正常的机能，经气不利，则御邪不力，外邪就会乘机入侵致病。

经络不通畅常有以下表现：惊悸少眠，心慌气短，汗出津津，经常感冒，女子经前胸部涨满，乳房有硬结，口吐黏物，呃逆胀满等。

人体有十四条经络，每条经络都对应相应的脏器，所以，经络不通可导致以下疾病：

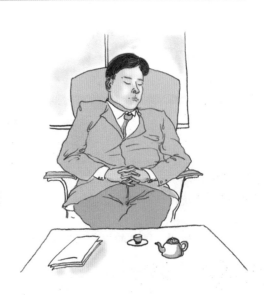

⊙经络不通会出现头目胀痛、面红目赤，严重者还会昏倒

手太阳小肠经不通

可出现头面五官疾病，如耳聋等；经脉所过部位的疾病，如肩背疼痛等。

手阳明大肠经不通

可出现上呼吸道感染，如感冒发烧等；头面五官疾病，如面瘫等；过敏性皮肤病，如皮肤瘙痒等。

手少阳三焦经不通

可出现头面五官疾病，如偏头痛等；经脉所过部位的疾病，如颈项痛等。

手太阴肺经不通

可出现呼吸系统的疾病，如急慢性支气管炎等；五官疾病，如咽炎等。

手厥阴心包经不通

可出现心脏疾病，如心痛、心烦、心悸等；同时身体会出现腋下肿胀、臂肘挛急等疾病。

◈ 手少阴心经不通

可出现心血管疾病，如心绞痛等；神经精神疾病，如神经衰弱等。

◈ 足太阳膀胱经不通

可出现呼吸系统疾病，如感冒等；心血管系统疾病，如心绞痛等；消化系统疾病，如肠炎、胃炎等；泌尿生殖系统疾病，如遗精、阳痿、月经不调等；经脉所过部位的疾病，如头痛、腰痛、脱肛、痔疮等。

◈ 足阳明胃经不通

可出现胃肠道疾病，如胃下垂等；头面五官疾病，如头痛等。

◈ 足少阳胆经不通

可出现肝胆疾病，如急慢性肝炎等；头面五官疾病，如偏头痛等。

◈ 足少阴肾经不通

可出现泌尿生殖系统疾病，如阳痿、尿潴留等；五官疾病，如耳聋等。

◈ 足厥阴肝经不通

可出现泌尿生殖系统疾病，如痛经、睾丸炎等；肝胆疾病，如急慢性肝炎等。

◈ 足太阴脾经不通

可出现消化系统疾病，如消化不良、腹泻、便秘等；泌尿生殖系统疾病，如月经不调、前列腺炎等；经脉所过部位的疾病，如下肢瘫痪等。

◈ 督脉不通

可出现脊柱强痛、角弓反张等病症。

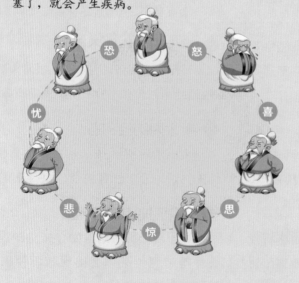

情志致病

人在成长的过程中，因食物和环境的影响，体内有了很多毒素，这些毒素一次次地将经络堵塞。

人受喜、怒、忧、思、悲、恐、惊七情所困，过激的情感伤及脏腑会致病。

这些因素都可以堵塞精液及精气的通道——经络，输送精液的通道堵塞了，就会产生疾病。

恐　怒　忧　喜　悲　惊　思

任脉不通

可出现疝气、带下、腹中结块等。

【经络治疗】

中医的治疗原理正是通过中药、针灸、推拿等传统治疗手段，打通邪气所侵犯的经络，实现人体自身阴阳平衡，从而达到病体康复或预防疾病的目的。这就是所谓的"经络通则百病无"。

中药治疗

药物治疗也要以经络为通道，通过经络的传导作用，使药到病所，发挥其治疗作用。古代医家在长期临床实践的基础上，创立了"药物归经"理论。药物归经，是运用经络学说对药物性能进行分析和归类的一种分类方法，即根据药物对脏腑经络所起的特殊作用，分别将其归属于各经之中，使之系统化。

药物归经理论的价值，主要在于指导临床分经用药，就是在掌握药物性能的基础上，根据疾病属于何经，就选用何经的药物进行治疗。如柴胡、香附、青皮等药，具有疏肝理气的作用，就将其归入肝经，称其为肝经药，就可用其治疗肝郁气滞的病证。

针灸推拿治疗

针灸推拿治疗，主要是根据经脉或脏腑的病变，在体表一定的部位上，利用针刺、艾灸、按摩等物理性的刺激，激发经气的感应传导与调节功能平衡作用，从而达到治疗的目的。针灸推拿治疗，必须遵循"循经取穴"的原则。所谓"循经取穴"，就是按照经络学说进行辨证，确定疾病属于何经，然后根据经脉的循行分布路线和联系的范围选取穴位进行治疗。临床上常用的循经近取、远取，上病下取，下病上取，左右交叉，表里经互取等取穴方法，都是"循经取穴"原则的具体应用。

引导气功

引导气功是疏通经络的重要方法，是运用练习气功、太极拳的人或他人身上的经络腧穴进行导引，从而达到养生保健、防治疾病的功法。

打通经络

通常说的打通经络，就是指通过对经络所在穴位的点按刺激，使对应经络畅通，从而消除邪气，恢复健康。下面几种方法可以帮助你打通经络：刮痧，打通的是表层的经络；拔罐，打通的多是深层的经络；按摩，效果全面，可以深浅结合地打通经络。例如，敲胆经和按摩心包经，对改善经络堵塞有非常显著的效果；后背的膀胱经，是人体最重要的经络，按摩可以帮助打开这条经络，使人的阳气得到宣泄，这样人就不会感觉疲惫和精力不足。

Chapter 01

情志与五脏

◆ "人有五脏化五气，以生喜、怒、悲、忧、恐。"
　　　　　　　　　　　　　　——《素问·阴阳应象大论》

◆ "悲哀愁忧则心动，心动则五脏六腑皆摇。"
　　　　　　　　　　　　　　——《灵枢·口问》

【什么是情志养生】

　　情志养生，亦叫精神养生、心理养生，西医学称之为心理保健。它是通过理念上和具体生活实践内容的调摄，增强心理的负荷力，调养性情，以达到与环境和社会保持高度的和谐统一，表现为健康稳定的心态和旺盛的生命活力。

　　在每一个人身上，都存在着一种神奇的力量，它可以使你头脑清醒，冷静理智地处理问题，情绪高涨，干劲倍增，学习和工作效率大大提高；也可以使你走极端，不理智，

藏象学说 ➡

❶ 认识活动是否正常
❷ 行为表现是否正常
❸ 与其他人的关系是否和谐
❹ 对外界刺激反应是否适中
❺ 对周围环境反应是否正常

做出后悔莫及的蠢事，无精打采，委靡不振，学习和工作效率降低。这种神奇的力量就是西医学所谓的精神活动，而在中医学中被称为情志。

【情志养生的必要性】

　　在知识大爆炸，科学技术迅猛发展，生活节奏不断加快，工作、生存压力不断加大的今天，每一个最小的社会单位——人，都处于精神极度紧张，濒临崩溃的边缘。无论国内国外，皆是如此，文明程度越高、科学技术实力越强的地区，这种情况尤为严重。因而，专家称这是 21 世纪的特点——"情绪负重的非常时代"。

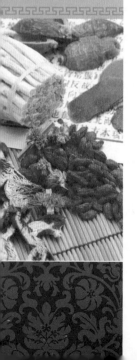

五志养生

人的精神活动是极其复杂的，情志的表现形式多种多样，中医将人的情志活动归纳为喜、怒、忧、思、恐等五种表现，简称为"五志"。五志的变化既可以改变人的行为活动方式，又可以改变人的脏腑功能状态，从而导致人体生理、病理的变化。

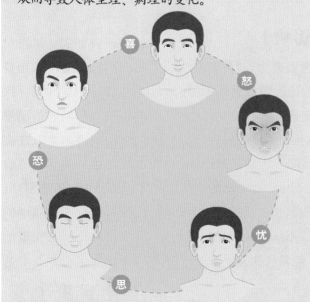

五脏与五志的对应关系是：心主喜，肝主怒，肺主忧，脾主思，肾主恐。五志的活动在心神的统摄下才能正常地进行。《灵枢·口问》认为："悲哀愁忧则心动，心动则五脏六腑皆摇。"充分说明了心神对五志的统摄作用，五志从心而发之后，不同的情志会影响到与之相应的内脏。

在正常的情况下，五志是人体对客观外界事物和现象作出的五种不同的情志反映，一般不会使人发病。五志只有在过极的情况下，才成为致病之邪，导致相应脏器的疾病，比如：心情爽朗、开怀大笑时，会觉得心胸舒畅；在生气、愤怒时，会觉得两胁不舒畅、隐隐作痛；在伤心、悲哀而哭泣时，会觉得憋气，甚至喘息、咳嗽；在焦虑、思索时，会觉得不思饮食，或食之无味；在恐惧、害怕时，会觉得瑟瑟发抖、浑身发冷。《黄帝内经》重视五志致病的观点，对两千年来历代中医学家们都有深刻的影响。金代李东垣就曾指出："凡怒忿、悲、思、恐惧，皆损元气。"因此，在生活、工作、学习中，需要注重情志养生，调摄心神。

现实生活中，许多疾病的形成，尤其是亚健康状况，与人们的情志活动有着十分密切的联系。

【五脏与五志的关系】

人体的情志活动与脏腑气血有着密切的关系。情志活动是以五脏精气血为物质基础的，内在脏腑气血的变化也会影响到情志的变化，反之，五志太过也会损伤相应的内脏，引起五志致病。

Chapter 02

五神与五脏

◆ "精神不进，志意不治，故病不可愈。今精坏神去，荣卫不可复收。何者？嗜欲无穷，而忧患不止，精气弛坏，荣泣卫除，故神去之而病不愈也。"

——《素问·汤液醪醴论》

【神对人体生理功能的影响】

"神"是中医学中的一个重要概念，《黄帝内经》初步形成了一套较为完整的理论。经后世历代医家的不断发展，这套理论更臻完善。神有广义和狭义之分，广义的神是指整个人体生命活动的外在表现，狭义的神是指心所藏的神志，即人的精神意识和思维活动。中医学认为"神"是人体生命活动的主宰，"神"以物质为基础，与形体相共存，反映了生命运动本身故有的客观规律。"神"不仅主导着人的精神活动，也主宰着以物质代谢、能量代谢、调节适应、卫外抗邪等为特征的脏腑机能活动。

良好的精神状态是抗衰老的巨大力量。西医学通过研究证实：情志对人的心肺、血压和免疫功能都有明显作用。我们可以利用情志活动规律来治病。每个人在实际生活中其实都在不自觉地遵守着这些原则，比如对于处于病痛中的亲友，每一个去探望的人都试图讲一些开心的事。病人十有八九都是被病痛所困扰，闷闷不乐，喜为心志，以欣喜、愉悦之志调摄情绪，则心神得养，而疾病可渐愈，否则心气失调，郁滞不舒，则病情更加严重。因而不难得出结论：精神调摄是养生之本。

精神状态对人体生理功能 的影响

A 不良精神状态	B 精神状态正常
机体血压升高，心律不齐，胰岛素分泌过多，生长素减少，容易引起衰老。患病之后，不良精神状态使疾病难以痊愈。	机体适应环境的能力以及抵抗疾病的能力就会增强，从而起到预防疾病的作用。患病之后，精神状态良好可以加速康复。

【五神与五脏】

《黄帝内经》明确指出"五脏藏神"，《灵

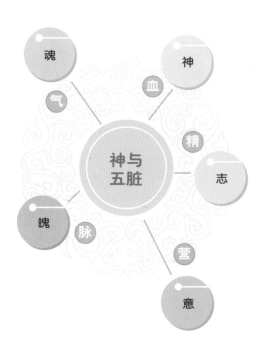

枢·本神》曰："肝藏血，血舍魂"，"心藏脉，脉舍神"，"肺藏气，气舍魄"，"肾藏精，精舍志"，"脾藏营，营舍意"。这里所谓的神、魂、魄、意、志，是人的精神意识和思维活动，属于脑的生理活动的一部分。中医学将其分属于五脏，成为五脏各自生理功能的一部分，但总统于心。而血、气、脉、营、精是五脏所藏"神"的物质基础。

【神与气血】

　　人依赖水谷获得必要的营养物质，以生气血，而气血是精神的物质基础。摄入水谷充足，营养丰富，人体气血充盛，脏腑生理活动正常，则精神充沛，思维敏捷。反之，摄入水谷不足，精微化源匮乏，脏腑气血虚衰，产生精神的物质基础亏损，精神

也就委靡不振，思维迟钝。《素问·八正神明论》认为："故养神者，必知形之肥瘦，荣卫血气之盛衰。血气者，人之神，不可不谨养。"因而，养神的重要一点是摄入充足的食物。

【形与神俱】

　　"形神合一"、"形与神俱"是中医学的生命观。《灵枢·天年》认为："神气皆去，形骸独居而终矣。"《素问·本病论》认为："即一切邪犯者，皆是神失守位故也。此谓得守者生，失守者死，得神者昌，失神者亡。""形与神俱，尽终天年"是养生的目的，养生只有做到形神共养，才能保持生命的健康长寿。

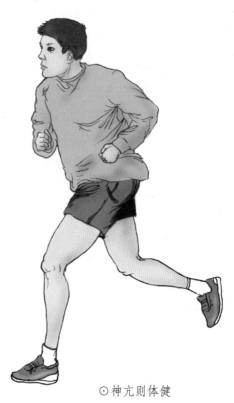

⊙神充则体健

Chapter 03

五志养生禁忌

> "喜乐者，神惮散而不藏；愁忧者，气闭塞而不行；盛怒者，迷惑而不治；恐惧者，神荡惮而不收。"
>
> ——《灵枢·本神》

【何谓五志太过】

在西方，古希腊医生希波克拉底论述了情绪、性格类型对健康的影响，指出不良情绪对健康的种种危害。美国长寿学者胡夫兰德在《人生延寿法》中说："一切对人不利的影响中，最能使人短命夭亡的就要算不好的情绪和恶劣的心境了，如忧虑、颓废、惧怕、贪求、怯懦……"

《黄帝内经》指出："喜伤心"、"怒伤肝"、"忧伤肺"、"思伤脾"、"恐伤肾"等。五志本是五脏正常的生理情绪活动，但太过就会产生疾病。《灵枢·本神》认为："喜乐者，神惮散而不藏；愁忧者，气闭塞而不行；盛怒者，迷惑而不治；恐惧者，神荡惮而不收。"

心藏神，喜乐太过，则心神过劳而涣散，神不守舍；过度忧愁伤肺气，致肺气闭塞而运行不畅；怒则气逆，甚则心乱，故致昏迷惶惑而不治；恐惧则神志惊散，精气无守而气自下。这是《黄帝内经》对于情志过极引起气机紊乱、神志异常的提示。

除了五志外，中医学另有七情之说，也就是喜、怒、忧、思、悲、恐、惊。清代高士宗曾指出："七情太过则伤五脏，七情内伤则有所亏损，疗之不易也。"

【五志太过对人体的影响】

五志太过致病有两种情况：一是情绪波动太大，过于激烈，会很快致病伤人；另一种情况是某种情绪持续时间太长、过久，也会伤人致病。

◈ 损伤脏腑

《灵枢·百病始生》说："喜怒不节则伤脏。"这说明情志不加节制会损伤脏腑功能。一情太过并非只伤一固定脏腑，既可一情伤几脏，又可几情伤一脏。如果思虑过度可影响脾的消化吸收功能，同样悲、忧太过也能影响于脾，导致食欲不振。又如大喜则会伤心，而由于"心为五脏六腑之大主"，如果心受伤，人体的整个功能皆会受到损伤。

❖ 影响气机

气机，是气运动的根本形式，人体脏腑、经络、气血、津液的功能活动及相互联系，都有赖于气机的升降出入。而情志致病，会扰乱气机，并会导致气机升降失常，气机郁滞，运行不畅，此外，消、缓、乱，亦是气的运行障碍。可见，七情太过对于人体气机的影响是很严重的，许多疾病的发生皆与情志刺激引起气机失常有关。

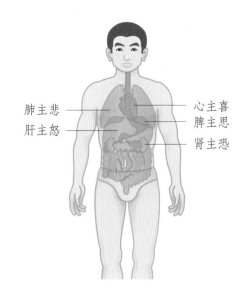

肺主悲
肝主怒
心主喜
脾主思
肾主恐

❖ 精血亏损

《素问·举痛论》说："怒则气逆，甚则呕血及飧泄。"即暴怒可致血随气逆，发生呕血及完谷不化的泄泻。《灵枢·本神》又说："恐惧而不解则伤精……精时自下。""精时自下"，即恐惧太过，五脏所藏之阴精失去统摄，耗散不止。此外，过分思虑，既可耗伤心血，又会影响食欲，造成气血生化不足，皆可使精血亏损。

❖ 阴阳失调

情志过激，可损阴伤阳。《灵枢·口问》说："大惊卒恐，则气血分离，阴阳破散。"阴阳破散，也就是阴阳失调。而阴阳协调，是维持人体生命活动的基本条件，"阴平阳秘，精神乃活；阴阳离决，精气乃绝"。

现实生活中，由情志过激导致疾病发生的案例时有发生。大家都知道"范进中举"的故事，虽然是对封建科举的批判，但却是过喜而致病的例子：科考多年不中的老秀才，在得到喜报后，一时大喜，心神涣散而不可收敛，故而疯疯癫癫，出尽洋相。所以，人们就要学会驾驭五志。良好地控制情绪，才能不致引起疾病。

刺激的类型	五志的表现	引起五志变化的原因
爆发性刺激	喜、怒、恐	多指突如其来的情志刺激。如意料之外的巨大打击、重大收获、巨大的事变或灾难、难以忍受的伤痛等
渐进性刺激	思、悲	一段时间内未获得解决或实现，而在这一段时间内保持着持续性的异常精神状态，如精神紧张、思虑忧愁、悲伤不已等

Chapter 04

心神养生法

◆ "神太用则劳，其藏在心，静以养之。"

——《素问病机气宜保命集》

◆ "静则神藏，躁则消亡。"

——《素问·痹论》

清静养神的方法，并不是要人无知无欲，无理想，无抱负，也不是人为地过度地压抑思想或毫无精神寄托地闲散空虚，而是主张专心致志，保持精神静谧，"寡言语以养气，寡思虑以养神"，避免"多思则神殆，多念则志散，多欲则志昏，多事则形劳"。清静养神是以养神为目的，以清静为大法。只有清静，神气方可内守。

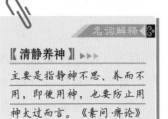

名词解释

〖清静养神〗▶▶▶

主要是指静神不思、养而不用，即便用神，也要防止用神太过而言。《素问·痹论》中的"静则神藏，躁则消亡"也是这个意思。

【清静为本，无忧无虑】

以清静为本，无忧无虑，静神而不用，即所谓"恬淡虚无"之态，其气即可绵绵而生。《淮南子》说："静而日充者以壮，躁而日耗者以老。"只有心理清静，才能得以调心养神守精。

心静神安，精气逐渐充盛，形体健壮，真气内从，邪不可侵；心神躁动不安，精气日益耗损，使形气早衰。要达到心静，就必须祛除杂念，调畅情志，这样才可使心神静养，精神内守，脏腑旺盛，病无所生。《素问·阴阳应象大论》说："为无为之事，乐恬澹之能，从欲快志于虚无之守。故寿命无穷，与天地终，此圣人之治身也。"金元医家刘河间也说："心乱则百病生，心静则万病悉去。"心静可以胜躁治乱，可以抗衰老延年。思想上清静无为，并不是要饱食终日，无所用

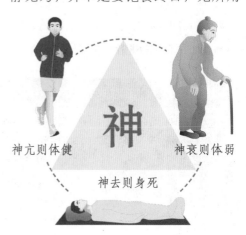

神亢则体健　　　　　神衰则体弱

神去则身死

心，做一个无志向、无抱负的庸人，而是要树雄心、立大志，排除杂念，去除烦恼，专心致志，这样更有利于学习和工作，更有利于机体的正常生理代谢。

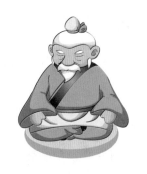

【少思少虑，用神有度】

少思少虑，用神而有度，不过分劳耗心神，使神不过用，即《类修要诀》所谓："少思虑以养其神。"要做到少思寡欲，有赖于思想的纯正，克服个人主义、利己主义，提倡知足者常乐。在物质生活方面，人当知足常乐，不能奢求无度，胡思乱想，永不满足。不然，就会扰乱心神，影响脏腑组织的正常功能，因此，要保持心理健康，就应做到清心寡欲。老年人当绝欲，静养心神。薄名利，禁声色，廉货财，损滋味，除佞妄，去妒忌，此是古人养生之诀窍。

【心态平和】

清静养神还要以平和的心态对待名利和物质享受的追逐。张仲景在《伤寒论》自序中批评道："但竞逐荣势，企踵权豪，孜孜汲汲，惟名利是务，崇饰其末，忽弃其本，华其外而悴其内，皮之不存，毛将安附焉？"他告诫人们，醉心于名利的人，身体衰惫了，要名利还有什么用呢？竞逐荣势，企踵权豪，会劳伤心神，使身体早衰。

【达观处世】

在生活中保持达观的处世态度，避免无原则的纠纷。常乐观，和喜怒，无邪念妄想，用神而不躁动，专一而不杂，可安神定气，即《素问·上古天真论》所谓："以恬愉为务。"这些养生原则，在传统养生法中均有所体现。要做到心神宁静，需注意闭目定志，眼为心灵之窗，闭目养神有利于心静神凝。尤其在人的精神紧张、情绪激动、身心疲劳的情况下，闭目养神片刻，往往能使人心平气和，思绪冷静，精神内守，坦然舒畅。

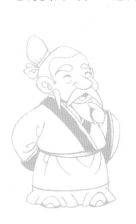

清静为本，无忧无虑，静神而不用

少思少虑，用神而有度，使神不过用

平和心态对待名利和物质享受

保持达观的处世态度，避免无原则的纠纷

《黄帝内经》 养生必先养情志

Chapter 05

节制养生法

> ◆ "精气并于心则喜,并于肺则悲,并于肝则忧,并于脾则畏,并于肾则恐,是谓五并,虚而相并者也。"
>
> —— 《素问·宣明五气》

【节制法】

《吕氏春秋》说:"欲有情,情有节,圣人修节以止欲,故不过行其情也。"这里讲的就是节制法,即节制、调和情感,防止七情过激,从而达到心理平衡。《寿亲养老新术》总结了"七养",其中就有"莫嗔怒养肝气,少思虑养心气"。《养性延命录》概括的养生"十二少",主要讲的就是节制七情,诸如少愁、少怒,等等。

节制法
- 遇事戒怒
- 宠辱不惊

现代研究表明,只有善于避免忧郁、悲伤等不愉快的消极情绪,使心理处于怡然自得的乐观状态,才会对人体的生理起十分良好的作用。如能增强大脑及整个神经系统的功能,使各个器官系统的功能协调一致,还可以避免焦虑、失眠、头痛、神经衰弱等疾病的发生。

【遇事戒怒】

愤怒是一种常见的消极情绪,对人体的健康危害极大,不仅能伤肝,还可伤心、伤胃、伤脑等,从而导致多种疾病的发生。

制怒,首先应遇事冷静,因为怒常常是不能冷静思考的结果。因此,遇事一定要冷静,因为只有冷静,才能积极思考,想出对策,圆满地解决问题。

其次,制怒还要注意养肝。中医认为,肝主怒,所以要制怒,必须要养肝、疏肝。

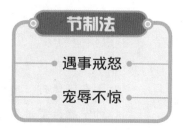

发怒
- 肝火上炎 --- 当清泻肝火,治以龙胆泻肝汤
- 肝阳上亢 --- 当滋阴潜阳,治以镇肝熄风汤
- 肝气郁结 --- 当疏肝解郁,治以逍遥散

乐极生悲

加拿大一位贫穷的鞋匠，在确知自己中了百万元的巨彩后，竟"因乐暴亡"，直到入殓之时，仍面带笑容。这是"乐极生悲"的一个典型例子。这种因过度兴奋造成的猝死，时常发生在中老年人身上。

【宠辱不惊】

宠辱不惊，此为老子、庄子提出的处世态度，视荣辱若一，后世遂称得失不动心为宠辱不惊。即对于任何重大变故，都要保持稳定的心理状态，不要超过正常的生理限度。

"乐极生悲"，因过度兴奋造成的猝死，常发生在中老年人身上。这是由于人过中年，全身的动脉均会发生不同程度的硬化，营养心肌的冠状脉当然不会例外。心脏如果剧烈地跳动，必然增加能耗，心肌将会发生相对的供血不足，从而出现心绞痛甚至心肌梗死，或心跳骤停。此外，"乐极"还可致血压骤然升高，表现为突然感到头晕目眩、恶心呕吐、视力模糊、烦躁不安，甚至引起脑血管破裂而发生猝死。

可见，"乐极"不可取，为了健康

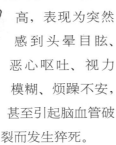

长寿，任何情绪的过分激动都是不可取的，应采取"冷处理"的方法，做到"宠辱不惊"，对于喜事与悲事、兴奋与气愤、顺境与逆境、快乐与痛苦等，都应一视同仁，善于自我调节情感，保持稳定的心理状态，一定注意不要超过正常的生理限度。

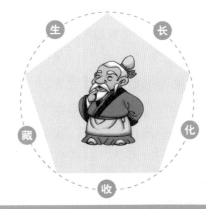

皮 肤	
30 ～ 40 岁	皱纹相继出现在眼角、耳前颞部及口角两边
40 ～ 50 岁	皮肤开始松弛，眼睑、耳部的皮肤开始下垂
50 ～ 60 岁	皮肤开始出现色素斑，即老年斑
毛 发	
30 ～ 40 岁	鼻毛开始变白
40 ～ 60 岁	40 岁头发开始变白，到 60 岁一般会全部变白
60 ～ 75 岁	60 岁以后，约有80%的老人出现脱发，75 岁时脱发的则多达90%
听 力	
30 ～ 40 岁	听力开始逐渐减退
50 ～ 60 岁	自感听力减退
60 岁以上	听力减退的占 27.4%

疏泄养生法

◆ "勇者气行则已，怯者则着而为病。"

—— 《素问·经脉别论》

古人曾说："不如人意常八九，如人之意一二分。"一般来说，人的一生中处于逆境的时间大大多于顺境的时间。

《黄帝内经》谓"百病皆生于气"，如果不良情绪是暂时的，机体很快就可恢复正常。但是，如果不良情绪过分强烈或持续的时间太长，就可能造成脏腑功能失调而引起疾病。

疏泄法能使人从苦恼、郁结的消极心理中得以解脱，尽快地恢复心理平衡。下面介绍一些心理疏泄的主要方式。

【哭疏泄法】

当遇到不幸而悲痛万分，或心有不平之事时，不妨痛痛快快地大哭一场，这样不好的情绪可以得到及时地宣泄，千万不要闷在心里，以免气郁成疾。中医学认为，"郁则发之"，排解不良情绪最简单的方法就是使之"发泄"。从生理上讲，哭可以改善呼吸和循环，伴随全身肌肉的颤抖，大哭之后，机体可获得一种快感，特别是心胸憋闷等不适症状会随着哭的宣泄而缓解。

哭的同时伴有流泪，流泪可以促使应激状态下的机体产生两种神经传导物质，这些化学物质随眼泪排出体外后，利于体内化学物质的平衡，可缓和悲伤者的紧张情绪，减轻痛苦和消除忧虑，从而有利于健康。因此，哭是一种生理调节方式，也是一种心身自我保护的措施。当然，一个人若是经常哭泣，对健康也没有好处。哭虽然是一种宣泄痛苦的方法，但不是唯一的方法，所以，不是每个人都适合用哭疏泄法，应辨证对待，因人而异。

【谈与聊疏泄法】

是指通过谈话聊天的方式进行宣泄。当遇到不顺心和烦恼的事后，不可把痛苦埋藏在心底，而是将这些烦恼倾诉给你所信赖的人、头脑冷静的人，包括你的父母、领导、配偶、挚友、老师、同事等等。一个人遇到不顺心的事，受到挫折，甚至遭到不幸，比如在恋爱中遭到

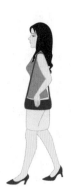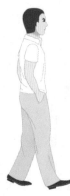

挫折、生活中发生重大的事故、工作学习上或家中有不愉快的事等，怒从心头起，或心中泛起阵阵愁云时，首先可冷静下来，控制一下自己的感情，然后找自己的知心朋友、亲人倾诉自己的苦衷，或向亲人、朋友写书信诉说苦闷、烦恼。俗话说"旁观者清"，从亲友的开导、劝告、同情和安慰中得到力量和支持，消极的苦闷、忧愁和烦恼之情会随之消散。

【自言自语疏泄法】

自言自语疏泄法亦称自我谈话法，这是一种消除紧张的有效方法。当一个人坐在某处旁若无人地自言自语或是大喊数声时，人们总觉得这个人有"神经病"，这种错误的认识误导了很多人不用这种健康的调节方法。其实，自我交谈也可以发泄心中的不满、郁闷、愤怒、悲伤等不良情绪，它有助于消除紧张心理，恢复心理平衡。

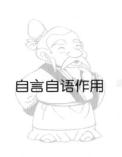

自言自语作用

自己的音调有一种使自己镇静的作用，有一种安全感和人际接触的感受

可以终止思虑，终止混乱的、苦思冥想的内心对话

可以冷静地澄清一些矛盾和冲突，利于自我解决，避免矛盾激化

当你思虑重重时，找个僻静的地方听听自己的谈话，把自我担心和忧虑的事情讲出来，把压在心头上的痛苦讲出来，从而达到心理平衡。生活中，面对各种不良心境的困扰，你又没有合适的倾诉对象时，可以选择此法，也不无裨益。

【喊叫疏泄法】

激情难以控制，不能冷静宣泄时，可以采取"发脾气"这种无损于他人的不太文雅的宣泄方法。当心情压抑时，可通过急促、强烈、无拘无束的喊叫，将内心的郁积发泄出来，从而使精神状态恢复平衡。实在不会发脾气时，自喊自叫几声也无妨，这样也能起到宣泄作用，心理也会感到舒畅一些。

【群体疏泄法】

可采取座谈会、交流会、生活会等形式，让群众畅所欲言，大胆地提意见、谈看法，领导要诚恳地接受批评，改进作风，增加透明度，做一些必要的解释，形成一种人和气顺的好环境，利于群体心理平衡的建立。

【行为疏泄法】

通过机体的外显活动直接发泄心理紧张、心中愤怒的一种方法，如运动、游泳、舞蹈、摔打等。尽管有打人、毁物等不明智的行为，不应提倡，但也可以起到缓解愤怒、宣泄不满的效果。

Chapter 07

转移养生法

> ◆ "志意者，所以御精神，收魂魄，适寒温，和喜怒者也。"
>
> ——《灵枢·本藏》

情绪转移法，是把隐藏在内心的不良情绪投射到某物或某人身上，以求得解脱的一种方法。心理学认为，在发生情绪反应时，大脑中有一个较强的兴奋灶，此时，如果另外建立一个或几个新的兴奋灶，便可抵消或冲淡原来的优势中心。因此，当过度的脑力劳动引起情绪烦躁紧张时，有意识地做点别的事情来分散注意力，可以舒缓神经紧张，使情绪得到缓解。各种情绪的产生都离不开环境，避免接触强烈的环境刺激，有时是必要的，但最好是学会情绪的积极转移，即通过自我疏导，主观上改变刺激的意义，从而变不良情绪为积极情绪。

【运动转移法】

当自己苦闷、烦恼，或情绪激动与别人争吵时，最好的方法是转移一下注意力，去参加体育锻炼，还可参加适当的体力劳动，用肌肉的紧张消除精神的紧张。例如，打球、游泳、散步、骑自行车等都是有意义的活动。

【娱乐转移法】

遇到烦恼、郁闷不结时，如果爱好文艺，不妨去听听音乐、跳跳舞、唱唱歌，借以松弛一下绷紧的神经；或者观赏一场幽默的相声、哑剧、滑稽电影等。总之，可根据自己的兴趣和爱好，选取自己喜爱的娱乐活动。

【阅读转移法】

如果天生好静，可以读一读内容轻松愉快、有趣的小说和刊物。这样不仅可以舒体宽怀，消忧排愁，怡养心神，还有益于身心健康。

【暗示转移法】

进行语言的暗示是很重要的一种方法。例如，"我很棒"、"我很好"、"我很开心"等，不出声的文字语言，也能给人以强烈的暗示，达到情绪调控的目的。

【意念转移法】

在心理医生的指导下，当某一心理症状出现和变得强烈时，将注意力和念头转移到别的事情上，不去想病证的苦痛和带给人的烦恼。例如，当强迫症状出现时，要努力去想别的令自己高兴的事和暂时去做别的工作，以转移注意力。

【旅游转移法】

当心情不快、痛苦不解时，可以漫步在绿树成荫的林荫大道上或视野开阔的海滨，如果有条件，还可以作短期旅游，把自己置身于绚丽多彩的自然美景之中，陶醉在蓝天白云、碧波荡漾、花香鸟语的自然怀抱里，山清水秀的自然环境会使自己产生豁然开朗的心境，一切忧愁和烦恼都会随之消散。大自然可使你舒畅气机，忘却忧烦，寄托情怀，美化心灵。

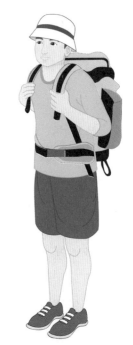

⊙愉快满意的情感，可以激励人去工作和学习

【升华超脱法】

排除不良情绪最根本的办法是拥有良好而稳定的心理状态，用顽强的意志战胜不良情绪的干扰，保持良好的心境。在生活中遇到烦恼，自解自劝，用理智战胜生活中的不幸。任何理智和情感都可以化为行为的动力，人们常说的"化悲痛为力量"就是这种表现。

《黄帝内经·灵枢》说："志意者，所以御精神，收魂魄，适寒温，和喜怒者也。"就是说，有理智，意志坚定者，可统率精神，调和情志，抗邪防病。《素问·经脉别论》也说："勇者气行则已，怯者则着而为病也。"意志坚强者可避免不良刺激，增强抗病能力；意志脆弱者，多神怯气虚，易遭受刺激而发病。事实证明，胸有大志、毅力顽强的人，能够有意识控制和调节自己的情绪，保持良好的精神状态。

健康心理

科学家彭加木被查出患恶性肿瘤后，积极配合医生进行治疗，与疾病作顽强斗争，又活了25年，直至1982年在新疆一次外出考察中失踪。但有些患者，一听到癌症诊断，当场就被吓死了。这说明意志的锻炼是保持健康心理的重要一环。

Chapter 08 •••••

制约养生法

> ◆ "怒伤肝，悲胜怒"、"喜伤心，恐胜喜"、"思伤脾，怒胜思"、"忧伤肺，喜胜忧"、"恐伤肾，思胜恐"。
>
> ——《素问·阴阳应象大论》

历代养生家都把调养精神作为养生益寿之本法，防病治病之良药。调养精神可采用情志制约法来转移和干扰原来对机体有害的情志，达到协调情志的目的。

【五脏情志制约法】

又称以情胜情法，是根据情志及五脏间存在的阴阳五行生克原理，用相互制约、相互克制的情志，来转移和干扰原来对机体有害的情志，借以达到协调情志的目的，此谓中医独特的心理治疗与康复方法。

喜伤心者，以恐胜之

又叫惊恐疗法，适用于神情兴奋、狂躁的病证。《洄溪医书》里亦记载一例喜病恐胜之例：某人新考上状元，告假返乡，途中突然病倒，请来一位大夫诊视。大夫看后说："你的病治不好了，七天内就要死，快赶路吧，抓紧点可以回到家中。"新状元垂头丧气，日夜兼程赶

回家中，七天后安然无恙。这说明喜伤心者，可以恐解之。原因何在呢？《素问·调经论》中说："心藏神……神有余则笑不休。"而"恐能胜喜"，因为喜为心志，恐为肾志，水能制火，既济之道也。

思伤脾者，以怒胜之

这是利用发怒时肝气升发的作用，来解除体内气机之郁滞的一种疗法，它适用于长期思虑不解、气结成疾或情绪异常低落的病证。《四川医林人物载》里记述了一例郁病怒激之病例：

青龙桥有位姓王的儒生，得了一种怪病，喜欢独居暗室，不能接近灯光，偶尔出来则病情加重，遍寻名医而屡治不验。一天名医李健昂经过此地，家人忙请他来诊视。李氏诊毕，并不处方，却索取王生昔日之文，乱其句读，高声朗诵。王叱问"读者谁人"，李则声音更高。王气愤至极，忘记了畏明的习惯，跑出来夺过文章，就灯而坐，并指责李氏。儒

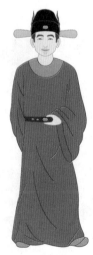

生一怒之后，郁闷得泄，病也就好了。这说明思虑过度可以使人的行为和活动调节发生障碍，致正气不行而气结，或阴阳不调，阳亢不与阴交而不寐，当怒而激之时，逆上之气冲开了结聚之气，兴奋之阳因汗而泄，致阴阳平调而愈。

◈ 悲伤心者，以喜胜之

又称笑疗，对于由于神伤而表现得抑郁、低沉的种种病证，皆可使用。金元名医朱丹溪曾遇到一青年秀才，其婚后不久突然亡妻，故终日哭泣悲伤，终成疾病。求尽名医，用尽名药，久治无效。朱丹溪为其诊脉后说："你有喜脉，看样子恐怕已有数月了。"秀才捧腹大笑，并说："什么名医，男女都不分，庸医也！"此后，秀才每想起此事，就会自然发笑，亦常将此事作为奇谈笑料告诉别人，与众人同乐。数月后，秀才食欲增加，心情开朗，病态消除。这时，朱丹溪才告诉他这是以喜乐制胜悲忧的疗法。

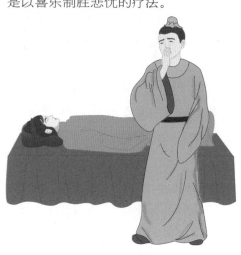

◈ 恐伤肾者，以思胜之

主要是通过"思则气结"，以收敛涣散的神气，使病人主动地排解某些不良情绪，以达到康复之目的。"杯弓蛇影"这一成语所讲的历史事实，说明由恐惧引起的疾病，可以用"深思"的方法来解除其恐惧紧张的心理状态，从而使疾病消除，恢复健康。

◈ 怒伤肝者，以悲胜之

这是根据《黄帝内经》"悲则气消"和"悲胜喜"的作用，促使病人产生悲哀之情，从而达到康复身心目的的一类疗法。这种疗法对于消散内郁的结气和抑制兴奋的情绪有较好的作用，最适于病人自觉以痛哭为快的病证。《儒门事亲》中载：张子和治妇人病，问病人曰："心欲常痛哭为快否？"妇曰："欲如此，余亦不知所谓。"张又曰："少阳相火，凌的肺金，金受屈制，无所投告，肺主悲，但欲痛哭为快也。"于是，张子和鼓励病人尽量痛哭，其病得以康复。此病例为木火灼伤肺金，肝肺气郁，故以哭出为快。

【阴阳情志制约法】

运用情志之间阴阳属性的对立制约关系，调节情志，协调阴阳，是阴阳情志制约法。人类的情志活动是相当复杂的，往往多种情感互相交错，很难明确区分其五脏所主及五行属性，然而情志活动可用阴阳属性来分，此即现代心理学所称的"情感的两极性"。

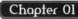

Chapter 01

食养的原则

◆ "饮食自倍，肠胃乃伤。"

—— 《素问·痹论》

◆ "脾气通于口，脾和则口能知五谷矣。"

—— 《灵枢·脉度》

食物是指各种可以供人们食用的物品。食物中不仅含有维持人体生命活动、增强人体抗病能力的各种营养物质，同时还含有许多具有治疗作用的化学成分，正如俗语说："药补不如食补。"药和食物到底有什么区别呢？食物跟药相比，我们用的是它的平和之气，而对于药人们用的是它的偏性。中药的偏性就是它独特的气、味、归经。药是用来做什么用的呢？药是用来赈灾的，当人生病了，可以用药临时地帮助你，解决阴阳偏盛或偏虚的问题。但是药不能天天吃，只能治病用。而食物却可以天天食用，且可以补益人们的身体。

名词解释

《饮食五味和五脏》▶▶▶

"酸入肝，辛入肺，苦入心，咸入肾，甘入脾，是谓五入。"《灵枢·九针论》五脏各有所喜，如肝喜甘，可以缓释肝气的劲急；心宜酸，可以收敛心火；肺宜苦，可以助肺气肃降；脾宜咸，可以使脾不会运化过度；肾宜辛，可以宣散和提升肾水之阳气。

【饮食养生的意义】

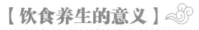

饮食养生，就是按照中医养生的理论，调整饮食结构，注意饮食宜忌，改变不良的饮食习惯，建立科学的生活方式，合理地摄取食物，以促进健康，增强体质，颐养天年的养生方法。

中医把食物多种多样的特性和作用加以概括，建立了中医饮食养生的理论。中医认为食物的性能与药物性能一样，也具有"四气"和"五味"，也具有升降浮沉和补泻的特性。欲要保证饮食营养平衡，就必须遵循一定的法则。《素问·藏气法时论》明确指出："五谷为

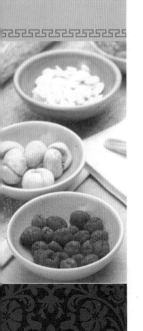

养，五果为助，五畜为益，五菜为充，气味合而服之，以补精益气。"

① 人类营养物质的主要来源

② 延缓衰老、延年益寿

③ 气旺盛，体质壮实，可以预防疾病

④ 治疗疾病，补益气血

饮食还具有延缓衰老、延年益寿的作用。这种作用是通过饮食补益精气的功能而达到的。精、气主要由饮食中的精微物质所化生。饮食正常，则精气充足而养神，自然体健神旺。所以，注意饮食对延缓衰老有重要意义。

【饮食养生的作用】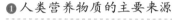

饮食养生与健康长寿关系非常密切，合理饮食可以给人体提供足够的营养，而且能够延缓衰老、防治疾病。

◆ 补充营养、延缓衰老

饮食是人体营养物质的主要来源，可以保证身体生长发育和各种机能活动的需要。古人说："民以食为天"，说明饮食是健康的重要保证。食物入胃以后，通过脾胃的消化，然后散布全身，滋养肌肉，营养五脏六腑，从而维持正常的生命活动。

◆ 防治疾病

合理的饮食既可以调整人体阴阳平衡，又可以使体内的正气旺盛，体质壮实，能够适应自然界的各种变化，从而避免外来邪气的侵袭，达到预防疾病的目的。

饮食还具有治疗疾病的作用。古人认为药食同源，没有截然界限；如果有了疾病，应当先用饮食疗法。如有些疾病是由于人体营养不足、气血亏损而产生的，通过饮食补益气血，疾病自可痊愈。

现代 文明病

美国现状

在当代，人们要用新的营养知识防治现代文明病。美国在第二次世界大战后，农业较发达，一度成为"世界粮仓"，民众的生活比较富裕。但是，由于政府没有开展营养指导，营养不合理，造成了严重的营养过剩，心血管疾病、高血压、糖尿病、肥胖病等所谓"文明病"的发病率相当高。

世界现状

从世界范围来看，21世纪，生活方式疾病将成为危害人类健康的头号杀手，其中不良的饮食习惯，例如，高热量摄入、脂肪过剩、烟酒过量等等，导致了多种富裕病的广泛发生，如心脑血管病、肥胖症、脂肪肝、高血压、糖尿病、癌症等。

Chapter 02

饮食养生的根本

◆ "五谷为养，五果为助，五畜为益，五菜为充，气味合而服之，以补精益气。"

—— 《素问·藏气法时论》

古人十分讲究膳食平衡，他们认为，合理的饮食结构是合理营养的基础，没有合理的营养，就不可能有强壮的体格和身心的健康。《素问·藏气法时论》："五谷为养，五果为助，五畜为益，五菜为充，气味合而服之，以补精益气。" 讲的就是饮食多样、营养平衡的问题。

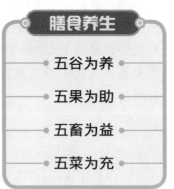

膳食养生

● 五谷为养 ●

● 五果为助 ●

● 五畜为益 ●

● 五菜为充 ●

【五谷为养】

"五谷为养"，是指以粳米、小豆、麦、大豆、黄黍等谷物作为养育人体的主食，成为维持生命机体的基本食物或基本营养。"五谷"现在泛指各种主食食粮，一般统称为粮食作物，或者称为"五谷杂粮"，包括谷类（如水稻、小麦、玉米等），豆类（如大豆、蚕豆、豌豆、红豆等），薯类（如红薯、土豆等）以及其他杂粮。"五谷"含的营养成分主要是糖类，其次是植物蛋白质，脂肪含量不高。古人把豆类作为五谷是符合现代营养学观点的，因为谷类蛋白质缺乏赖氨酸，豆类蛋白质缺少蛋氨酸，谷类、豆类一起食用，能起到蛋白质相互补益的作用。

【五果为助】

"五果为助"，是指以桃、李、杏、栗、枣等多种鲜果、干果和硬果为生命机体营养的补助。"五果"在这里泛指水果和瓜果食品，它们是平衡饮食中不可缺少的辅助食品。水果含有丰富的维生素、微量元素和食物纤维，还有一部分植物蛋白质。"五果"尽量生吃，才能保证养分中的维生素不受烹调的破坏。鲜果加工成干果，便于运输和储存，虽然水溶性维生素有损失，但蛋白质与糖类反而因脱水而增多。硬果类如花生、核桃、瓜子、杏仁、栗子，所含蛋白质类似豆类，可弥补谷类蛋白质的不足。

【五菜为充】

"五菜为充",是指以葵、韭、薤、藿、葱等蔬菜为生命机体营养的补充。"五菜"在这里泛指蔬菜类。蔬菜类食物富含多种微量元素、维生素、纤维素等,也是一种不可缺少的辅助食品,具有增强食欲、帮助消化和补充营养的作用,又有防便秘、降血脂、降血糖和防肠癌的作用。

【五畜为益】

"五畜为益",是指牛、羊、豕(猪)、犬、鸡之类的动物性食物为生命机体营养的补益。"五畜"在这里泛指肉类及海产品。这些"三高"(高蛋白、高脂肪、高能量)食品是人体生长、修复组织及增强抗病能力的重要营养物质。肉类食物含有丰富的氨基酸,可以弥补植物蛋白质的不足。

不同体质的饮食特点	
阴虚体质	多吃些滋阴的食品,如芝麻、糯米、蜂蜜、乳品、甘蔗、蔬菜、水果、豆腐、鱼类等清淡食物,对于葱、姜、蒜、椒等辛味之品则应少吃
阳虚体质	多食些温阳的食品,如羊肉、狗肉、鹿肉等,在夏日三伏之时,每伏可食附子粥或羊肉附子汤一次,配合天地阳旺之时,以壮人体之阳
气虚体质	在饮食上要注意补气,药膳"人参莲肉汤"可常食;粳米、糯米、小米、黄米、大麦、山药、大枣等都有补气作用,也应多食
血虚体质	应多食桑葚、荔枝、松子、黑木耳、甲鱼、羊肝、海参等食物,因为这些食物均有补血的作用
血瘀体质	要多吃些具有活血去瘀作用的食物,如桃仁、油菜、黑大豆等;酒需常饮,醋可多食,因两者均有活血作用
痰湿体质	应多食一些具有健脾利湿、化痰去痰的食物,如萝卜、紫菜、海蜇、洋葱、扁豆、白果、赤小豆等,对于肥甘厚味之品则不应多食
气郁体质	可少量饮酒,以活动血脉,提高情绪,平素应多食一些能行气的食物,如佛手、橙子、柑皮、荞麦、茴香菜、香橼等
平和体质	注意荤素搭配,如粮食类、肉蛋类、奶制品、豆制品、蔬菜水果类,但避免食品重复搭配
湿热体质	忌辛辣燥烈的食物,如辣椒、姜、葱等,对于牛肉、狗肉、鸡肉、鹿肉等温阳食物宜少食用。可多食水果、蔬菜,如香蕉、西瓜、柿子、苦瓜、番茄、莲藕等。酒性辛热上行,湿热体质者应戒酗酒
过敏体质	过敏体质的人在饮食上特别需要注意,因为过敏原和个人体质各有不同,所以不同饮食需要根据具体而定,但忌吃辛辣食物

Chapter 03

五味与五脏

◆ "五味各走其所喜,谷味酸,先走肝;谷味苦,先走心;谷味甘,先走脾;谷味辛,先走肺;谷味咸,先走肾。"

—— 《灵枢·五味》

【五味】

五味的本义是指药物和食物的真实滋味。辛、甘、酸、苦、咸是五种最基本的滋味。此外,还有淡味、涩味。由于长期以来将涩附于酸,淡附于甘,以合五行配属关系,故习称"五味"。

木
↑

酸

水 ← 咸   苦 → 火

辛   甘

金   土

五味的渊源

在春秋战国时代就有饮食调养的理论出现了,其中就提到了"五

味",如四时五味的宜忌,过食五味所产生的不良后果等。五味作为药性理论最早出现于《黄帝内经》、《本经》中。

药物中的"五味"对人体的作用

五味与四气一样,也具有阴阳五行的属性。《黄帝内经》中说:"辛甘淡属阳,酸苦咸属阴。"《素问·藏气法时论》指出:"辛散、酸收、甘缓、苦坚、咸软。"这是对五味作用的最早概括。

辛:能散、能行,即具有发散、行气、活血的作用。多用来治疗表证及气血阻滞之证。《黄帝内经》中说:"辛以润之。"意思是说,辛味药还有润养的作用。

甘:能补、能缓、能和,即具有补益、和中、缓急止痛、调和药性的作用。多用来治疗虚证、身体诸痛,调和药性和中毒解救。

酸:能收、能涩,即具有收敛、固涩的作用。多用于治疗虚汗、泄泻、肺虚久咳、遗精滑精、遗尿尿频、崩漏带下等证。

苦:能泄、能燥、能坚。"能泄"的含义有三:一指苦能通泄,二指苦能降泄,三指苦能清泄。"能燥"

指苦燥。"能坚"的含义有二：一指苦能坚阴，即泻火存阴，二指坚厚肠胃。有泻火解毒和化湿的作用，多用来治疗热证、火证、喘咳、呕恶、便秘、湿证、阴虚火旺等证。

咸：能软、能下，即具有软坚散结、泻下通便的作用。多用来治疗大便秘结、瘰疬痰核、瘿瘤、症瘕痞块等证。

❀ 食物中的"五味"对人体的作用

食物中的"五味"，即酸、苦、甘、辛、咸五种类型的食物，大致也同药物一样，对人体也具有不同的作用。

【四气五味与五脏的关系】

四气是指寒、热、温、凉，五味指甘、酸、苦、辛、咸，中医合称"四气五味"。中药的五味、人体的五脏，与五行相附会。阴阳的变化和五行依次相生相克的关系，是中药配伍及其主治功效的依据。

饮食也具有四气五味，各有所归，以养五脏。饮食有散、收、坚、软、缓、润、燥的不同功效，与五脏的生理、病理息息相关。饮食中五味调和，是保持人体健康最重要的条件，是人体对疾病的自我调节功能的延续，如果违背这一规律，就容易导致疾病的产生，破坏体内五脏六腑或各器官组织间的阴阳平衡。

五脏各主其味，肝主酸，脾主甘，心主苦，肺主辛，肾主咸。肝虚血枯者，喜酸味，因为酸能补肝；脾虚者，喜甘味（类甜味），因为甘能补脾；心火重者，喜苦味，因为苦能泄火；肺虚有寒者，喜辛味（如辣椒、生姜、大葱、花椒等），因为辛能宣肺去寒；肾虚者，喜咸味，因为咸能滋肾。

《黄帝内经》认为，阴精的生成，来源于饮食五味，而储藏阴精的五脏常常会被不正常的饮食五味所伤。过食酸味，会使肝的功能亢进，因为木克脾土而导致脾气的衰竭；过食咸味，会使骨骼损伤，肌肉短缩，心气抑郁；过食甜味，会使心气满闷，气逆作喘，颜面发黑，肾气失于平衡；过食苦味，会使脾气过燥而不濡润，从而使胃气呆滞；过食辛味，会使筋脉败坏，发生弛纵，精神受损。因此，谨慎地调和五味，会使骨骼强健，筋脉柔和，气血通畅，腠理致密。这样，骨气就精强有力。

胃是五脏六腑中一个营养汇集的地方，一切饮食都要进入胃中，"胃为水谷之海"，五脏六腑都要禀受胃所消化的精微，才能维持正常的活动机能。五味归属于五脏，因不同的属性而各有所归。《黄帝内经》指出："谨和五味，骨正筋柔，气血以流，腠理以密，如是则骨气以精，谨道如法，长有天命。"要做到五味调和，一要浓淡适宜；二要注意各种味道的搭配，酸、苦、甘、辛、咸配伍得宜，则饮食具有各种不同的特色；三是在进食时，味不可偏亢，偏亢太过，容易伤及五脏，对健康不利。

Chapter 04

五味均衡，百病不生

◆ "正气存内，邪不可干。"

——《素问·刺法论》

◆ "五谷为养，五果为助，五畜为益，五菜为充，气味合而服之，以补精益气。"

——《素问·藏气法时论》

【五味调和】

《黄帝内经》中说："谨和五味，骨正筋柔，气血以流，腠理以密，如是则骨气以精，谨道如法，长有天命。"说明五味调和得当是身体健康、延年益寿的重要条件。人们的日常饮食都离不开五味——酸、甘、苦、辛、咸。中医认为，五味与人体健康的关系十分密切。

酸味

中医认为，酸味入肝。适当吃酸食可促进食欲，有健脾开胃的功效，并可增强肝脏功能，提高钙、磷元素的吸收。此外，酸味食品可促进血液循环，调节新陈代谢，防止动脉硬化、高血压病的发生，还能治疗食积、消化不良、腹泻等疾患。酸味在烹调中能提味增鲜，并有爽口、解腻、去腥、助消化及消毒的作用。

甘味

甘味是人类最易接受的味道，它一般指糖类的味道。糖类是人体热量的主要来源，能补充能量，纠正低血糖，缓解疲劳，维持人体生命活力。中医认为，甜味入脾，有补养气血、健脾、补虚扶正的作用。在饮食中，甜味可以起到去苦、去腥、矫味的作用。

苦味

中医认为，苦入心经。苦味食品可燥湿、清热解毒、泻火通便、利尿。苦味食品还有很强的抗癌作用。营养学家认为，苦味食品含有的某种氨基酸，可促进胃酸分泌，增加食欲。此外，苦味食品中含有的茶碱和咖啡因，食用后能醒脑，消除大脑疲劳，恢复精力。苦味食品中的生物碱还有消炎退热、促进血液循环等药理作用。

辛味

中医认为，辛入肺，可发散、行气、活血，能刺激胃肠蠕动、促进消化液的分泌。辛味食品中的辣椒素能刺激体内的生热系统，加快新陈代谢，具有减肥作用。辣味食品能促进血液循环，增加血管弹性，减低血管硬化的概率，有助于预防心血管疾患。

◆ 咸味

咸味剂由氯化钠等成分组成。食盐、酱油是常用的咸味剂。盐能杀菌、防腐，能维持人体的新陈代谢。中医认为，咸味入肾，能软坚润下，有调节人体细胞和血液渗透压平衡的作用，在呕吐、腹泻及大汗后，补充适量淡盐水，可防止体内电解质的失衡。

五味均衡是指饮食安排合理，酸、苦、甘、辛、咸均无偏嗜，又无不及。各脏腑气血都能得到调养，阴阳五行之气调和，故而疾病不生。

因而，合理的饮食可保证机体的营养充足，使脏腑功能旺盛，气血充实，体质得到增强，正如《黄帝内经》指出的"正气存内，邪不可干"。除了用合理的饮食从整体出发全面调理身体外，还可发挥某些食物的特异作用来预防某些疾病。

例如：食用葱白、豆豉、生姜、芫荽等可预防感冒；经常食用玉米粥，有预防心血管病的作用；食用海带，既可补充碘及维生素，又可预防甲状腺肿大；食用荔枝可预防口腔炎、胃炎引起的口臭等。

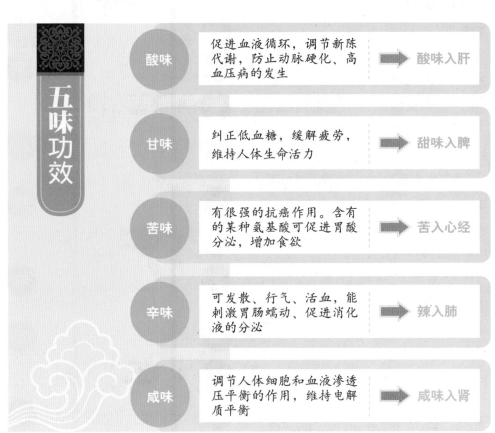

五味功效			
酸味	促进血液循环，调节新陈代谢，防止动脉硬化、高血压病的发生	➡	酸味入肝
甘味	纠正低血糖，缓解疲劳，维持人体生命活力	➡	甜味入脾
苦味	有很强的抗癌作用。含有的某种氨基酸可促进胃酸分泌，增加食欲	➡	苦入心经
辛味	可发散、行气、活血，能刺激胃肠蠕动、促进消化液的分泌	➡	辣入肺
咸味	调节人体细胞和血液渗透压平衡的作用，维持电解质平衡	➡	咸味入肾

滋养保健

一个人一生摄入的食物要超过自己体重的1000～1500倍，这些食物的营养素几乎全部转化成人体的组织和能量，以满足生命活动的需要。中医主张可用畜禽之品来滋补脏腑。如鸡汤用于虚痨，牛乳用于病后调理等。

【调养原则】

饮食调养的原则：膳食营养平衡是健康长寿的关键。现在谈饮食营养当然已不是"三高"，而是应注意三点：多样、平衡、适度。《素问·藏气法时论》指出：

"五谷为养，五果为助，五畜为益，五菜为充，气味合而服之，以补精益气。"讲的就是饮食应多样、平衡的问题。

"五谷为养"，是指黍、秫、菽、麦、稻等谷物、豆类作为养育人体的主食。

"五果为助"中的"五果"是指枣、李、杏、栗、桃等水果和干果，在这里泛指水果和瓜果食品，是平衡饮食中不可缺少的辅助食品。

"五畜为益"中的"五畜"是指牛、犬、羊、猪、鸡等禽畜肉食，在这里泛指肉类及海产。这些"三高"食品是人体生长、修复组织及增强抗病能力的重要营养物质。

"五菜为充"中的"五菜"是指葵、韭、薤、藿、葱等，在这里泛指蔬菜类。

蔬菜类食物富含多种微量元素、维生素、纤维素等，也是一种不可缺少的辅助食品，具有增强食欲、帮助消化和补充营养的作用，又有防便秘、降血脂、降血糖和防肠癌的作用。

针对目前中国的具体情况，应大力提倡改善和建立适合中国国情的饮食结构，增强国民体质。合理的饮食结构是合理营养的基础，没有合理的营养，就不可能有强壮的体格和健康的身心。

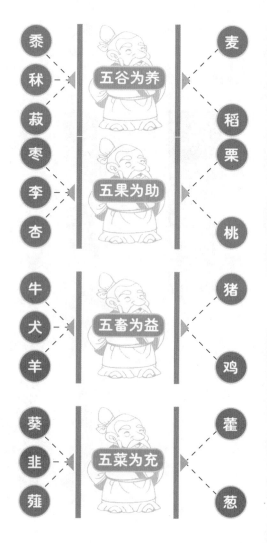

黍 秫 菽 麦 稻 — 五谷为养
枣 李 杏 栗 桃 — 五果为助
牛 犬 羊 猪 鸡 — 五畜为益
葵 韭 薤 藿 葱 — 五菜为充

Chapter 05

五味偏嗜，疾病将至

◆ "阴之所生，本在五味，阴之五宫，伤在五味。是故味过于酸，肝气以津，脾气乃绝；味过于咸，大骨气劳，短肌，心气抑；味过于甘，心气喘满，色黑，肾气不衡；味过于苦，脾气不濡，胃气乃厚；味过于辛，筋脉沮弛，精神乃央。"

——《素问·生气通天论》

【五味失和】

"谷味酸，先走肝"，过多地食酸味，则肝气太盛，脾气要衰竭；"谷味苦，先走心"，多食苦味，则脾气不得濡润、消化不良，胃部就要胀满；"谷味甘，先走脾"，多食甜味，则心气烦闷不安，面色黑，胃气不能平衡；"谷味辛，先走肺"，多食辣味，筋脉则坏而松弛，精神也同时受到损坏；"谷味咸，先走肾"，多食咸味，则大骨就要受伤，肌肉萎缩，心气抑郁。因此，注意饮食五味调和，能使骨骼正直，筋脉柔和，气血流通，膜理固密，骨气刚强。

日常膳食中，甘、酸、苦、辛、咸

五味调配得当，能增进食欲，有益健康；反之，则有弊端，会带来不必要的病痛。

如甜味食品有补气血，使血管扩张，四肢血液增加，皮肤温度升高，降低颅内压力，消除肌肉紧张和解毒功能，有补益、和缓、解痉挛等作用。

经常食用酸味食品，能健脾开胃，可增加食欲，而且可增强肝脏功能，提高钙、磷的吸收率，有敛汗止汗、止泻涩精、收缩小便等作用。

苦味可除湿、利尿，且对调节肝、肾功能有益，有清热泻火、燥湿降气、解毒等作用。

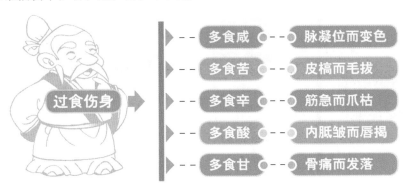

过食伤身

- 多食咸 —— 脉凝泣而变色
- 多食苦 —— 皮槁而毛拔
- 多食辛 —— 筋急而爪枯
- 多食酸 —— 肉胝皱而唇揭
- 多食甘 —— 骨痛而发落

辛辣能刺激胃肠蠕动，促进消化液分泌、血液循环和机体代谢，有发散、行气、活血等作用。

咸味有泻下、软坚散结、补益阴血等作用。

《黄帝内经》中指出："多食咸，则脉凝泣而变色；多食苦，则皮槁而毛拔；多食辛，则筋急而爪枯；多食酸，则肉胝皱而唇揭；多食甘，则骨痛而发落，此五味之所伤也。"即咸味的东西吃多了，会使流行在血脉中的血瘀滞，甚至改变颜色；苦味的东西吃多了，可使皮肤枯槁、毛发脱落；辣味的食品吃多了，会引起筋脉拘挛、爪甲干枯不荣；酸的东西吃多了，会使肌肉失去光泽、变粗变硬，甚至口唇翻起；多吃甜味食品，能使骨骼疼痛、头发脱落。以上都是因五味失和而影响机体健康的情况，从反面强调了五味调和的重要性。因此，在选择食物时，必须五味调和，这样才有利于健康，若五味过偏，会引起疾病的发生。

【五味与机体健康】

精的产生，本源于饮食五味。藏蓄阴精的五脏，又因饮食五味太过而损伤。酸味先走肝，可养肝资筋，但如果过食酸味，则导致肝气亢盛，易乘脾土，而使脾气衰竭。咸味先走肾，可养肾资骨，但如果过食咸味，则损伤肾气，大骨受伤，气化失司，水邪偏盛，侮土则肌肉短缩，凌心则心气抑郁不舒。苦味先走心，可养心资血，但如果过食苦味，则损伤心气，出现心跳急促而烦闷，心肾相交，水火既济，现在心火不足，故肾水上乘，出现面色黑，肾气不能平衡。甘味先走脾，可养脾资肉，但如果过食甘味，则损伤脾气，脾失健运，湿阻中焦，出现脘腹胀满。辛味先走肺，可养肺资气，但如果过食辛味，则肺气受损，津液不布，肝筋失养，故筋脉败坏弛缓，而肝主魂，肺主魄，魂魄失藏，精神也受到损害。

饮食五味是人们赖以生存的基本条件，是五脏精气之本源。但是，"水

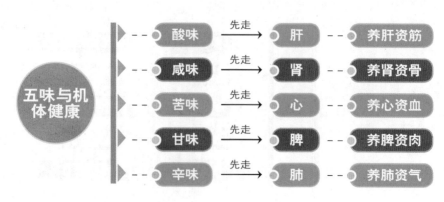

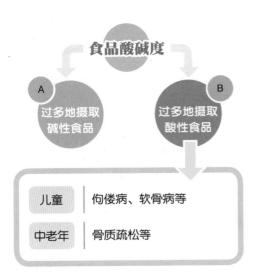

能载舟，亦能覆舟"，如果饮食太过，也可成为损伤五脏精气的重要原因。饮食所伤，除能直接伤害肠胃以影响五脏外，还可通过五味与五脏的相合关系，引起相关脏腑发生病理变化，又进一步影响到其他脏腑。所以，应谨慎地调和饮食五味，使骨骼正直，筋脉柔和，气血流通，腠理固密，这样就能使骨、筋、气、血、腠理强盛。如果人们严格地遵循五味调和的原则，就能达到自然赋予我们的寿命极限。

【平衡食物的酸碱度】

随着营养卫生知识的普及，人们越来越关心食物的酸碱度。食物的酸性和碱性的平衡是保证健康的重要原则。豆类、蔬菜、水果、海藻类，如海带、紫菜等均属碱性食物。蛋白质类食物，如鸡、鱼、肉、蛋等；热源食物，如大米、白面、

面包等，均属酸性食物。

碱性食物进入人体后与二氧化碳反应生成碳酸盐，随尿排泄；酸性食物则在肾脏中与亚硝酸盐反应生成铵盐反应而排泄，从而得以维持血液的正常酸碱度（pH），正常人的血液 pH 为 7.35 ～ 7.45，呈弱碱性。水的 pH 是 7（中性）。pH 低于 7 的呈酸性，高于 7 的呈碱性。

如果食用过多的碱性食物，体液内会出现更多的碱性元素，如钙、钾、镁等，为了保持平衡，超过比例的碱性元素通过肾脏排出。所以长期食用碱性食物，会增加肾脏的负担，导致肾脏疾病的发生。但食用碱性食物过多的情况极为少见。

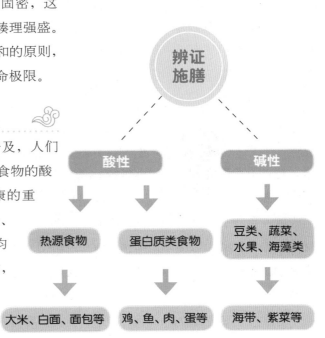

食物酸碱度表	
强酸性食物	蛋黄、乳酪、甜点、白糖、金枪鱼、比目鱼等
中酸性食物	火腿、培根、鸡肉、猪肉、鳗鱼、牛肉、面包、小麦等
弱酸性食物	白米、花生、啤酒、海苔、章鱼、巧克力、空心粉、葱等
强碱性食物	葡萄、茶叶、葡萄酒、海带、柑橘、柿子、黄瓜、胡萝卜等
中碱性食物	大豆、番茄、香蕉、蛋白、梅干、柠檬、菠菜等
弱碱性食物	红豆、苹果、甘蓝菜、豆腐、卷心菜、油菜、梨、土豆等

如果过多地摄取酸性食物，体液内就会出现更多的磷、氯等元素，它们与血液中的钙结合生成磷酸钙，然后随尿排出，这种情况长期持续下去，体内就会缺钙，这时的体质称为"酸性体质"。儿童缺钙可出现佝偻病、软骨病等，中老年人缺钙可出现骨质疏松，易骨折等。

水果虽然含有各种有机酸，吃起来有酸味，但消化后大多被氧化成碱性食物。存在于蔬菜中的有机酸主要是苹果酸、柠檬酸、酒石酸和草酸。

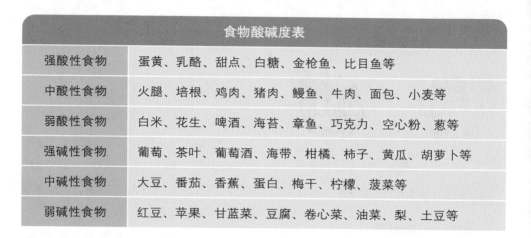

这里特别要注意的是草酸，它不易被氧化，与钙盐形成的草酸钙不溶于水而累积于肾脏中，影响了钙的吸收。在蔬菜中，番茄、土豆、菠菜等都含有草酸。理论上碱性中毒亦会发生，但人类碱性中毒现象不常见，因为人类有大量的胃酸可以用来中和碱性物质。

【合理搭配膳食五味】

人们需要改变传统的不科学的饮食观念，合理搭配膳食五味。例如，"山珍海味"等所谓美味佳肴与饮食营养、五味平衡之间，并不能画等号。由于历史上封建王朝的"宫廷御膳"追求那些老百姓难以见到和吃到的东西，于是驼峰、熊掌、猩唇、鱼翅、燕窝、海参等，因其稀贵而成为珍品。可是这些东西中的氨基酸、维生素、微量元素，都没有什么特别的营养价值，也没有任何科学数据证明它们都是高级营养品。

又如，"吃得好"不等于营养合理。一般人把"吃饱、吃好"与加强营养联系在一起，尽管中国都市中膳食结构已由"主食型"变为"副食型"，肉、蛋、奶、蔬菜、水果的支出是主食的10倍，但饮食结构仍不合理，营养供给不平衡。儿童、老年人因为体质的虚弱，更易出现营养不全面的问题。

饮食养生的禁忌

饮食养生还要注意某些禁忌，即指对机体不相宜的饮食或不合理的饮食搭配要禁止或忌用，俗称"忌口"。

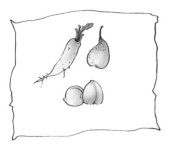

饮食禁忌的总原则有：忌食秽物和生冷硬食，如大量地生食蔬菜和水果，虽然能够获得较多的维生素，但会损害脾胃，特别是对脾胃虚寒者不利；忌食油腻，如过多食用荤油、肥肉、油煎食品，易引起高脂血症及动脉粥样硬化；忌食黏滑，如过多食用糯米、大麦等食品，易引起消化不良。

【不同季节的饮食禁忌】

指根据不同季节适当选用寒凉、温热、平和等不同类型的食物。如夏季天气炎热，应多选用寒凉食物以消暑解热，不宜食用辣椒、肉桂等辛热食物，要适当限制温性的肉类摄入量。冬季天气寒冷，应多选用温热食物以增温祛寒，如羊肉、狗肉等温性食物，以达增加温热的功效。冬季要忌用寒凉类食物。

【不同体质的饮食禁忌】

指根据人体的不同体质适当选择食物。如体质健壮者，应该多吃清淡饮食，不宜过多食用膏粱厚味及辛辣的食物；体质虚弱者，应该适量多吃些禽蛋肉乳类补虚作用较佳的食物，少食用寒凉的蔬菜、水果等。

【病中忌口】

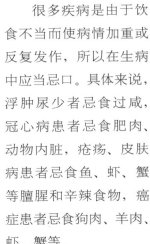

很多疾病是由于饮食不当而使病情加重或反复发作，所以在生病中应当忌口。具体来说，浮肿尿少者忌食过咸，冠心病患者忌食肥肉、动物内脏，疮疡、皮肤病患者忌食鱼、虾、蟹等膻腥和辛辣食物，癌症患者忌食狗肉、羊肉、虾、蟹等。

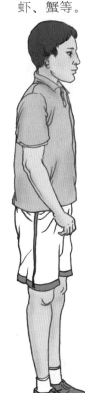

⊙根据自己的体质调整饮食习惯，方可益寿延年

Chapter 01

起居有常益健康

◆ "饮食有节，起居有常，不忘作劳，故能形与神俱，而尽终其天年，度百岁乃去。"

——《素问·上古天真论》

【起居有常，长寿健康】

起居有常是身体健康的根本，人与自然要协调一致，不仅在一年四季要遵循规律，每一天的作息时间也很有讲究。养生学家孙思邈指出："善摄生者卧起有四时之早晚，兴居有至和之常制。"主要是指根据"天人相应"的思想，起居作息和日常生活的各个方面形成一定的规律，

健康常识

世界卫生组织曾宣布："人类的健康长寿，15%为遗传因素，10%为社会因素，8%为医疗条件，7%为气候条件，即40%依靠遗传和客观条件，60%依靠自己建立的良好生活方式和行为习惯。"这说明，要想健康长寿，就要建立良好的生活方式和行为习惯，注重自我保健。

使其符合自然界规律和人体的生理常度。这是强身健体、延年益寿的重要原则。

规律的生活能使大脑皮层在机体内的调节活动形成有节律的条件反射系统，这是健康长寿的必要条件。培养规律生活习惯的最好

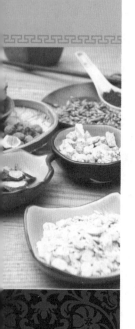

措施是主动建立科学的作息制度，如定时睡眠、定时起床、定时用餐、定时学习、定时工作、定时锻炼身体、定时排便等。

每一个人的个体情况及所处环境不尽相同，但是，只要认真地学习保健知识，结合自身的情况，制定出适

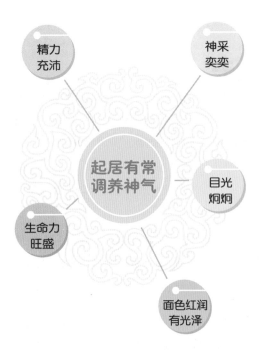

合自己的保健措施，长寿健康则不是难事。

【起居有常，调养神气】

《素问·上古天真论》指出："饮食有节，起居有常，不忘作劳，故能形与神俱，而尽终其天年，度百岁乃去。"清代名医张隐庵说："起居有常，养其神也；不忘作劳，养其精也……能调养其神气，故能与形俱存，而尽终其天年。"意思是说，只要作息合理，就能保养神气，使人体精力充沛，生命力旺盛，面色红润光泽，目光炯炯，神采奕奕。反之，如果起居无常，不能合乎自然规律和人体常度来安排作息，天长日久则神气衰败，就会出现精神委靡，生命力衰退，面色不华，目光呆滞无神。这说明起居有常是调养神气的重要法则。

【起居有常，提高适应力】

人类大脑皮质在机体内已成为各种生理活动的最高调节器官，而大脑皮质的基本活动方式是一种条件反射。这种条件反射是个体在生活中获得的，有明显的个体差异和一个逐步建立的过程，这一过程的建成和巩固与生活作息规律有密切关系。条件反射还可以随环境因素的变化而消退或重新建成，这样就提高了人体对环境的适应能力。生活作息规律就可使大脑建立相对稳定的条件反射，促进人体生理活动有规律地健康发展，这样就提高了人体对环境的适应能力。所以，养成良好的生活作息规律是提高人体适应力，保证健康长寿的要诀之一。

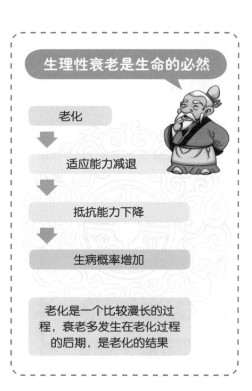

Chapter 02

优质睡眠养生法

> ◆ "卫气行于阴二十五度,行于阳二十五度,分为昼夜,故气至阳而起,至阴而止。"
>
> ——《灵枢·营卫生会》

睡眠对生命是必不可缺少的,人不能没有睡眠。在中世纪有一种刑法叫"不准入睡",有一个法国人被国王判处死刑,处死的方法就是不准入睡,稍有睡意,就被看守用酷刑折磨。临死时这个人说:"情愿早死,也不愿受这种痛苦。"所以,睡眠被称为人和动物的救星,就连最机灵的长颈鹿,每夜还要睡 25 分钟。任何生物都离不开睡眠,没有适当的睡眠,就无法维持生命活动,因此,睡眠与生存具有同等重要的意义。

【睡眠的生理】

睡眠养生法,就是根据宇宙自然与人体阴阳变化的规律,采取科学合理的睡眠方法和措施,以保证睡眠质量,调整机体功能,恢复体力,养蓄精神,从而达到防病治病、强身益寿的目的。

现实生活中,有太多的朋友因为睡眠问题而痛苦、烦恼,失眠的人越来越多。我们都有这样的切身体会——如果晚上没有睡好,第二天的工作、学习都无精打采,效率很低,而且面色晦黯难看,眼皮水肿,还会出现黑眼圈,食欲下降,同时还会出现便秘。司机和高空作业者,甚至会因此出现危及生命的事故。可见,没有良好的睡眠会给我们造成多么大的影响。

睡眠的生理需要

消除疲劳,恢复体力

保护大脑,恢复精力

增强免疫力,康复机体

睡眠养生法

充足睡眠,促进生长发育

充足睡眠,利于皮肤美容

延缓衰老,促进长寿

保护人们的心理健康

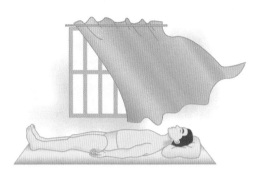

⊙当风而睡对健康无益

【消除疲劳，恢复体力】

"积劳成疾"不只是一个成语，还反映了生活经验和医学上的事实。疲劳通常与各种劳动（体力、脑力）的强度、速度及持续的时间有关，速度越快、强度越大，疲劳出现越早，持续时间越长越容易疲劳，疲劳是机体生理功能将接近极限的信号，这时非常需要适当休息，而最好的休息方式是睡眠。因为睡眠时，人体一方面把体内蓄积的代谢废物如二氧化碳等继续排泄出去，另一方面又使自身获得充分的休息。在睡眠时，人体各种生理活动普遍减慢，主要有以下几个方面的表现：几乎所有的骨骼肌都舒张，肌肉的紧张度普遍降低，甚至消失，身体不能维持自主的姿势；运动神经的反射，随同肌肉紧张度的降低一起减弱。在睡眠的最初数小时内，大脑基底部的脑垂体会释放出大量的生长激素，这种生长激素能促进体内蛋白质的代谢，从而促进体内组织的生长和修复。可见，睡眠起到了消除疲劳、增强体力的作用。

睡眠中的变化	
循环系统	心跳每分钟减慢10~30次，血压降低10~20毫米汞柱；随着睡眠加深，血压还可以降低更多些
呼吸系统	呼吸次数减少，吸气时间明显延长。在浅睡眠时，呼吸运动是有节律的；而深沉睡眠时，呼吸运动常可显示无规律及周期性变化。肺的通气量可减少25%
消化系统	唾液分泌量明显减少，胃液分泌量轻度增加或无变化；胃的运动持续进行，还可能增强；胃排空及消化时间一般与清醒时相同
泌尿系统	尿量减少，但尿的浓度增加
内分泌系统	泪液分泌量减少，汗液分泌量增加
基础代谢	深沉睡眠时，基础代谢率可降低10%~20%。体温略有降低，通常于清晨2~4时最低。脑组织葡萄糖需要量减少，体内糖原含量增加。这表明，睡眠时人体的合成代谢占优势

【保护大脑，恢复精力】

"睡眠是天然的补药。"睡眠时人体代谢率降低，良好的睡眠能消除全身疲劳，使脑神经、内分泌、心血管、

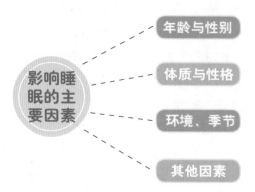

影响睡眠的主要因素

- 年龄与性别
- 体质与性格
- 环境、季节
- 其他因素

消化、呼吸系统的功能得到休整，大脑在睡眠状态下耗氧量大大减少，有利于脑细胞能量的储存，恢复精力，提高大脑工作效率。

据美国《睡眠研究》杂志报道，美国科学家研究发现，人类之所以要睡眠，是因为在睡眠过程中大脑可以对一些很少使用却至关重要的神经细胞群加以维修和保养。

在成年人的大脑内有 100 亿个神经细胞，这些神经细胞向身体各个部位传递信息，并接受信息。有证据显示，闲置不用的神经细胞会萎缩，甚至死亡。

在美国的一次睡眠协会学术会上，专家们报道的研究成果表明，睡眠是大脑暂时性休息过程，是保护性抑制。睡眠还对提高记忆力大有裨益。

睡觉的时候，人们的身体可能在休息，但一项新的研究则认为，有更多的证据显示，睡觉时人们的大脑却在努力地工作。该研究报告称，在睡眠中，人们的大脑似乎能增强记忆力，以便醒着的时候随时使用。研究人员说，这项新的研究又为睡眠有助于大脑重新组织信息这一理论增添了新的佐证。因为睡眠对人的神经系统来说，是一种不可缺少的保护性措施。睡眠和清醒交替进行，是正常生理过程的必要转换，没有这种交替转换，人就会发生疾病。

如上所述，睡眠时人体处于相对静止状态，人体大多数功能减弱，合成代谢大于分解代谢，有利于营养供给，弥补损耗，储存能量，解除疲劳。人体大脑的皮质细胞具有高度的反应

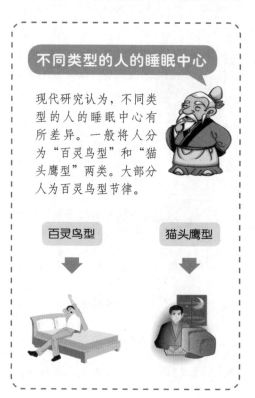

不同类型的人的睡眠中心

现代研究认为，不同类型的人的睡眠中心有所差异。一般将人分为"百灵鸟型"和"猫头鹰型"两类。大部分人为百灵鸟型节律。

百灵鸟型　　　　猫头鹰型

性和复杂的功能活动，它需要丰富的营养，但本身又缺乏储备营养物质的能力，所以特别脆弱。而睡眠能保护大脑皮质的神经细胞，维护皮质这种高度分化的组织功能，有利于防止其遭受严重的损伤。

【 增强免疫力，康复机体 】

人体的免疫系统在睡眠过程中得到某种程度的修整和加强，这些主要是在睡眠的快速动眼阶段完成的。英国拉夫伯勒大学睡眠研究所研究认为，睡眠期间不只是放松和休息，也是各部分生长、更新和各种机能恢复的时候。人体中许多生物化学过程都是在人熟睡中进行的。比如睡眠时能产生更多的抗体，增强机体的抵抗力。

【 充足睡眠，促进生长发育 】

深度睡眠时激素的分泌加快。睡眠时能产生更多的抗原抗体，增强机体的抵抗力。现代医学常常把睡眠作为一种治疗手段，用来医治顽固性疼痛及精神病等。

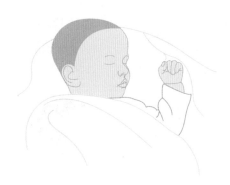

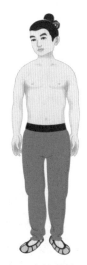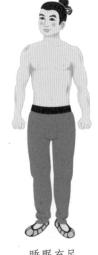

睡眠不足　　　　睡眠充足

睡眠与儿童生长发育密切相关。儿童生长速度在睡眠状态下增快，因为在慢波睡眠期血浆中生长激素可持续数小时维持在较高水平，故要使儿童身高增长，就应当保证足够的睡眠时间和质量。

【 充足睡眠，利于皮肤美容 】

睡眠是维持身体健康的重要因素，也是维持皮肤美的重要因素。睡眠不足，皮肤就会变得没有生气，黯淡无光，化妆品的附着性也不好。长期睡眠不足还会使皮肤粗糙、灰暗，加速皮肤的老化。英国学者研究证实，人体皮肤细胞的更新在睡眠时比白天快一倍。由于睡眠过程中，皮肤表面分泌和清除过程加强，毛细血管循环增强，加快了皮肤的再生。所以，合理的睡眠是皮肤美容的重要保证。

《黄帝内经》 睡眠养生法

【延缓衰老，促进长寿】

近年来，许多调查研究资料均表明，健康长寿的老年人均有一个良好而正常的睡眠规律。人的生命好似一个燃烧的火焰，有规律地燃烧则生命持久；忽高忽低地燃烧则使寿命缩短，使人早夭。睡眠期间恰似燃烧火焰最小的时候，因此睡眠能延缓衰老，保证生命的长久。

睡眠状态的分布也随着年龄不同而有所不同。出生时浅睡眠占 50%，两岁时占 30%～35%，到十岁时则占 25%，以后保持稳定状态，一直到六七十岁才有明显下降。关于深沉睡眠时间，儿童和老人相对较短，青壮年相对较长。

年龄段	睡眠时间
新生儿期	每天要睡16～18小时
3～5岁	逐渐减少到每天10～12小时
10岁以后	每天不多于10小时；青春期后，每天7～8小时
老年	一般每天睡6～7小时，而且睡眠不连续，往往时睡时醒

【保护心理健康】

睡眠对于保护人的心理健康与维护人的正常心理活动很重要。短时间的睡眠不佳，会使人出现精神不集中，长时间者则可造成精神恍惚，甚至幻听、幻视等异常情况。

中医学认为，昼夜阴阳消长决定人体寤寐。《灵枢·口问》指出："阳气尽，阴气盛，则目瞑……阴气尽而阳气盛，则寤矣。"营卫运行是睡眠的生理基础。《灵枢·营卫生会》说："卫气行于阴二十五度，行于阳二十五度，分为昼夜，故气至阳而起，至阴而止。""营卫之行，不失其常，故昼精而夜瞑。"心神是睡眠与觉醒的主宰。寤与寐是以形体动静为主要特征的，神静则寐，神动则寤。由于睡眠受心神的支配，人们常因主观意志需要，使睡眠节律改变。总之，在形神统一观的指导下，睡眠—清醒是人体寤和寐之间阴阳动静对应统一的功能状态。

【睡眠的生理机制】

一般认为，睡眠是中枢神经系统内产生的一种主动过程。

睡眠是一种扩散的抑制过程而不是某个特定的中枢神经结构的功能，这是巴甫洛夫学派的传统观点。根据条件反射实验的观察，巴甫洛夫认为睡眠是一种广泛地扩散的抑制过程。当抑制过程占领全部大脑皮层并扩散至皮层下

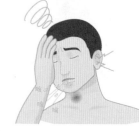

中枢时，即出现完全的睡眠。

睡眠与中枢神经系统内某些特定结构有关，实验结果表明，刺激动物丘脑或脑干一些结构可诱发睡眠。在延脑和脑桥网状结构内存在上行抑制系统，其活动可对抗上行激活系统的作用，从而引起睡眠。此系统一方面接受来自躯体和内脏感觉的上行冲动而诱发睡眠，另一方面又接受前脑的梨状区、扣带回和视前区等结构的下行冲动而引起睡眠。

◆ 睡眠周期交替出现

研究发现，睡眠有两种状态，睡眠过程是由这两种性质不同的状态交替出现而组成。正常人在晚上 8 小时睡眠中，两种睡眠状态需循环交替 3 ～ 4 次，这两种睡眠状态分别叫正相睡眠与异相睡眠。关于睡眠两个时相的生理意义还不十分清楚。目前研究认为，正相睡眠主要是大脑皮质的休息；而异相睡眠主要是皮质下神经结构的机能降低，即包括植物性机能在内的全身性休息。

◆ 睡眠时的生理变化

睡眠时的生理变化总的来讲，其体内代谢及一切生理功能均降低，整个机体处于活动减少状态。运动系统在睡眠时骨骼肌松弛，张力低或消失，腱反射降低或消失，眼睑松弛、闭合。睡眠时血压开始无明显变化，随睡眠加深，可轻度下降，到深夜血压有明显降低，并一直处于低水平；血压与唤醒阈有关，血压愈低，唤醒阈愈高，到睡眠末期又趋回升。

名词解释

【正相睡眠】 ▶▶▶

又称为慢性睡眠或慢波睡眠。这一阶段人的呼吸变浅、变慢而均匀，心率变慢，血压下降，全身肌肉松弛，但肌肉仍保持一定的紧张度。根据睡眠深度的不同，又将正相睡眠分为思睡、浅睡、中睡、深睡四个阶段。这四个阶段是循序进行的。

睡眠时呼吸变化不恒定，一般呈浅、慢、均匀有节律。肺通气量减少 25% 左右，血氧饱和度降低，二氧化碳分压升高；清醒时呼吸中枢对二氧化碳敏感，睡眠时则可耐受相当高的血二氧化碳分压，在眼球快速运动睡眠期，呼吸加快 20%。睡眠时心率一般均减慢，较清醒时减少 10 ～ 30 次 / 分；在眼球快动睡眠期可增高 10% 左右，特别在下半夜较高。

睡眠时唾液分泌量减少，胃液分泌停顿，胃肠蠕动增强，胃或十二指肠溃疡者则在眼快动期间胃酸分泌量增加。睡眠时尿量大减，而尿浓度增加；此时泪液分泌量减少，而汗液分泌量增加。睡眠时全身代谢作用下降，活力降低；深睡时体温稍降，清醒前 2 ～ 4 小时最低。由于器官活动降低，能量需求量减少，糖原储存增加，睡眠时合成代谢占优势。

Chapter 03

关于睡眠质量

"阳气尽，阴气盛，则目瞑……阴气尽而阳气盛，则寤矣。"

——《灵枢·口问》

【如何评价睡眠质量】

睡眠的好坏，不仅取决于睡眠的量（时间的长短），更取决于睡眠的质（深度）。深沉香甜的睡眠要比足够时间的睡眠更为重要。好的睡眠应该是醒后全身轻松、疲劳感消失、思路清晰、精神饱满、精力充沛。

【睡眠的分期和质量】

 ### 睡眠分期

现代实验研究睡眠按深度分为四

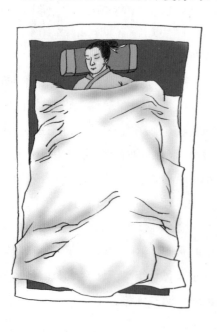

期：入睡期、浅睡期、中等深度睡眠期、深度睡眠期。

睡眠可分两种时相：慢波睡眠（SEM）和快波睡眠（REM）。一夜需要四五个周期。

每个周期：SEM 为 90 分钟，REM 为 20 ～ 30 分钟，然后进入下一个周期。

 ### 睡眠质量

睡眠的质量取决于睡眠深度及 REM 在睡眠中的比例。

根据国内外资料统计 REM 应占睡眠总量的百分比为：新生儿为 50%，婴儿为 40%，儿童为 18.5% ～ 25%，青少年为 20%，成年人为 18.9% ～ 22%，老年人为 13.8% ～ 15%。

睡眠标准检查：入睡快，睡眠深，无起夜，起床快，白天头脑清晰，工作效率高，不困倦。

【如何改善睡眠质量】

遵循客观规律

中国人多半保持传统的前后夜并重、中午小憩的睡眠；西方人则重视后半夜与清晨睡够，中午不休。不管哪一种，只要形成适合自己的规律就可以，不必勉强改变。但睡眠的基本需要、基本生理规律是一致的。不论你早睡早起，还是晚睡晚起，大致的睡眠时间和睡眠周期没有不同。还有，如果你哪个晚上睡不好，千万不要在第二天刻意补充睡眠，以免造成恶性循环。

养成良好的习惯

良好的睡眠习惯可以获得最佳的睡眠，达到充分休息的目的。比如睡前把该做的事情做好，喝杯热牛奶，洗个温水澡，听一曲轻音乐，让美妙的旋律伴你进入梦乡，使身心得到彻底的放松。

创造良好的睡眠环境

睡眠环境的好坏直接影响睡眠的质量。身居闹市的家庭应尽量创造好的睡眠环境，减少睡眠干扰。

安抚烦乱的心理

心理干扰是大多数人失眠的原因。保持平和的心态、宽容的对人方式、积极乐观的生活等，对拥有良好的睡眠是极为有益的。

【卧具决定睡眠质量】

床宜高低适度：床的高度以略高于就寝者膝盖水平为好，成年人一般为 0.4 ~ 0.5 米。

床宜稍宽大：一般来说，床铺宜长于就寝者 0.2 ~ 0.3 米，宽于就寝者 0.4 ~ 0.5 米。

床宜软硬适中：床垫的标准软硬度以木板床上铺 0.1 米厚的棉垫为宜。这个软硬度正好符合人体脊柱的生理弧度。

《黄帝内经》 睡眠养生法

睡眠的机制	
腺苷与睡眠的关系	大脑中的腺苷对睡眠有促进作用。腺苷作为神经调质，对脑内多种递质的释放具有抑制作用。随着年龄的增长，大脑中的腺苷分泌会发生变化，老年人的睡眠可能出现某些障碍
睡眠与松果体素	松果体素是大脑松果体分泌的一种重要激素，决定人的正常睡眠，可调节内分泌，增强免疫机制和清除自由基。随年龄的增长，松果体逐渐钙化和萎缩，松果体素分泌量减少，从而导致睡眠障碍
睡眠毒素学说	在实验鼠大脑里提取的睡眠促进物质含有两种成分，即尿核苷和谷胱甘肽。尿核苷对最大的抑制性神经原群起作用，促进睡眠。氧化型谷胱甘肽对最大的兴奋性神经元起作用，使谷氨酸脂难以到达其他的神经受体上，它还参与脑内的解毒作用。睡眠行为是发生在分子水平基础上的，这种排除蓄积于神经细胞的毒物、防止细胞凋亡的过程，被称为睡眠毒素学说

Chapter 04

提倡睡子午觉

> ◆ "营卫之行，不失其常，呼吸微徐，令以度行，六腑化谷，津液布扬，各如其常，故能长久。"
>
> —— 《灵枢·天年》

在古代的养生之道中，"三寒两倒七分饱"的理念最为世人称道。而所谓"两倒"，就是指要睡好"子午觉"，古人甚至把这称为百年养生的三大法宝之一。

【什么是子午觉】

简单说来，子午觉就是每天的子时与午时都睡觉，子午觉的原则就是"子时大睡，午时小憩"。有调查显示，很多人不明白什么是子午觉，睡不成完整子觉和睡不成完整午觉的人，分别占七成。而睡好子午觉，对人体的健康来说是特别重要的。

《黄帝内经》认为子时是晚11时至凌晨1时，是人体经气"合阴"的时候，此为阴阳大会、水火交泰之际，是一天中阴气最盛、阳气衰弱之时，最能养阴，"阳气尽则卧"。此时也是睡眠的最佳时期，选择这个时候睡觉可以起到事半功倍的效果。但是，如果这个时候熬夜，则会使肝胆得不到充分的休息，而引起皮肤粗糙、黑斑、面色发黄等症状。午时是中午11时到下午1时，是人体经气"合阳"的时候，此时阳气最盛，阴气衰弱，"阴气尽则寐"，有利于养阳，所以午时也应该睡觉。不过，此时是"合阳"时间，阳气盛，所以通常工作效率最高，午休以"小憩"为主，只要半个小时即可。因为午睡时间太长，会扰乱人体生物钟，影响晚上的睡眠。总之，中医认为，子时、午时是阴阳交替之时，也是人体经气"合阴"及"合阳"之时，可进入最佳睡眠状态。

子午

子时

午时

子时是晚11时至凌晨1时，是人体经气"合阴"的时候

午时是中午11时到下午1时，是人体经气"合阳"的时候

【睡好子午觉可以远离亚健康】

亚健康是一种临界状态，处于亚健康状态的人，虽然没有明确的疾病，但却出现精神活力和适应能力的下降，如果这种状态不能得到及时的纠正，非常容易引起心身疾病。处于亚健康状态的人，除了疲劳和不适，不会有生命危险。但如果碰到高度刺激，如熬夜、发脾气等应激状态下，很容易出现猝死，就是"过劳死"。

"过劳死"是一种综合性疾病，是指在非生理状态下的劳动过程中，人的正常工作规律和生活规律遭到破坏，体内疲劳瘀积并向过劳状态转移，使血压升高、动脉硬化加剧，进而出现致命的状况。

有些中青年人，特别是脑力劳动者，由于工作压力过大，且不注意按时入睡，晚上夜生活过多，多错过睡子午觉的时机，极易产生睡眠障碍，不利于体力和脑力恢复，长此以往，会让人处于亚健康状态，对健康的危害是很大的。所以，一定要提高睡好子午觉的认识，为自己的将来储蓄健康。

中医认为失眠是心肾不交、肾精不足，不能收敛虚火或虚火扰头，因此无法安眠。如果这种病长期发展下去就会难以治疗，此病证也被中医归为少阴，是比较严重的病证了。中医认为应该大力提倡睡好"子午觉"，远离亚健康。子时是人体经气"合阴"的时候，有利于养阴，晚上 11 点以前入睡，效果最好。午时是人体经气"合阳"的时候，有利于养阳，午觉只需休息 30 分钟即可，因为这时是"合阳"时间，阳气盛，所以工作效率最高。

【睡子午觉的注意事项】

夏天时，天气再热也要在肚子上盖一点东西。

不要在有穿堂风口的地方休息。

睡前最好不要吃太油腻的东西，因为这样会增加血液的黏稠度，加重心血管病变。

午休虽是打个盹，但也不可太随便，不要坐着或趴在桌子上睡，这会影响头部血液供应，让人醒后头昏、眼花、乏力。

午休姿势应该是舒服地躺下，平卧或侧卧，最好是头高脚低、右侧卧位。

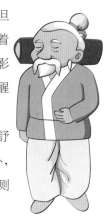

Chapter 05

睡眠的方位与姿势

【睡眠的方位】

所谓睡眠的方位，即睡眠的卧向问题。因为一年四季气候有不同的变化，室内的风向、日照、温度等都有相应的改变，因此，卧向也应随之改变。

根据中医"天人相应"的理论和五行生克的关系，古人对于卧向提出几种主张，各不相同。

按四时阴阳定东西

《千金要方·道林养性》提出："凡人卧，春夏向东，秋冬向西。"《保生心鉴》云："凡卧，春夏首宜东，秋冬首向西。"意思是说，在春夏季节，头向东，脚朝西；秋冬季节，头向西，脚朝东。为什么要这样呢？其理论依

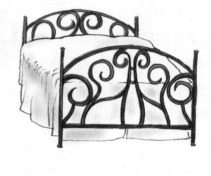

据是《黄帝内经》中的"春夏养阳，秋冬养阴"的养生原则。春夏属阳，阳气上升且旺盛，而东方也属阳，主升，头向东，则应升发之气而养阳；秋冬属阴，阳气收敛而潜藏，西方也属阴，主降，头向西，则应潜藏之气而养阴。

按季节定寝卧方向

一年四季应有四个卧向，应四时所旺之气而卧，顺乎自然。如春气旺于东，在春天时，头应向东；夏气旺于南，在夏天时，头应向南；秋气旺于西，在秋天时，头应向西；冬气旺于北，在冬天时，头应向北。这亦是一种观点，即从"天人相应"的整体观来定寝卧方向。

寝卧恒定东向，不因四时而变更

《老老恒言》引《记玉藻》说："寝恒东首，谓顺生气而卧也。"头为诸阳之会，东方生发万物之气，故四季头向东卧，是顺应生发之气的意思，可

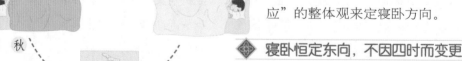

北
冬

东
春

西 秋

夏

南

保证清升浊降，头脑清楚。

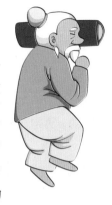

避免寝卧北向

《千金要方·道林养性》提出："头勿北卧，及墙北亦勿安床。"《老老恒言·安寝》也指出："首勿北卧，谓避阴气。"都是明确反对寝卧北向的。国内临床调查发现，头北足南而卧的老人，其脑血栓发病率较其他卧向高。

现代关于睡眠卧向的研究发现，头南足北的卧向有利于睡眠。这是因为，地球是一个大磁场，磁力线贯穿南北。人体内含有占体重三分之二的水。水分子犹如一根根小小的指南针，在磁力线的作用下不停地摆动，当水分子的两极朝向与地球南北磁力线方向相同时，水分子则停止摆动趋向稳定。人体的卧向、地球南北磁力线和水分子朝向三者一致，这时人最容易入睡，睡眠质量也最佳。

人体选择头南足北的卧向时，主动脉和大静脉血液流动最为顺利畅快，惯性有利于血液通过毛细血管，减少血栓的发生，故头南足北的卧向有一定的防病保健作用。

【睡眠的姿势】

睡眠的姿势分为仰卧、俯卧和侧卧三种。现代实验发现，人在熟睡中的姿势，每隔 10 ～ 15 分钟就要变动 1 次，整个睡眠过程体位变动可达 20 次以上。我们所讲的常人睡姿是指睡前的姿势，养成良好的睡姿习惯，是有利于睡眠的。

从现代医学的角度看，应该是右侧卧位最好。这是因为在仰卧位时，身体是伸直的，全身肌肉不能得到放松，因此不能得到很好的休息，仰睡时，舌根容易压住咽部，引起打鼾，口水容易流入气管，引起咳嗽。俯卧位时，胸部和腹部受到压迫，会影响心肺功能，引起呼吸困难。而侧卧位就避免了这些情况，但是侧卧要选右侧卧位，因为这样可避免心脏受到压迫。

孕妇进入中、晚期宜多采用左侧卧位。这种卧位有利于胎儿的生长、发育，还可以大大减少妊娠并发症。

婴幼儿自主力差，不能自动翻身，因此，大人应在其睡觉时经常帮忙变换体位，如左右侧卧位和仰卧位，每隔 1 ～ 2 小时翻一次身，但不要采用俯卧位。

一般老年人也亦采用右侧卧位为好。心衰病人及咳喘发作病人，宜采用半侧位或半坐位，同时将头与后背垫高。胸腹积液患者，宜取患侧卧位，避免影响健侧肺的呼吸功能。

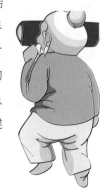

Chapter 06

阴阳与梦

◆ "阴盛则梦涉大水恐惧，阳盛则梦大火燔灼，阴阳俱盛则梦相杀毁伤……长虫多则梦相击毁伤。"

—— 《素问·脉要精微论》

【梦的发生】

传统认识

《庄子》中载："梦者阳气之精也，心之喜恶，则精气从之。"《梦书》中说："梦者像也，精气动也。"中医认为，精气是人体生命活动的物质基础，而梦是精气的一种运动形式。弗洛伊德认为，人有潜意识的动机和欲望，现实生活中受着"超我"的压抑，在睡眠中则可以自由地表现出来，这便是梦。

对于梦本质的认识

生理学家的解释为：梦是由于人在睡眠状态中大脑皮层某些部位仍有一定兴奋活动，外界和体内的弱刺激到达中枢神经，与这些部位发生联系时，所产生的幻觉。梦是在快速睡眠中出现的必然生理现象，一个人醒来能否知道自己做梦，这与从什么状态下醒来有关系。如果从快速睡眠状态下醒来，对梦记忆犹新。

【脏气阴阳盛衰与梦】

梦是一个非常复杂的人生现象，它的形成原因也是非常复杂的。两千多年前的《黄帝内经》从人的身体状态和阴阳脏气的盛衰，来说明一些梦的形成。《灵枢·方盛衰论》中说："肺气虚则使人梦见白物，见人斩血藉藉，

致梦的生理因素	致梦的生理表现
阴阳之气缺少或过量	体内阴阳之气缺少或过量会造成睡眠处于不安稳状态，从而出现梦境
内脏通感致梦	内脏所感、心所感都能致梦，如口渴的人梦见水，表明内部感觉可以致梦
气血有余致梦	古人认为体内血气有余也会产生梦
疾病致梦	生理疾病是人做梦的一个重要原因

《黄帝内经》 睡眠养生法

得其时则梦见兵战。肾气虚则使人梦见舟船溺人，得其时则梦伏水中，若有畏恐。肝气虚则梦见菌香生草，得其时则梦伏树下不敢起。"如《素问·脉要精微论》说："阴盛则梦涉大水恐惧，阳盛则梦大火燔灼，阴阳俱盛则梦相杀毁伤；上盛则梦飞，下盛则梦堕；甚饱则梦予，甚饥则梦取；肝气盛则梦怒，肺气盛则梦哭；短虫多则梦聚众，长虫多则梦相击毁伤。"这提示了部分梦境产生的根源与身体阴阳的变化和脏气盛衰有着直接或间接的联系。

下盛则梦堕　　上盛则梦飞

阴盛梦大水　　阳盛梦大火

甚饥梦取食　　甚饱梦予食

阴阳盛梦相杀　肝气盛梦怒

⊙梦境反映人们的心身活动

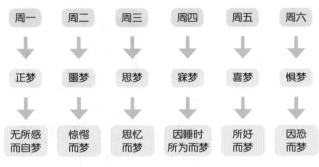

周一	周二	周三	周四	周五	周六
↓	↓	↓	↓	↓	↓
正梦	噩梦	思梦	寐梦	喜梦	惧梦
↓	↓	↓	↓	↓	↓
无所感而自梦	惊愕而梦	思忆而梦	因睡时所为而梦	所好而梦	因恐而梦

治疗梦症 的三个重点

A 宁心安神

《黄帝内经》认为，梦的形成是由于淫邪侵袭，导致脏腑、阴阳、气血等发生变化，又反馈到睡眠的潜意识即"心神"中，形成不同的梦象。所以，不管梦症的原因是什么，最终还是由"神不安"引起的，所以要宁心安神。

B 扶正祛邪

《黄帝内经》认为，梦也可以用邪正理论来解释，它是正气与邪气互相斗争之后呈现的结果。邪正斗争的胜败，决定着梦的进退，所以，治疗梦症，就必须扶助正气，祛除邪气。

C 调整脏腑

因为梦境的产生与脏气盛衰有密切关系，所以调整脏腑在以神志变化为基础的梦症治疗中显示出其独特的重要作用。

Chapter 07

关于失眠

【认识失眠】

　　随着社会压力的加大，失眠是当代人面临的可怕症状，有的表现为入睡困难，有的表现为入睡后易醒，更有甚者，整夜难以入睡，苦不堪言。失眠会使人在白天正常工作时间昏昏欲睡，头脑不清醒，容易犯错误，对于司机及一些高空作业的职业者，将会有生命危险。各大医院的失眠门诊经常会排起长队，患病人数始终居高不下。对此，我们必须给予重视。

【失眠的原因】

　　失眠是由多种综合因素造成的，如起居失常、心理因素、身体因素、环境因素等。生活不规律，工作压力大，居住环境被噪声所困扰都是常见原因。

【失眠的防治】

　　科学解决睡眠问题，要劳逸适度，精神放松，形成一个良好的生活习惯。尽量不服或少服安眠药。

　　病因防治，采用病因疗法查找诊断出失眠原因，对症下药。

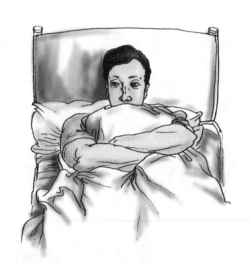

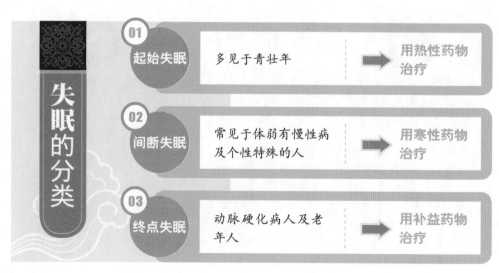

失眠的分类			
01 起始失眠	多见于青壮年	→	用热性药物治疗
02 间断失眠	常见于体弱有慢性病及个性特殊的人	→	用寒性药物治疗
03 终点失眠	动脉硬化病人及老年人	→	用补益药物治疗

睡眠宜忌

<table>
<tr><td>Ⓐ 睡前禁忌</td><td>Ⓑ 睡中禁忌</td><td>Ⓒ 醒后禁忌</td></tr>
<tr><td>睡前不宜饱食、饥饿，不宜大量饮水或浓茶、咖啡等饮料。
睡前忌七情过激，过度思虑。</td><td>寝卧忌当风、对炉火、对灯光等。
睡卧忌高声言语、哼唱。
睡卧时忌蒙头、张口。</td><td>醒后忌恋床不起，最不宜在夏月晚起。
旦起忌嗔恚、恼怒，此大伤心神。</td></tr>
</table>

心理防治

"心静才能入睡。"排除杂念，七情平和，学会自我放松。

体育疗法

用动静二法帮助睡眠。睡前做放松功，或散步、跑步、打太极拳等。

药物防治

失眠严重者，除进行综合调治外，可以根据自己的实际情况，在医生指导下服用适量安眠药。

饮食防治

为了更好地调节睡眠，可以进食一些有益于睡眠的食物，如牛奶、莲子、核桃、蜂蜜、大枣等，亦可用食疗、药膳的方法辅助调理。例如：每天晚上睡觉前喝一杯热牛奶，或喝一杯蜂蜜水，可以使人睡得更舒服。

放松疗法

本法适用于身心疾病患者，特别是自主神经功能紊乱者。放松疗法对提高社会适应力，改善心理素质，不断开发人体的潜能智慧，是很有帮助的。现在有一个国际保健组织，叫国际自律训练委员会。它帮助心理素质较差的人群提高心理承受能力，在精神上得到放松，从而达到治疗失眠的目的。

睡眠环境的改善

睡眠环境应以恬淡宁静、光线幽暗、空气新鲜、温湿度适宜为最佳选择。室温以 20℃ 为佳，湿度以 40% 左右为好。

防止失眠的姿势

- 常人宜右侧卧
- 孕妇中晚期宜左侧卧
- 婴幼儿宜左右侧卧和仰卧
- 老人宜右侧卧

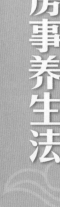

《黄帝内经》房事养生法

Chapter 01

房事与养生

◆ "以酒为浆，以妄为常，醉以入房，以欲竭其精，以耗散其真，不知持满，不时御神，务快其心，逆于生乐，起居无节，故半百而衰也。"

——《素问·上古天真论》

【房事与养生】

房事，也叫房室，又称性生活。房事养生，就是在"阴阳天道观"思想的指导下，根据人体生理特点和生命规律，采取健康的性行为，促进身体健康，增强体质，防病保健，提高生活质量，从而达到延年益寿的目的。

男女两性的性生活是先天赋予的本能，是人类种族延续所必需的，而且男女从青春发育期开始就自然地产生性行为的欲望，这是肾中精气充盈的表现。性生活适当，不但有利于个人的健康，同时对民族的繁衍昌盛、社会和家庭的安定和睦都有重要意义，所以历代医家都十分重视。

如果成年之后，没有适当的性生活，不但生理上得不到满足，日久易酿成疾病；而且在心理上由于所欲不遂，隐曲难伸，容易形成气机郁滞之证。古代医籍中每有论及寡妇、鳏夫之病者，认为肝失疏泄者居多，其缘故即在于此。

由于性生活要消耗肾精，因此必须节制。肾中精气是人生命活动的原动力，全身阴阳之根本，过于消耗，必致亏虚，往往导致性功能减退，全身虚弱，甚至早衰，故肾精不可不惜。

【房事养生的意义】

房事养生是中国古代性医学的重要内容，虽然在其发展过程中出现过一些偏颇的认识和行为，但房事必须注意养生，房事可以养生的思想，至今仍有许多参考价值。

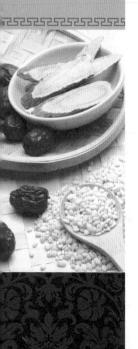

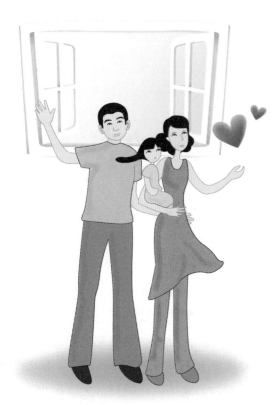

气为"春生、夏长、秋收、冬藏",万事万物如粮食生长一样,在春天生发,夏天成熟,秋天收获,冬天储藏。房事也应按着这样的规律进行。

虽然古代医家一致主张,房事要有节制,不可频繁放纵;但是在春季,房事则可"随意"一些。

按照经络理论,人体的生殖器被肝经环绕着,春季是肝经主气,肝气性喜舒达,最忌抑郁和压制,所以春季保持适当频度的性爱,对改善情绪也是非常有益的!

【注重饮食调摄】

如果注意合理饮食,及时补充所需的营养素,不仅利于夫妻双方的身心健康,而且对优生也将起到重要作用。

房事本身就是阴阳天道:"阴阳者,天地之道也。"房事活动体现了一个阴阳的整体概念。

房事除追求快乐外,还有实现生殖的目的,这方面的指导包括如何使女性受孕、如何选择胎儿性别和妊娠中的保养、胎教等,反映了古人的优生思想。

【择季房事也养生】

春季房事养生就是一个很好的例子。春季,是夫妻性生活及孕育新生命的大好时机。在祖国医学理论中,"天人相应"贯穿于整个体系,房事也不例外。《黄帝内经》记载,四季之主

历代对房事生活的认识

房事本身就是阴阳天道:阴阳者,天地之道也。房事乃是性爱的真髓、核心。《礼记·礼运》指出:"饮食男女,人之大欲存焉。"《孟子·告子上》云:"食色,性也。"元代李鹏飞在《三元延寿参赞书》中说:"男女居室,人之大伦,独阳不生,独阴不成,人道有不可废者。"《玉房秘诀》中说:"男女相成,犹天地相生,天地得交会之道,故无终竟之限。"房事生活本乎自然之道。

Chapter 02

房事养生的原则

◆ "男不可无女，女不可无男，无女则意动，意动则神劳，神劳则损寿，若念真正无可思者，则大佳长生也，然而万无一有，强抑郁闭之，难持易失，使人漏精尿浊，以致鬼交之病，损一而当百也。"

——《千金要方·房中补益》

历代医家、养生家十分重视房事养生。《礼记·礼运》中说："饮食男女，人之大欲存焉。"将性欲和食欲并举为不可抗拒的人的自然欲望。

古代对房事的生理作用有深刻的认识。《三元延寿参赞书》说："男女居室，人之大伦，独阳不生，独阴不成，人道有不可废者。"阴阳整体观念认为，男女交合乃阴阳之道，是天地间第一大道。同时也认识到性生活是人类的天性和生理需要，不适当地抑制性功能，会引起一些病理变化，带来许多疾病。

《千金要方》中说："男不可无女，女不可无男，无女则意动，意动则神劳，神劳则损寿，若念真正无可思者，则大佳长生也，然而万无一有，强抑郁闭之，难持易失，使人漏精尿浊，以致鬼交之病，损一而当百也。"正常的性生活可以协调体内的各种生理功能，促进性激素的正常分泌，有利于防止衰老，还可增强夫妻婚姻生活的和谐幸福。

【节欲保精】

节欲保精，既不是禁欲也不是纵欲，而是要求不恣意行房而耗损肾精。肾精乃先天之本，肾精充足则五脏六腑皆旺，正气存内，邪不可干，防老益寿。男女精血的颐养对于优生也有非常重要的意义。

现代医学研究证明，精液中含有大量的前列腺素、蛋白质、锌等微量元素，失精过多不仅会造成这些物质丢失，而且会促使身体多种器官系统发生病理变化而加速衰老。睾丸的功能是产生精子和性激素，失精过多可

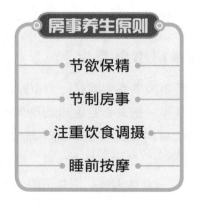

房事养生原则

- 节欲保精
- 节制房事
- 注重饮食调摄
- 睡前按摩

使脑垂体前叶功能降低，加重睾丸负担，甚至抑制脑垂体前叶的分泌，导致睾丸萎缩，加速衰老。

【节制房事】

节制房事，一是指不恣情纵欲，二是指注意房事健康，谨慎讲究宜忌，即注重四大环节。

◆ 行房有度

《素女经》认为："人年二十者，四日一泄；年三十者，八日一泄；年四十者，十六日一泄；年五十者，二十一日一泄；年六十者，即毕，闭精勿复泄也。"虽不必拘泥于此，但也要根据年龄、体质和其他境遇，注意节制房事。

◆ 必须注意行房卫生

性交前，男女双方应注意性器官的清洁。男性应清洗阴茎、阴囊，清除皮肤皱褶里的污垢。女性外阴部与肛门接近，易受污染，且汗腺、皮脂腺丰富，分泌物较多，也要彻底清洗。另外，性交前要养成洗手的习惯，以免因房事中的爱抚引起女性尿路感染。女性在房事后应立即排尿，清洗外阴。

◆ 避免意外受孕

可以通过别床、别被、独宿来节欲保精。

营养素	作 用	建 议
蛋白质	蛋白质有利于男子精液的生成，可提高精子质量，增加精子数量。同时，女子在首次性生活时会因处女膜破裂而少量失血，为促进创面愈合，也应摄入充足的蛋白质	增加鸡蛋、牛奶、鱼、瘦肉等的摄入
维生素	维生素B_6参与雌激素的代谢；维生素E调节性腺的功能，增强精子的活力；维生素C调节性腺的功能，增强机体的免疫力	增加新鲜蔬菜、水果、豆类、芝麻、花生、植物油和瘦肉的摄入
钙	钙有利于改善男子的性功能。如果缺钙，在多次性生活之后，男子可出现腰痛、手足抽搐；女子则会感到腰痛、腿痛、骨盆痛	每日饮用两袋牛奶(早、晚各1袋，共计500毫升)
铁	患缺铁性贫血的夫妻在频繁的性生活后往往感到疲乏无力、腰酸背痛、注意力不集中和记忆力减退	增加含铁丰富的食物，如猪肝等
锌	锌缺乏会使性欲低下，性交能力减退	补充含锌丰富的食物，如牡蛎、牛肉、牛肝等

【睡前按摩】

房事后进行适当的按摩，可以使全身放松，有利于睡眠质量的提高。

手法1 ● 甲端摩头 ▶▶

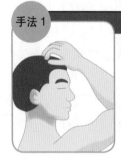

即两手食指、中指、无名指弯曲成45°，用指甲端以每秒8次的速度往返按摩头皮1～2分钟。

手法2 ● 双掌搓耳 ▶▶

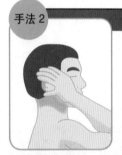

即两掌拇指侧紧贴前耳下端，自下而上，由前向后，用力搓摩双耳1～2分钟。

手法3 ● 双掌搓面 ▶▶

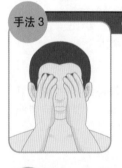

即两手掌面紧贴面部，以每秒2次的速度用力搓摩面部所有部位1～2分钟。

手法4 ● 搓摩颈肩 ▶▶

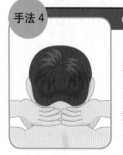

即两手掌以每秒2次的速度用力交替搓摩颈肩肌肉群，重点在颈后脊两侧，共按摩1～2分钟。

手法5 ● 推摩胸背 ▶▶

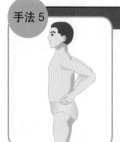

即用两手掌拇指侧，以每秒2次的速度，自上而下用力推摩后背和前胸，重点在前胸和后腰部，共按摩2～3分钟。

手法6 ● 掌推双腿 ▶▶

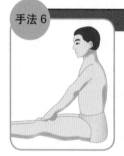

即两手相对，紧贴下肢上端，以每秒1次的速度，由上而下顺推下肢1分钟，再以此方法顺推另一下肢1分钟。

手法7 ● 交替搓脚 ▶▶

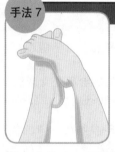

即用右脚掌心搓摩左脚背所有部位，再用左脚掌心搓摩右脚背所有部位，然后用右脚跟搓摩左脚心，再用左脚跟搓摩右脚心，共按摩2～3分钟。

手法8 ● 叠掌摩腹 ▶▶

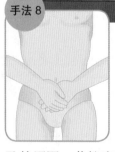

即两掌重叠，紧贴腹部，以每秒1～2次的速度，持续环摩腹部所有部位，重点是脐部及其周围，共按摩2～3分钟。

Chapter 03

《黄帝内经》记载的房中术

◆ "能知七损八益，则二者（指男女和合）可调，不知用此，则早衰之节也。"

——《素问·阴阳应象大论》

【惜精养肾】

房事养生是以"精"字为核心的。精是生命的基础。"精"分为"阳精"和"阴精"。男性在房事后所表现的疲惫感和不应期，古人认为是精液丧失所致的虚弱。《彭祖经》云："夫精出则身体怠倦，耳苦嘈嘈，目苦欲眠，喉咽干枯，骨节解堕，虽复暂快，终于不乐也。"故而，珍惜精液对于男性而言是至关重要的。

惜精可以抗衰防老，孙思邈指出："四十以上，常固精养气不耗，可以不老"，"六十者闭精无泄"，"若一度制得，则一度火灭，一度增油。若不能制，纵情施泄，即是膏火将灭，更去其油，可不深自防"。有关方面的社会调查表明：国内外的长寿老人，大多对性生活都有严格且规律的节制。这说明了节欲保精对健康长寿的积极意义。

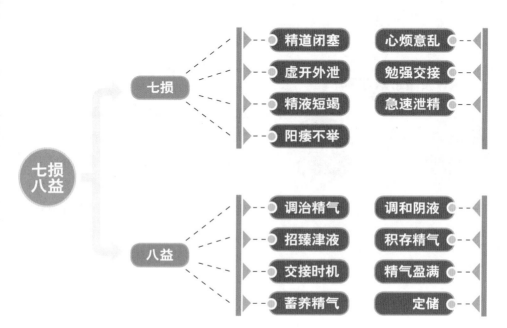

七损八益

七损
- 精道闭塞
- 虚开外泄
- 精液短竭
- 阳痿不举
- 心烦意乱
- 勉强交接
- 急速泄精

八益
- 调治精气
- 招臻津液
- 交接时机
- 蓄养精气
- 调和阴液
- 积存精气
- 精气盈满
- 定储

【七损八益法】

因古人所处的社会形态和认识水平,房事方面的指导多是针对男性。它要求男性对于房事一要有节制,二须注意惜精。此外,更提出"七损八益"的房事养生理论和方法。"七损"是应该避免的对身体有害的七种情况,即精道闭塞、虚开外泄、精液短竭、阳痿不举、心烦意乱、勉强交接、急速泄精等。"八益"指对身体有益的八种行为,即调治精气、招臻津液、掌握恰当的交接时机、蓄养精气、调和阴液、积存精气、等待精气盈满和定储等。

《黄帝内经》指出:"能知七损八益,则二者可调,不知用此,则早衰之节也。"这说明了在房事保健中掌握和理解"七损八益"对人体健康的重要性。长沙马王堆出土的医书对房事保健作了详尽的论述,其中对"七损八益"也作了具体介绍。

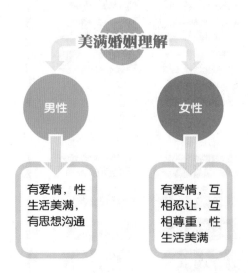

美满婚姻理解

男性 → 有爱情,性生活美满,有思想沟通

女性 → 有爱情,互相忍让,互相尊重,性生活美满

◆ 八益

具体来说,八益是补养精气之法,这是与导引相结合的两性交接活动,指八种有益于男女双方身心健康的房中和合之道,即:"一曰治气,二曰致沫,三曰智(知)时,四曰畜气,五曰和沫,六曰窃(积)气,七曰寺(待)赢,八曰定顷(倾)。"

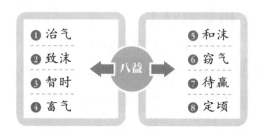

❶ 治气　　❺ 和沫
❷ 致沫　　❻ 窃气
❸ 智时　　❼ 待赢
❹ 畜气　　❽ 定顷

八益

其主要精神是导引精气,使阴液分泌,掌握适当时机,阴阳协调,蓄积精气,保持精气充满,防止阳痿等,从而补益身体,促使性生活和谐。

平时起床后取坐位,上身端正,伸直脊背,放松臀部,提肛抵腭,吐纳行气,使全身气血和畅舒泰,谓之"治气"。然后叩齿搅舌,使颊内生津,徐徐鼓漱咽津,同时继续提肛导气,以意念使气行于前阴等处,谓之"致沫"。"治气"与"致沫"既可用作平时的修行方法,也可作为交合之前的行气、安神、定志之法加以运用。同房时,男女双方须先调情嬉戏,待神和意感而致激情产生,才可不失时宜地交接,称之"智时"。交接时注意放松脊背,提肛导气,以意引气于下,谓之"畜气";交接时动作徐疾适中,互引津液,谓之“和沫”；适度交合，在欲泄精之前抽出阴茎，勿令情急难已，谓之“窃（积）气”；在即将结束交接前身体静待不动，同时配合以吐纳、运气于脊背等意念控制，使精气充盈而不轻泄，谓之“待赢”；房事结束时双方避免情切倾倒，阴茎尚未痿软之前停止交媾，谓之“定顷”；泄精之后，则需将余精洒尽，洗涤清洁。

七损

七损是损伤精气的做法，指房事活动中应该加以避免的七种不合乎养生之道的弊病，建议我们不要如此行事，即“一曰闭，二曰泄，三曰渴（竭），四曰弗（勿），五曰烦，六曰绝，七曰费”。

其主要指的是精道闭塞，精气早泄，汗出伤津，精气耗散，阳痿强用，交合时心烦躁郁，交合过频，精血耗竭等。

如交接时出现阴部疼痛，或精道闭塞，乃至于无精施泄，谓之“内闭”；入房交接而大汗淋漓，谓之“外泄”；房事不节，交接施泄无度，谓之“渴（竭）”；临阵阳痿，或举而不坚，谓之“勿”；交合时神烦意乱，气急虚喘不已，谓之“烦”；女方不悦，强行交合，谓之“绝”；交接疾急施泄，虚耗其精，谓之“费”。

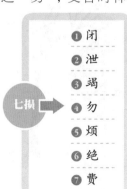

●❶ 闭
●❷ 泄
●❸ 渴
七损➡●❹ 勿
●❺ 烦
●❻ 绝
●❼ 费

七损八益房中术

吐纳、导引等修摄方法在房事养生中具有极为重要的地位，这不仅贯穿于房事活动的全过程，而且更需要平时坚持不懈的修炼，这样才有助于产生补益固精、强身复壮的积极效应。

在同房前要保持良好的情绪，调整各自的身心状态，在气血冲和的基础上同房。

由于女方的性冲动反应较为迟缓，男方不但要有一定的耐心，而且须以和情悦性的方式，使双方情洽意浓、两情相悦之后方宜于交接；如果一方心情不悦，或根本就没有性要求，绝对不可强行房事。

在同房过程中切忌情急倾倒、贪欢恋战等有悖于房中养生之旨的行为。

因此，七损八益法既有古人对性心理、性生理、性卫生保健等方面的原则性指导意见，又有治气、蓄气、吐纳、引导等房中补益的修行方法，是中国古代养生方法与房事生活相结合、独树一帜的创举。

Chapter 04

适龄结婚，遵守天道

◆ "丈夫……五八肾气衰，发堕齿槁。"

——《素问·上古天真论》

【生理之需】

性是人类的天性，正常的性生活是人体生理之需，是人类不可缺少的生理功能。

正常的性生活可促进和保持健康的心理，可预防疾病和不良行为。健康的性爱可鼓舞斗志，使人生乐观，积极向上，奋斗有成。科研人员调查结果表明，中国长寿老人都有比较长的和谐稳定的夫妻生活，而异常的性生活会导致多种疾病。

【禁欲违反了自然规律】

上述这些观点都是反对禁欲的。禁欲是违背人类天性和自然规律的，会带来许多病理变化。性科学的研究表明，长期的性压抑，对人的心理发展和工作学习都会产生消极影响，甚至损害身心健康。长期禁欲会表现为精神委靡，四肢无力，不思饮食，严重者可出现心跳、心慌、胸闷、气喘等，还可出现种种神经官能症。

【建立和谐家庭】

在社会发生巨大变革的今天，不仅物质生活在发生翻天覆地的变化，人的思想更是在飞速地转变。社会建设的中坚力量——年轻一代，在工作上面临巨大的压力与挑战，知识上面临重组与继续学习、教育，生活上负担加重，既要赡养父母，又要教育、抚养子女。因而一部分社会责任感不强的年轻人，选择了终生的单身生活，既不结婚，又免去了抚养子女的义务。但他们面临着没有性生活或没有规律性生活的问题。

生活的压力对当代青年来说确实很重，但不应该以终生的单身生活来逃避，美满的家庭生活及和谐的性生活将减轻这种压力。

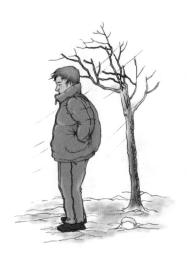

Chapter 05

房事不过，有所节制

【房事过度致病】

《素问·上古天真论》："以酒为浆，以妄为常，醉以入房，以欲竭其精，以耗散其真，不知持满，不时御神，务快其心，逆于生乐，起居无节，故半百而衰也。"《黄帝内经》警醒我们：在房事上要知其可为，知其不可为，这样才能健康长寿。房事不节制对健康的危害是很大的，房事过度，

年二十者	四日一泄
年三十者	八日一泄
年四十者	十六日一泄
年五十者	二十一日一泄
年六十者	即当闭精

导致劳倦内伤，是早衰多病的重要原因。房事过度的临床表现：腰膝酸软，头晕耳鸣，健忘乏力，面色晦暗，小便频数，男子阳痿、遗精、滑精，女子月经不调、宫冷带下等。还可导致旧病复发或加重病情，临床常见的一些因房事不节而反复发作、病情加重的疾病包括冠心病、高血压性心脏病、风心病、肺结核、慢性肝炎、慢性肾炎等。

【节制房事，优生优育】

节制房事对于优生优育有重要的保健意义，节欲保精是优生优育的首要保证。张景岳指出："凡寡欲而得之男女，贵而寿，多欲而得之男女，浊而夭。"

【房事有度】

古代养生家认为，男女房事，实乃交换阴阳之气，固本还原，只要行之有度，对双方都有益处。

孙思邈指出："人年四十以下，多有放恣"，若不加节制，"倍力行房，不过半年，精髓枯竭，惟向死近，少年极须慎之"。

提倡独宿

古代养生家将独卧作为节制房事和房室养生的辅助保健方法。《千金翼方》引用彭祖的话说："上士别床，中士异被，服药百裹，不如独卧。"《孙真人养生铭》说："秋冬固阳事，独卧是守真。"

Chapter 06

科学房事，免疾之痛

【养成良好的房事卫生习惯】

　　房事卫生是男女双方都应注意的，要养成睡觉前洗涤外阴的卫生习惯，避免因行房不洁而引起一些疾病：妇科病，如月经不调、细菌性阴道炎、子宫内膜炎、阴道黏膜溃疡、新婚"蜜月病"等；男科可有急性前列腺炎、泌尿系统感染、尿道滴虫病等。

【科学了解性知识】

　　中国的性文化及其传统教育尽管源远流长，但由于社会、文化发展的种种原因，特别是封建礼教的长期束缚，人们对于性的态度仍然是"淡性色变"。因此，长期以来，性保健教育是一个充满阻力、被非难和曲解的问题，致使人类自身的性行为并没有得到正确的对待，使性医学在传统医学中仍是一个薄弱环节。

　　性文化始终是在一种十分压抑的情况下发展。由于对性问题的封闭和禁忌，几千年来中国的性文化形成了一个怪圈：性愚昧和性无知十分普遍。

　　缺乏科学的性知识给社会带来了巨大的危害，而最大的受害者是青少年，据调查青少年的性知识

60% 来自媒体。

　　中学生乃至小学生早恋现象增多，青少年性错误和性犯罪增多，婚前性关系、少女怀孕、未婚先孕现象增多等。

　　究其原因有如下几点：

　　（1）家庭教育：家长刻意回避。

　　（2）学校教育，有心无力。走不出性愚昧和性无知的怪圈，例如中学的生理卫生课，内容包括人体九大系统，而唯独生殖系统不在课堂上讲；羞羞答答的性教育，静悄悄地教。

　　（3）媒体宣传，望文生义。缺乏科学的性知识、高尚的性道德理论的教育和灌输；受"性解放"、"性自由"思潮的影响，黄色文化、淫秽制品的危害严重。

性传染病的流行原因

- 缺乏科学的性知识，被性愚昧的枷锁束缚

- 缺乏科学的预防手段和方法

- "性解放"、"性自由"极端思潮的泛滥和影响

Chapter 07

合房有术，择时受孕

【科学的态度】

　　房事保健与优生有重要的关系，优生学是一门新兴的多学科科学，集生命科学、性科学、妇产科、儿科学于一体。中医典籍中有很多关于优生的论述，其中很多内容是可以借鉴参考的。

【受孕年龄】

　　正确的生育观念是晚婚少育，这绝非是近代由于限制人口增长而提出的，古代养生家就早已主张"欲不可早"。

　　《素问·上古天真论》指出："女子……三七，肾气平均，故真牙生而长极；四七，筋骨坚，发长极，身体盛壮。""丈夫……

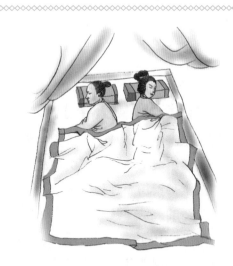

⊙夫妻恩爱、心情愉快，有利于优生

三八，肾气平均，筋骨劲强，故真牙生而长极；四八，筋骨隆盛，肌肉满壮。"故而，中国古人认为女子 21 ～ 28 岁、男子 24 ～ 32 岁是生理发育最完善的时期，男女分别在这个年龄段结婚、生育是最佳选择。

宇宙自然规律

繁衍生息自然法则

感悟人性

规范行为

社会道德规范

房事保健的科学态度

发展、进步、文明

阴阳平衡和谐健康

尊重自身保护自身

社会发展规律

人体自身生理规律

【和悦情志】

　　纵观中国古代房室保健的典籍，它们都非常重视情志与房事生活的密切关系。夫妻恩爱和睦，性生活和谐，可使人心情愉快，气血调和，经络通畅，有利于身心健康。

【行房禁忌】

中国古代的房事养生和优生除了前面所讲的基本原则，还非常重视房事禁忌，强调"欲有所忌"，"欲有所避"。若犯禁忌，则有害于自身健康和下一代的健康。

【房事有道，颐养天年】

性文化、性文明是中国古代文明的一个重要组成部分。中国文献典籍中多有关于男女房事保健的内容，把男女性生活的方法、技巧和卫生保健内容称为"房中术"。在马王堆出土的15种医书中，属于古代房中医学的有5种，分别定名为《十问》、《合阴阳》、《天下至道谈》、《养生方》和《杂疗方》。

保健功效	常用的助性食物
增强性爱的催化剂	鱼类
补肾助阳的强身剂	虾类
性欲的促进剂	果仁
提高性功能的速生剂	童子鸡
恢复性元气的还原剂	鸡蛋
改善阳痿不举的性激活剂	泥鳅
性欲低的活力剂	海藻
激发性欲的辛辣剂	大葱
性衰退的预防剂	麦芽油
增精填髓的甜味剂	蜂蜜、蜂王浆
增强性欲情趣的调和剂	芹菜

这是中国现存最早的房中医学著作。

1992年上海性学研究会上，有一个中国古代性文化展览，有200多件实物和照片，证明了中国古代性文化的发达和繁荣。如东汉的四乳镜、宋代的墓罐、明清的瓷器以及欢喜佛等，生动地反映了古代对性问题的重视。

对于房事补益方法有很多的记载：《十问》指出："精盈必泄，精出必补。"男性房事养生，可用"开源节流"四字概括。所谓"开源"是指房事之后，进行食补、药补；所谓"节流"，即房事有度。

注意饮食与房事保健。早期房中术以食补为主，主要是以禽肉蛋奶等高蛋白食物为主，后期随着医药的进步，则以药补为主，多为补肾类的药物。

提高房事质量和房事技巧。《汉书·艺文志》指出了对房事的要求是"乐而有节，则和平寿考"。他肯定了房事行为的合理性和人道价值，肯定了男女两性的关系不仅仅是为了生殖繁衍，而是建立在两性间的"乐"的基础上。然而这种"乐"不是纵欲，须以人类的理性加以节制，使这种"乐"不至于对人体造成危害，而是有利于健康长寿。

提倡独宿。古代养生家将独卧作为节制房事和房室养生的辅助保健方法。《千金翼方》引用彭祖的话说："上士别床，中士异被，服药百裹，不如独卧。"《孙真人养生铭》说："秋冬固阳事，独卧是守真。"

房事禁忌

◆ "若即纵情恣欲，终将耗竭真精，是谓七损。"

——《素问·上古天真论》

【行房人忌】

阴阳合气，要讲究"人和"，选择双方最佳的状态，才能提高房事生活的质量，有益于健康，为优生打下一个良好的基础。

醉莫如房

《三元延寿参赞书》指出："大醉入房，气竭肝伤，丈夫则精液衰少，阳痿不起，女子则月事衰微，恶血淹留，生恶疮。"《素问·上古天真论》："以酒为浆，以妄为常，醉以入房，以欲竭其精，以耗散其真……故半百而衰也。"醉酒之后同房，男女双方都可能发生一些疾病，临床常见早泄、阳痿、月经不调、消渴等，如果酒后房事受孕，易产生智力和体力低下的后代，即现代医学上所谓的"酒精儿"或"星期天孩子"。

病期慎欲

《千金要方·养生禁忌》指出："男女热病未差，女子月血，新产者，皆不可合阴阳。"从遗传学的观点来讲，病中行房受孕，其结果是"重重相生，

病病相孕"，代代相因，遗害无穷。患有某些疾病，如结膜炎未愈时，切忌行房，否则可能导致视神经萎缩而引起失明。某些慢性病如肺结核、肝病、肾病等患者，房事不可过度，否则会引起旧病复发。

七情劳伤禁欲

《千金要方·房中补益》指出："人有所怒，气血未定，因以交合，令人发痈疽……远行疲乏来入房，为五劳虚损，少子。"即身体劳累困乏时禁忌行房事。

俗话说："百里行房事者病，行房百里者死。"意思就是走远路后再行房事会生病，而行房事后再走远路更危险，即远行前后禁忌行房事。行房事的危害还与人的情绪有关。心情郁闷、愤怒的时候是禁忌行房事的。因为情绪闷躁、恼怒是肝火太盛的表现，此时行房事，会火上浇油，伤肝损脾。

另外，受到惊吓、情绪紧张时，也不能行房事。可见，七情过极，或劳倦过度时，宜先休息调理，不宜行房事，否则不仅会引发疾病，还会影响优生。

切忌强合

《三元延寿参赞书》指出："强力入房则精耗，精耗则肾伤，肾伤则髓气内枯，腰痛不能俯仰"，"体瘦、惊悸、梦泄、遗沥、便泄、阳痿、小腹里急、面黑耳聋等"。强力入房，违反道德规范，带来心理障碍，影响夫妻关系，损害身体健康。

禁忌过度

俗话说："色是刮骨钢刀"，"贪花不满三十"。台湾俗谚："惊死暝暝一，不惊死暝暝七。"意思是说，怕死的一晚上只交合一次，不怕死的一晚上交合七次。《素女经》中也有此类劝诫。其言曰："人年二十者，四日一泄；年三十者，八日一泄；年四十者，十六日一泄；年五十者，二十一日一泄；年六十者，即毕，闭精勿复泄也。

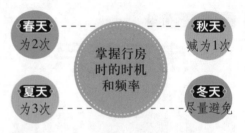

若体力犹壮者，一月一泄。凡人气力，自相有强盛过人，亦不可抑忍。久而不泄，致生痈疽。若年过六十，而有数旬不得交接，意中平平者，可闭精勿泄也。"这些规劝节欲的俗谚是有一定的养生健身的道理的。

禁忌受凉

行房后，暑天不可贪凉，冷天不可冒风雨，否则男缩阳，女缩乳，四脚冰冷，不是落下疾病，便是死亡。妇女行房后，忌马上乳婴，恐血气受损，对婴儿也会不利。另外，喝凉茶、扇扇子也不行。

妇女房事禁忌	
经期禁欲	《千金要方·房中补益》指出："妇人月事未绝而与交合，令人成病。"月经期内交合，使子宫内膜充血加重，月经量增多，引起月经不调或感染，甚至造成不孕症
妊娠早晚阶段禁欲	《保产要录》指出："则两月内，不露怒，少劳碌，禁淫欲，终身无病。"因为在此期间容易引起流产和早产，尤其有流产史的妇女更应注意
产期百日内禁欲	《千金要方·求子》指出："妇人产后百日以来，极需殷勤忧畏，勿纵心犯触，及即便行房。"妇女产后九周子宫才能完全恢复，若过早进行房事活动，可导致子宫恢复不良，引起恶露不净、贫血和炎症等
哺乳期内当节欲	《千金要方·少儿婴孺方上》指出："毋新房以乳儿，令儿羸瘦，交胫不行"，特别是"其母遇醉及房劳喘后乳儿最剧，能杀儿也"。因此，在哺乳期应节制房事，安和五脏，保证婴幼儿健康成长

【行房天忌】

所谓"天忌"，是指自然界在发生某些异常变化时应禁止房事活动。"人与天地相应"，自然界的剧烈变化能给人以很大的影响，日蚀月蚀、雷电暴击、狂风大雨、山崩地裂、奇寒异热之时，天地阴阳错乱，不可同房。《吕氏春秋·季春记》云："大寒、大热、大燥、大湿、大风、大霖、大雾七者动精则生害矣。故养生者，莫若知本，知本则疾无由生矣。"

自然界的剧烈变化对人体的影响，一是导致精神情绪发生变化，二是对生物功能造成干扰。自然界的剧变常可超过人体本身的调节能力，打破人体的阴阳平衡，发生气血逆乱。此时行房，即为触犯天忌。古代养生家还认为，在自然界气候发生异常变化时行房受孕，会对胎儿的正常发育产生一定的影响。

《千金要方·房中补益》中指出："弦望晦朔，大风，大雨，大雾，大寒，大暑，雷电霹雳，天地晦冥，日月薄蚀，虹霓地动，若御女者，则损人神，不吉，损男百倍，令女得病，有子必癫痴顽愚喑哑聋聩，挛跛盲眇，多病短寿。"在自然界发生剧烈变化时行房事，不仅影响男女双方的身体健康，如果受孕生子，有可能出现婴儿患先天性疾病和先天畸形或出现临盆难产等情况。从现在的临床观察情况来看，婴幼儿的先天性疾患，皆与孕前的生活环境或孕期感染及发热过度等因素有关，这说明夫妻行房事时充分注意自然界的异常变化是非常必要的，对优生优育有积极的意义。

《产经》认为，欲要优生，男女交合时一定要避开9种不良时机，以免给婴儿带来危害。

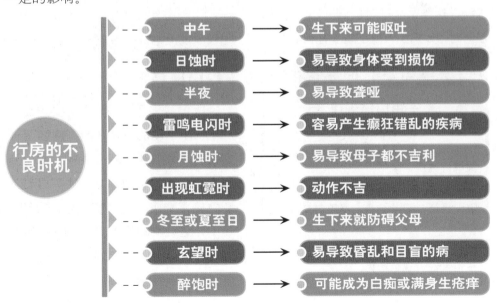

行房的不良时机		
中午	→	生下来可能呕吐
日蚀时	→	易导致身体受到损伤
半夜	→	易导致聋哑
雷鸣电闪时	→	容易产生癫狂错乱的疾病
月蚀时	→	易导致母子都不吉利
出现虹霓时	→	动作不吉
冬至或夏至日	→	生下来就防碍父母
玄望时	→	易导致昏乱和目盲的病
醉饱时	→	可能成为白痴或满身生疮痒

古人根据四个季节的交替，提出了"春二夏三秋一冬无"的理论。人的生理状况与四季气候变化相互关联，随着春生、夏长、秋收、冬藏，性爱次数也要相应增减。为了使阴阳平衡、身体健康，冬日里夫妻间应节欲，闭精敛神，以免肾精不固，从而造成免疫机能下降。而春夏为万物生长、生机勃勃的季节，气候舒适宜人，人们心情舒畅，性欲也自然高涨，此时进行性生活正合时宜。

夏天人体汗腺分泌旺盛，汗泄体表，房事活动的兴奋及剧烈活动，更容易使人大量出汗。

所以有些情绪紧张或身体虚弱者，夏季性交后有汗大泄的情况，这是一种疾病的信息，不要认为是自然现象而予以忽视。

特别是在性交汗出之后感到口渴、身黏时，不要急匆匆地去喝冷水或冲冷水澡，这样虽能一时使自己感到舒畅，但同时为致病菌入侵创造了有利条件。

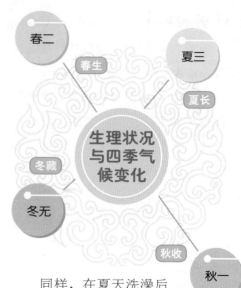

同样，在夏天洗澡后也要稍事休息，待体内血液循环恢复正常调畅后再行房，不宜浴后匆忙行房。夏天湿邪当道，梅雨季节，雷电交加，胸闷气短，不宜行房，因此古有《玉房秘诀》"地动雷电，此天忌也"的说法。

总之，行房时的时机和频率，必须综合气候特点、环境因素、个体心理及生理条件而决定，千万不要图一时性欲发泄的快感而伤害身体。

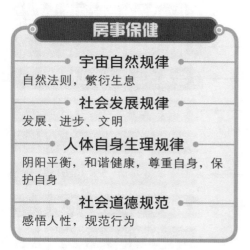

房事保健

● 宇宙自然规律 ●
自然法则，繁衍生息

● 社会发展规律 ●
发展、进步、文明

● 人体自身生理规律 ●
阴阳平衡，和谐健康，尊重自身，保护自身

● 社会道德规范 ●
感悟人性，规范行为

【行房地忌】

所谓"地忌"，就是指要避免不利于房事活动的不良环境。例如，《千金要方·房中补益》所说的"日月星辰火光之下，神庙佛寺之中，井灶圊厕之侧，冢墓尸柩之傍"等，一切环境不佳之处均应列为禁忌场所。良好的环境是房事成功的重要条件之一。不良的环境可影响男女双方的情绪，有害于房事的质量，有时还能造成不良的后果，在心理上留下阴影。

有利于房事的环境，应是安静、少干扰、面积较小的房间，室内光线明暗适度，温度适宜，空气较为流通，卧具要干净。总之，一个安逸、舒爽的环境，对房事和健康有益。

房事保健对人类的健康长寿至关重要，正常的房事生活是人们幸福、美满的生活中不可缺少的一部分。房事可以给人们带来幸福和欢乐，也可给人们造成灾难和苦恼。中医认为，人体与周围环境是一个整体，自然界与人体是相通的。因此，随着自然界的气候变化，房事养生也应不同。在四时方面，古人认为应根据四季环境的变迁来调谐房事，从而天人合一，

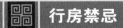

行房禁忌

行房的场所忌阴冷，竹席上忌行房事。因竹子性寒冷，犯者易感寒气，将来会落得腰酸腿疼。另外，在暴风雨雷击之时，奇寒异热之中，最好停止性生活，这是因为上述种种气候异常会干扰夫妻双方情绪，导致脏腑功能紊乱。

更好地享受性生活，促进身体健康。

如《灵枢·岁露》说："人与天地相参也，与日月相应也。"《玉房秘典》说："夫妇在性交时春季宜头朝东，夏朝南，秋朝西，冬朝北；单日有益，双日有损；从半夜到中午有益，从午后到半夜前有损；春季逢甲乙，夏季逢丙丁，秋季逢庚午，冬季逢壬癸有益。"这些都是古人根据阴阳消长、五行生克配属关系提出来的。《养生集要》说："道人蒯京云，春天三日一施精，夏及秋当一月再施精，冬当闭精勿施。夫天道冬藏其阳，人能法之，故能长生，冬一施当春百。"

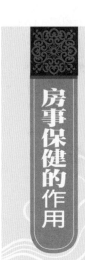

房事保健的作用

给予科学指导	纠正人们对性生活的蒙昧认知，使人们得到科学指导，提高生活质量
提供科学知识	对爱情、家庭幸福、身心健康提供必要的科学知识
提高人口质量	对优生优育给予导向性的指导，提高人口质量

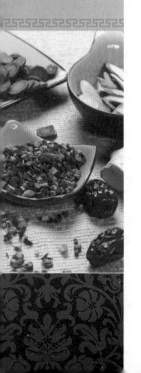

Chapter 01

导引气功保健法

◆ "其治宜导引按跷。"

—— 《素问·异法方宜论》

"导引"，亦作"道引"，是"导气令和，引体令柔"的意思。导引气功保健法是指运用气功锻炼的练功者或他人身体上的经络腧穴进行导引，以达到养生保健、防治疾病目的的动功功法。

"导引"作为养生治病之法，早在古代已被广泛应用。《素问·异法方宜论》载："其治宜导引按跷。"隋代《诸病源候论》中载有导引治疗法260多种。

此法根据经络学说和针灸学理论，运用合适的手法，在人体的主要经络循行部位和主要穴位上进行。其主要作用是结合气功锻炼，将呼吸、意守和内气的锻炼自然地结合起来，从而提高导引的效果。导引可在睡觉前进行，也可在其他空闲时间进行。在睡觉前导引，可只穿内衣，以便充分发挥其疏通经络、调和气血、平秘阴阳的作用。

导引气功的练习，非常重视入静，无论站功、坐功、卧功，都要求集中意念，排除耳、目、鼻、舌、身、意所引起的一切杂念，也就是所谓的"谨防六贼"，达到入静状态。

入静与睡眠休息绝不相同，在气功入静时，外部不良信息的干扰和内部思维活动都被抑制到最低水平，但由于意守的兴奋点仍然存在，因而人并没有睡着，不但感觉存在，尤其是体内的感觉变得更加强烈而清晰，处于一种清醒与睡眠的中间状态。

科学家们通过脑电图测定和中枢神经介质生化成分分析，发现人入静时，交感神经兴奋减弱，大脑处于低代谢状态，单位耗氧量比正常情况时低16%，使细胞得到很好的

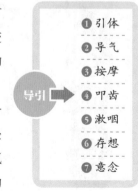

导引

1 引体
2 导气
3 按摩
4 叩齿
5 漱咽
6 存想
7 意念

生养休息，而自我调节功能得到加强。这对加强细胞间通信、畅通经络和调整内分泌功能有重要作用，因而能增强人体各方面的功能和防治多种疾病。

导引的内容归结起来大概包括：①引体，按照一定的要求运动身体；②导气，配合肢体运动进行呼吸吐纳，调节体内气血运行；③按摩，即"自摩自捏"；④叩齿，以上下牙齿轻轻相叩；⑤漱咽，以舌搅口中津液，液满而咽下；⑥存想，存神收心，观想自身；⑦意念，以意排除杂念，收敛精神，调和气血，通常所说的"意守丹田"即指此。

【气功按摩十八法】

气功按摩十八法属导引派医疗功法，主要通过调身来调和营卫，疏通气血，使经络畅通，功能恢复，人体各器官相互协调，机能趋于正常，以达治愈疾病、健身长寿的目的。

主要方法有：预备功、揉发梳头、双鸣天鼓、旋指捣耳、运目养神、刮眼明目、将鼻防感、浴面生华、叩齿固肾、搅海吞津、竖推肩井、横摩胸肋、正反揉腹、背搓腰际、敲打命门、按摩上肢、按摩下肢、按摩涌泉、全身拍打与收功等。下边介绍几种常用的保健方法：

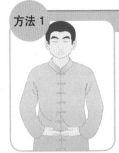

方法 1　　▶ 预备功 ▶▶

两手置于小腹前，两手臂微屈，手心向上，手指尖相对，从头至脚依次放松后意念集中于下丹田。自然呼吸，逐步达到轻、柔、匀。

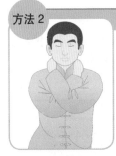

方法 2　　▶ 竖推肩井 ▶▶

用两掌心左右交叉按摩肩井穴及其周围，同时腰部随上肢的摆动而自由转动。对治疗肩背痛、落枕、举臂困难、甲状腺功能亢进等均有一定的疗效。

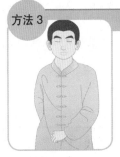

方法 3　　▶ 敲打命门 ▶▶

双手握拳，通过自由转腰时用左右拳轮换敲打前后命门。具有强腰壮肾的作用，对消化系统疾病亦有一定的疗效。

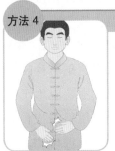

方法 4　　▶ 全身拍打 ▶▶

用拳或者掌在丹田、腹部、胸部、腰部、背部、肩部、头部、上肢、下肢做轻松而富有弹性的拍打。具有舒筋活络、强筋健骨之效。

【导引手法】

手法 1　● 拍打法 ▶▶

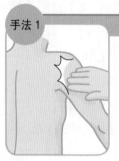

用食指、中指、无名指、小指的指腹在按摩部位上进行拍打。拍打时，四个手指并拢或稍分开，以手指的指腹（不是手掌）用弹跳的力量有节奏地向前移动着拍打。这种手法主要应用在四肢。

手法 2　● 叩打法 ▶▶

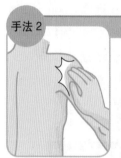

五个手指弯曲，指尖收拢或稍分开，成梅花形或扇面形，用指尖的力量在按摩部位上叩打。叩打时，主要是用腕指的弹跳力。这种手法的力量较强，也较集中，主要应用在四肢。

手法 3　● 抚摩法 ▶▶

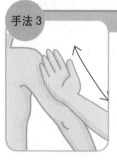

用手掌和手指的掌侧面在按摩部位上进行缓慢或快速的有节律的抚摩，这是一种比较轻的手法。缓慢抚摩法主要应用于头部，快速抚摩法主要应用于四肢和躯干，是用整个手臂的力量进行的，实际上也是用全身力量进行的。

手法 4　● 旋摩法 ▶▶

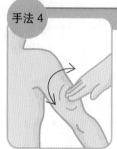

可用食指、中指、无名指、小指的远端指腹进行旋摩，也可用手掌及手指的掌侧面旋摩。前者的力量比较集中，透力较大；后者的力量比较均匀，主要作用于浅部。旋摩是在按摩部位呈弧圈形旋转地前进或在固定的部位上旋摩，前者主要应用于四肢，后者应用于腹部。

手法 5　● 点按法 ▶▶

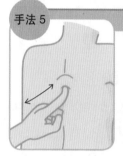

以指尖的"顶劲"点按在穴位上进行按摩。点按可用拇指、食指或中指的指尖进行，用做点按的手指指甲应剪短。点按可用单手，也可用双手。施用的指力视点按部位而定。这种手法应用在若干主要穴位上。此即针灸学中的"指针法"。

手法 6　● 指揉法 ▶▶

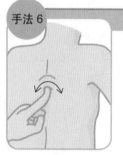

用指尖的"顶劲"在穴位上进行揉压，可用单手，也可用双手。施用的指力视指揉部位而定。指揉法是用指尖以小的弧圈形式揉压的，多应用于一些主要穴位上。

手法 7　掌揉法 ▶▶

用手掌的基底部（靠近腕部的肉厚之处），以手腕力量呈弧圈样进行揉摩。此法较指揉法的力量大，可作用到软组织的深部。此法主要用于四肢肌肉较厚的部位和关节部位。

手法 8　指捏法 ▶▶

用五个手指进行捏压。捏压时，拇指伸直，食指、中指、无名指、小指并拢平伸，掌指关节后引，拇指前伸，使拇指和食指的指尖平齐，形如"鹤嘴"。这种手法在《峨眉天罡指穴法》中叫"鹤嘴劲"。此法主要用于背部。施术时，以指捏的力量像"鹤嘴"那样一张一闭地向前捏动。

手法 9　掌搓法 ▶▶

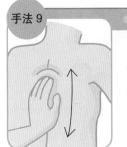

用掌指的掌侧面像搓东西那样用"搓劲"在按摩的部位上搓动，可以向单一方向搓动，也可以来回搓动。此法的力量较"抚摩法"重，主要用于腹背部和四肢。

手法 10　剁掌法 ▶▶

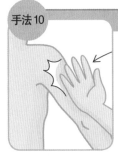

用第五掌骨和小指的尺骨侧，用手腕的力量，在按摩部位上弹剁。剁掌时，五个手指微分开，以便产生弹跳力。此法主要用于四肢肌肉较厚处。

手法 11　推导法 ▶▶

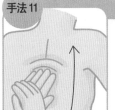

用手掌的基底部在按摩部位上以较重的力量"推导"，可以用单手，也可以用双手。用双手进行时，把一只手掌放在另一只手的手背上，以加重推导的力量。此法主要应用于四肢部和腰背部。

手法 12　抓起法 ▶▶

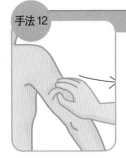

将五个手指的末节指腹按压在按摩部位上，随即以适当的压力收拢指尖，用"粘提劲"向上抓起。此法用于四肢肌肉较厚的部位。

《黄帝内经》　国医自疗法

【导引的顺序和部位】

导引的顺序和部位分为颜面部、头颈部、上肢部、下肢部、肩背部、腰骶部和胸腹部。

①颜面部导引：双手洗脸，导引印堂穴，导引太阳穴，导引迎香穴，导引耳壳；②头颈部导引：双手梳发，导引玉枕穴，导引风池穴，点按翳风穴；③肩背部导引：按摩大椎穴，抓捏肩井穴；④上肢部导引：按摩肩穴，按摩曲池、少海两穴，导引内关、外关穴，导引合谷穴，导引上肢；⑤下肢部导引：导引伏兔穴，导引鹤顶穴，导引阴、阳陵泉穴，导引足三里穴，导引三阴交穴，导引涌泉穴，导引下肢；⑥骶部导引：点按肾俞穴，点按腰眼穴，点按八穴，推导腰骶；⑦胸腹部导引：导引侧腹，推导任脉。

【五禽戏】

最早记载"五禽戏"名目的是南北朝陶弘景的《养性延命录》。五禽戏在中国民间广为流传，是流传时间最长的传统健身方法之一。

五禽戏锻炼要做到：全身放松，意守丹田，呼吸均匀，形神合一。练熊戏时要在沉稳之中寓有轻灵，将其剽悍之性表现出来；练虎戏时要表现出威武勇猛的神态，柔中有刚，刚中有柔；练猿戏时要仿效猿敏捷灵活之性；练鹿戏时要体现其静谧恬然之态；练鸟戏时要表现其展翅凌云之势，方可融形神为一体。常练五禽戏，可活动腰肢关节，壮腰健肾，疏肝健脾，补益心肺，从而达到祛病延年的目的。

◆ 熊戏

身体自然站立，两脚平行分开，与肩同宽，双臂自然下垂，两眼平视前方。先右腿屈膝，身体微向右转，同时右肩向前下晃动、右臂亦随之下沉，左肩则向外舒展，左臂微屈上提。然后左腿屈膝，其余动作与上左右相反。如此反复晃动，次数不限。

五禽戏图

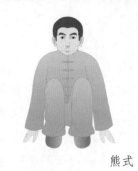

熊式

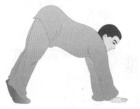

虎式

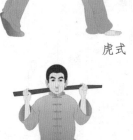

猿式

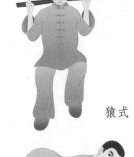

鹿式

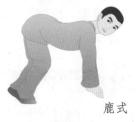

鸟式

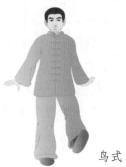

❖ 虎戏

两脚跟靠拢，呈立正姿势，两臂自然下垂，两眼平视前方。

（一）左式：①两腿屈膝下蹲，重心移至右腿，左脚虚步，脚掌点地、靠于右脚内踝处，同时两掌握拳提至腰两侧，拳心向上，眼看左前方。②左脚向左前方斜进一步，右脚随之跟进半步，重心坐于右腿，左脚掌虚步点地，同时两拳沿胸部上抬，拳心向后，抬至口前两拳相对翻转变掌向前按出，高与胸齐，掌心向前，两掌虎口相对，眼看左手。

（二）右式：①左脚向前迈出半步，右脚随之跟至左脚内踝处，重心坐于左腿，右脚掌虚步点地，两腿屈膝，同时两掌变拳撤至腰两侧，拳心向上，眼看右前方。②与左式②同，唯左右相反。如此反复左右虎扑，次数不限。

❖ 猿戏

两脚跟靠拢，呈立正姿势，两臂自然下垂，两眼平视前方。

（一）左式：①两腿屈膝，左脚向前轻灵迈出，同时左手沿胸前至口平处向前如取物样探出，将达终点时，手掌撮拢成钩手，手腕自然下垂。②右脚向前轻灵迈出，左脚随之迈至右脚内踝处，脚掌虚步点地，同时右手沿胸前至口平处时向前如取物样探出，将达终点时，手掌撮拢成钩手，左手同时收至左肋下。③左脚向后退步，右脚随之退至左脚内踝处，脚掌虚步点

地，同时左手沿胸前至口平处向前如取物样探出，最终成为钩手，右手同时收回至右肋下。

（二）右式动作与左式相同，唯左右方向相反。

❖ 鹿戏

身体自然直立，两臂自然下垂，两眼平视前方。

（一）左式：①右腿屈膝，身体后坐，左腿前伸，左膝微屈，左脚虚踏；左手前伸，左臂微屈，左手掌心向右，右手置于左肘内侧，右手掌心向左。②两臂在身前同时以逆时针方向旋转，左手绕环较右手大些，同时要注意腰胯、尾骶部以逆时针方向旋转，久而久之，过渡到以腰胯、尾骶部的旋转带动两臂的旋转。

（二）右式动作与左式相同，唯左右方向相反，绕环旋转方向亦有顺逆不同。

❖ 鸟戏

两脚平行站立，两臂自然下垂，两眼平视前方。

（一）左式：①左脚向前迈进一步，右脚随之跟进半步，脚尖虚点地，同时两臂慢慢从身前抬起，掌心向上，与肩齐平时两臂向左右侧方举起，随之深吸气。②右脚前进与左脚相并，两臂自侧方下落，掌心向下，同时下蹲，两臂在膝下相交，掌心向上，随之深呼气。

（二）右式动作同左式，唯左右方向相反。

Chapter 02

推拿按摩保健法

◆ "中央者，其地平以湿，天地所以生万物也众，其民食杂而不劳，故其病多痿厥寒热，其治宜导引按跷。"

——《素问·异法方宜论》

【推拿按摩的渊源】

推拿，是指运用手、指的技巧，在人体皮肤、肌肉组织上施加不同的力量、技巧和功力，刺激某些特定的部位来达到恢复或改善人体的生机、促使病情康复的一种方法。推拿又有"按跷"、"跷引"、"案杌"诸称号。推拿，作为一种非药物的自然疗法、物理疗法由来已久，有学者赞之为"元老医术"。《史记》上记载的秦代名医扁

内经史话

中国最早的按摩专书，当推《黄帝按摩经》（十卷，见《汉书·艺文志》），可惜早已亡佚。在现存的古典医书《黄帝内经》里，许多地方谈到按摩。如《血气形志》云："形数惊恐，经络不通，病生于不仁。治之以按摩醪药。"又如《异法方宜论》云："中央者，其地平以湿，天地所以生万物也众，其民食杂而不劳，故其病多痿厥寒热，其治宜导引按跷。"

鹊，曾用推拿按摩疗法，治疗虢太子的尸厥症。秦代至今已有两千多年，可见，推拿按摩疗法在中国已有悠久的历史。

古人很早就已掌握用推拿按摩疗法来治疗肢体麻痹不仁、痿证、厥证、湿证和寒热证等。

【推拿按摩保健的作用】

推拿作为"以人疗人"的方法，通常是指医者运用自己的双手作用于病患的体表、受伤的部位、不适的所在、特定的腧穴、疼痛的地方，具体运用推、拿、按、摩、揉、捏、点、拍等形式多样的手法，以期达到疏通经络、调和气血、扶伤止痛、祛邪扶正、调和阴阳的效果。

推拿按摩是一种经济简便的养生法，因为它不需要特殊医疗设备，也不受时间、地点、气候条件的限制，随时随地都可实行；且平稳可靠，易学易用，无任何副作用。按摩后可感到肌肉放松、关节灵活，使人精神振奋，

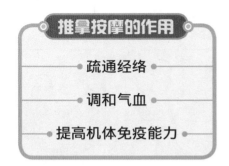

疲劳减轻，对保证身体健康有重要的作用。

疏通经络

《素问·血气形志》里说："经络不通；病生于不仁，治之以按摩醪酒。"说明按摩有疏通经络的作用。如按揉足三里、推脾经可增加消化液的分泌量等。从现代医学角度来看，按摩主要是通过刺激末梢神经，促进血液、淋巴循环及组织间的代谢过程，以协调各组织、器官间的功能，使机能的新陈代谢水平有所提高。

调和气血

明代养生家罗洪在《万寿仙书》里说："按摩法能疏通毛窍，能运旋荣卫。"这里的运旋荣卫，就是调和气血之意。因为按摩就是以柔软、轻和之力，循经络、按穴位，施术于人体，通过经络的传导来调节全身，借以调和营卫气血，增强机体健康。现代医学认为，推拿手法的机械刺激，通过将机械能转化为热能的综合作用，以提高局部组织的温度，促使毛细血管扩张，改善血液和淋巴循环，使血液黏滞性减

低，周围血管阻力降低，心脏负担减轻，故可防治心血管疾病。

去邪扶正

如小儿痢疾，经推拿后症状减轻或消失；小儿肺部有干湿性啰音时，按揉小横纹、掌心横纹会有疗效。有人曾在同龄组儿童中并列对照组进行保健推拿，经推拿的儿童组，发病率下降，身高、体重、食欲等皆高于对照组。临床实践及其他动物实验皆证明，推拿按摩具有抗炎、退热、提高免疫力的作用，可增强机体的抗病能力。

【按摩的种类和手法】

按摩疗法，大致有两种：一种是主动按摩，又叫自我按摩，是自己按摩自己的一种保健方法；另一种是被动按摩，是由医生掌握、用于病人的医疗法，也就是这里所说的按摩疗法。

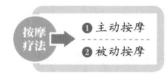

身体按摩

由于按摩具有疏通经络、滑利关节、调整脏腑气血功能、增强人体抗病力等综合效应，又不受设备、器械的限制，故千百年来一直被广泛的应用。

推拿按摩的主要手法有推法、按摩法、滚法、拿法、指压法、拍击法。

⊙推法

用指、掌、肘或拳背等部位，着力于人体的治疗部位，做单方向的直线移动。操作时指、掌、肘或拳背要紧贴体表，用力要稳，速度要缓慢而均匀。

具有疏通经络、理筋活血、消瘀散结、缓解痉挛的作用。

手法 推法 ▶▶

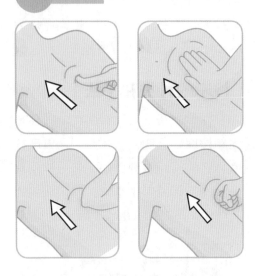

推法是非常常用的按摩手法，用指推称为指推法，用掌推称为掌推法，用肘推称为肘推法，用拳背推称为拳推法。多用于腰背及四肢，常用于治疗风湿痛、各种慢性劳损、筋肉拘急、感觉迟钝等。

⊙按摩法

用食指、中指、无名指三指指腹或手掌面附着于一定部位，有节奏地作以腕关节为中心的环形抚摩。操作时，肘关节自然屈曲，腕部放松，

手法 按摩法 ▶▶

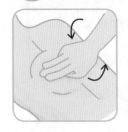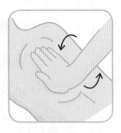

指掌自然伸直，动作要缓和而协调。

具有镇静止痛、消瘀退肿、缓解紧张的作用。多用于胸、腹、背、腰部，因其手法轻柔，常作为理筋开始阶段的手法，使病人能有一个逐渐适应的过程；或作为结束阶段的手法，以缓和强手法的刺激。

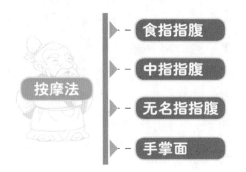

按摩法
- 食指指腹
- 中指指腹
- 无名指指腹
- 手掌面

⊙滚法

手法 滚法 ▶▶

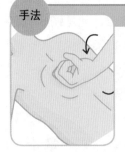

操作时，肩臂放松，肘部微屈，手呈半握拳状，以小鱼际尺侧缘及第 3 ～ 5 掌指关节的背侧贴附于患处，通过腕关节的屈伸和前臂的旋转，作复合的连续往返运动（前臂旋后时屈腕并用力下压；

前臂旋前时伸腕压力减轻）。滚动时手背部要紧贴体表，使产生的压力轻重交替而持续不断地作用于治疗部位，不可跳动或拖拉摩擦。滚动幅度控制在 120°左右，并注意动作的协调及节律。

具有调和营卫、疏通经络、祛风散寒、解痉止痛的作用。

适用于肩背、腰臀、四肢等肌肉丰厚的部位，可用于因旧伤、劳损引起的筋骨酸痛、麻木不仁、肢体瘫痪等。

⊙拿法

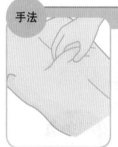

手法　　　　**拿法** ▶▶

用拇指与其余手指形成钳形，相对用力一紧一松捏挤肌肉、韧带等软组织，操作时腕要放松，用指腹着力，用力要由轻至重再由重至轻，不可突然用力。

具有缓解肌肉痉挛、松解粘连、活血消肿、祛瘀止痛的作用，多用于颈项部、肩部和四肢。

由于拿法的刺激较强，常与其他手法配合使用，如结合按摩法可缓和拿法的刺激而兼有摩拿两种作用。根据拿法作用的部位不同和动作差异，拿法可分为三指拿法、四指拿法和五指拿法。

⊙指压法

因用手指点压刺激经穴，与体针疗法颇为相似，故又称指压法为指针疗法。指压法的取穴方法基本与针灸学相同，在治疗操作时，除以痛为腧的取穴方法外还可以循经取穴。

手法　　　　**指压法** ▶▶

包括以中指为主的一指点法，或用拇指、食指、中指三指点法，或用五指捏在一起，组成梅花状的五指点法。医者应用点压法治疗时，应将自身的气力运用到指上，以增强指力。医者的指与病人的皮肤成 60°～ 90°角。用力大小可分轻、中、重三种。

轻压，是以腕关节为活动中心，主要用腕部的力量，肘和肩关节协调配合。其力轻而有弹性，是一种轻刺激手法，多用于小儿及年老体弱病人。

中压，是以肘关节为活动中心，主要用前臂的力量，腕关节固定，肩关节协调配合，是一种中等刺激手法。

重压，是以肩关节为活动中心，主要用上臂的力量，腕关节固定，肘关节协调配合，刺激较重，多用于青壮年及肌肉丰厚的部位。

主要具有疏通经络、宣通气血、调和脏腑、平衡阴阳的作用。

多用于胸腹部内伤、腰背部劳损、截瘫及神经损伤、四肢损伤及损伤疾患伴有内证者。

⊙拍击法

手法 ● 拍击法 ▶▶

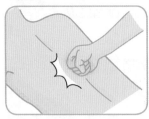

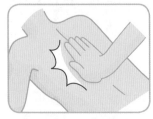

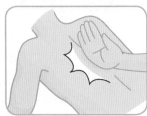

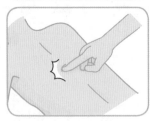

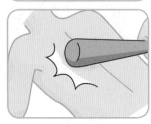

用虚掌拍打体表为拍打法；用拳背、掌根小鱼际尺侧、指尖或桑枝棒击打体表称为击法，又可分别称为拳击

法、掌击法、侧击法、指尖击法和棒击法。

拍击时要求蓄劲收提，即用力轻巧而有反弹感，以免产生震痛感；动作要有节奏，快慢适中，不能有拖抽动作。拍击法具有疏通气血、消除疲劳、舒筋通络、去风散寒的作用。拍打法常用于肩背、腰臀及下肢部；拳击法常用于腰背部；掌击法常用于头顶、腰臀及四肢部；侧击法常用于腰背及四肢部；指尖击法常用于头面、胸腹部；棒击法常用于头顶、腰背及四肢部。拍击法常用于风湿酸痛，局部感觉迟钝、麻木不仁及肌肉痉挛等病证。拍打法尚可用于胸胁部岔气。

◆ 头部自我按摩法

头部是人体的重要部位，按摩则可以疏通经络，行气活血，调整脏腑器官功能，增强人体抗病能力。

⊙浴面

又称"拭摩神庭"。神庭指面部，面为神之庭。步骤：两手搓热，四指并拢，手掌摊开，紧贴左右两侧面部，以中指指端的指腹部为先导，分别从鼻翼两旁的迎香穴开始，沿鼻柱两

手法 ● 浴面 ▶▶

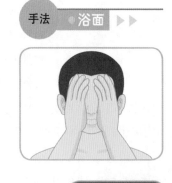

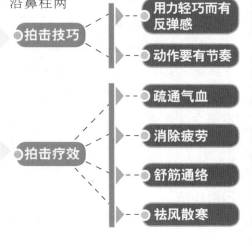

拍击法特点

拍击技巧
- 用力轻巧而有反弹感
- 动作要有节奏

拍击疗效
- 疏通气血
- 消除疲劳
- 舒筋通络
- 祛风散寒

侧缘向上推擦，经眼内角（睛明）、眉头（攒竹），到达前额部（神庭），然后两手左右分开，横推至两鬓，两掌心也随之掩眼而过，再由两鬓向下，经过颞部的太阳及耳前、面颊等部，返回到鼻翼两旁的原起点处（迎香）。可重复操作 3 ～ 5 次。用搓热的手搓擦肢体，习称"干浴"。除用于面部外，还可以用于颈项、胸腹、腰骶、上肢、下肢。

功效：畅通气血，驱散风邪，通窍明目，美容养颜。可用于防治感冒、头痛、胃肠病、慢性疲劳综合征等。

⊙手拭双目

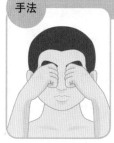

手法 **手拭双目** ▶▶

步骤：两目闭合，两手示指（食指）、中指、环指（无名指）指腹分别从两眼眼睑内侧沿上下眼眶边缘轻轻刮摩至外眼角处。然后睁开眼睛远眺，再转动眼珠 5 次。

功效：明目醒神。可增强视力，消除眼疲劳，并对近视、远视有一定的防治作用。

⊙擦唇及龈

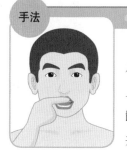

手法 **擦唇及龈** ▶▶

步骤：将一手虎口张开，横置于上唇（其内为上齿龈），作上下推擦，并着力到上齿龈部。然后移至下唇，再做同样动作。

功效：固齿生津。按摩牙龈可刺激唾液的分泌，有助于预防牙周病和龋齿。

⊙营治城郭

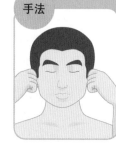

手法 **营治城郭** ▶▶

城郭指耳郭。

步骤：两拇指屈曲，空握拳，以拇指指背侧所突出的指关节部为接触点，按揉两耳屏前方的凹陷处（听宫）。然后放开手掌，用拇指、示指对合捏揉两耳耳郭部。

功效：补肾聪耳，醒脑提神。可防治耳鸣、耳聋、牙关不利、失眠等。

⊙上朝三元

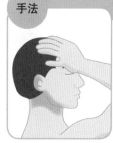

手法 **上朝三元** ▶▶

三元指头顶部。步骤：五指分开，从前额部向上推摩头皮，宛如梳头之状。

功效：五指分开，刚好作用于分布在头顶部的五条经脉（督脉、膀胱经、胆经），所以具有行气活血、去风化湿、清泻肝胆之火、健脑、固发等作用。用于防治头痛、头风、高血压、失眠、慢性疲劳综合征、遗尿、脱发等。

⊙鸣天鼓

手法　鸣天鼓 ▶▶

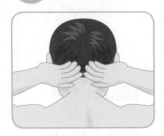

又称"击探天鼓"。

步骤：两手掌掩耳抱头，示指重叠于中指指背处再下滑，示指指端轻轻敲击枕部近风池处，使耳中闻及类似"击鼓"之声。

功效：健脑，安神，聪耳。可防治头痛、眩晕、耳鸣、失眠等。

以上各手法可单独运用，也可几种手法合而用之。操作时被按摩部位要放松，动作要轻柔，用力要适当。皮肤上可涂少量凡士林，按摩后再擦去。

◈ 胸部自我按摩

胸部为心肺所居，自然界的清气和由脾胃运化吸收的水谷精气结合而成的宗气，汇集于胸中。宗气有推动肺脏以司呼吸和贯心脉以行血液的作用。宗气旺盛则语音清晰洪亮，呼吸平稳均匀，经常按摩胸部可产生增强呼吸功能、促进血液循环、宣散郁滞之气血等综合效应。

⊙推胸

步骤：用一手的手掌平放在同侧胸部的乳头上方，斜行向下推擦，途经前胸正中两乳头之间，推向对侧的胁肋部。

功效：宽胸利气，止咳化痰，平喘降逆。

⊙揉按肋间隙

步骤：用中指的指腹由内向外、由上向下依次按揉各肋间隙，重点在中府、云门、屋翳、期门等穴。

功效：行气宽胸，疏肝利胆。

⊙拿胸肌

步骤：两臂交叉于胸前，拇指置于腋前，食、中指置于腋下，捏拿胸大肌肌腱。

功效：行气活血，兴奋呼吸。

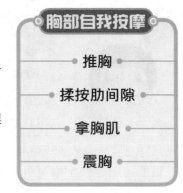

胸部自我按摩

- 推胸
- 揉按肋间隙
- 拿胸肌
- 震胸

⊙震胸

步骤：手掌紧贴胸壁，进行摇震。

功效：镇惊安神，增强心肺功能，促进痰液排出。

胸部按摩操作时，注意推擦力度要适中，防止损伤皮肤和乳头；注意保暖，避免受寒着凉；宜在起床前、临睡前或饭后1小时后进行。

◈ 腹部自我按摩

腹部自我按摩多施以揉摩法。《延年九转法》"全图说"指出"摩腹之法，以动化静，以静运动，合乎阴阳，顺乎五行，发其生机，神其变化，故能通和上下，分理阴阳，去旧生新，充实五脏，驱外感之诸邪，清内生之百症。补不足，泻有余，消长之道，妙应无穷"，揭示了摩腹有调整阴阳、补虚泻实、除旧生新、促进脏腑功能之效。

⊙摩腹

步骤：两手的食指、中指、无名指相重叠，指掌面置于上腹部胸骨剑突下，按顺时针方向旋摩21圈。

由剑突下方直线向下且摩且移，旋摩至耻骨联合部。两手分开向两边，沿相对称的弧线分别向上旋摩至剑突下方会合。两手三指相叠，向下直推至耻骨联合部。共按摩21次。

以脐为中心，用右手掌以顺时针方向绕脐摩腹21次。

以脐为中心，用右手掌以逆时针方向绕脐摩腹21次。

左手叉腰，拇指在前，其余四指托后，用右手食指、中指、无名指掌面从左乳头向下直推至左腹股沟处，共推21次。

右手叉腰，拇指在前，其余四指托后，用左手食指、中指、无名指掌面从右乳头向下直推至右腹股沟处，共推21次。

自然盘坐，两手握固，分按于两膝上，十趾微跖屈，上半身沿顺时针方向转摇21次，再沿逆时针方向转摇21次。

▣ 摩腹养生

摩腹养生对延年益寿大有益处，曾有诗云："摇齿徐自定，发脱却重生，意适簪花舞，身轻舍杖行。"陆游以此祛病强身，享以85岁高寿。

动作要和缓，幅度尽可能逐渐增大，如向前转摇时，可将头肩超出膝前，甚至胸部贴近膝上部。向后转摇时，上半身尽量后仰。

功效：健脾和胃，消食导滞，化湿散瘀，利水通淋，补气生血，温养下元。可防治消化不良、饮食积滞、嗳气上逆、腹胀、便秘、腹泻、胃肠病、下元虚冷、小便频数、月经不调、痛经、遗精、阳痿、哮喘、失眠等。

⊙揉中脘

步骤：用手掌大鱼际部紧贴上腹部脐上中脘穴，另一手掌叠于其手背之上以助其力，按顺时针方向揉动。

功效：健脾和胃。

注意腹部按摩施术时动作要和缓，摩腹时和摩腹后腹部应注意保暖。饥饿时或饱餐后不宜进行。内脏出血、腹内有肿物、急腹症者或孕妇不宜应用。

Chapter 03

刮痧保健法

刮痧法是中医刮治的主要方法，又称刮治法。选用边缘光滑的瓷器片、古钱币、玻璃短棍或用手指等在体表皮肤由上至下，从左到右或从中心向外侧进行刮摩，使之发红，出现一片片或一块块的青紫瘀斑或瘀点，即"出痧"，从而达到预防和治疗疾病的目的。

刮痧法是在民间流传最为广泛的养生方法之一，早在《保赤推拿法》中就有载述。元明时期，已有较多的用苎麻作为刮痧工具的疗法记载。由于该法治疗"痧胀"、"中暑"效果明显，当时专称刮痧法为"夏法"。到了清代，经过许多医家收集、整理、研究，刮痧法更具有系统性。目前常用的刮痧法有刮背法、刮痧法、提痧法和刮目法。

【刮痧的操作方法】

刮背法

刮背法是用边缘光滑的工具蘸食油或清水，在背部的体表皮肤或是选定的刮治部位作上下、左右的刮动。该法

```
刮痧
  ↓
操作方法
  ↓
├─────┬─────┬─────┐
刮背法  刮痧法  提痧法  刮目法
```

具有宣通透泄、发散解表、促进发汗、舒筋活血、调整脾胃及其他脏腑功能的作用。现代研究证明，刮背法通过对皮下神经末梢的刺激，能够调整神经系统的功能，增强人体的抗病能力。

先暴露病人的背部，用干净毛巾、肥皂将刮治部位揩擦干净。然后用工具蘸香油或清水，从第七颈椎起沿着督脉从上向下刮至第五腰椎，再从第一腰椎旁开沿肋间向外斜刮。刮时要保持其滑利性，不要来回刮，要顺势，力量均匀，使用腕力，刮出紫红色的条痕或斑块后停止刮治。

刮痧法

刮痧法是刮背法的延伸，是对患者颈项、胸背、头部眉心、太阳、喉头骨、两肘、两膝等部位作刮痕动作。所谓"痧"，是指夏暑季节，感受暑热或吸入秽浊之气引起的头晕头痛、耳热、倦怠胸闷、肢酸乏力、上吐下泻等症状。刮痧法有宣通气血、发汗解表、舒筋活络、调理脾胃等功能，故能使脏腑秽浊之气通达于外，促使周身气血流畅，逐邪外出。根据现代医学分析，本法首先作用于神经系统，使血液回流加快，淋巴液的循环加快，新陈代谢旺盛。据研究证明，本法还

有明显的退热、镇痛作用。

让患者暴露刮痧部位，用75%浓度的酒精对局部皮肤进行消毒，然后用酒精浸泡过的工具蘸少许麻油，以一定的倾斜度从上到下，从内而外，匀力刮治，力量从轻逐渐加重，以出现紫红色的斑点或斑块为度。先刮治颈项部，再刮治脊柱两侧部，然后再刮胸部（乳房禁刮）及四肢。时间15分钟，或以患者能耐受为度。

❖ 提痧法

提痧法又称挟痧、抓痧法，是在患者的一定部位或穴位上，用手指拧起一道道紫暗红色的痧痕，以治疗痧症的一种方法，其作用大致和"刮痧法"相同。

根据疾病的不同情况，提痧的部位多选在前额、前后颈部、胸部、背部、和四肢。头部有印堂、太阳（两侧）；颈部有前颈廉泉，后颈大椎，两部位共取十处；胸部从璇玑起，分别向左右每隔一寸取一点，共七处；腹部有下脘、石门、天枢（两侧）等；肩部取肩井（双侧）；背部从陶道起，分别向左右每隔一寸取一点，共取七

处；腰部取命门、肾俞穴；上肢取曲池、合谷；下肢取委中；其他可取阿是穴（即压痛点）。

提痧时，手指用清水湿润，五指弯曲，用食指与中指的第二指节对准所选

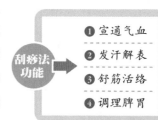

刮痧法功能 ➡
① 宣通气血
② 发汗解表
③ 舒筋活络
④ 调理脾胃

部位，将皮肤夹起，然后松开，一起一落，反复提痧，每处提挟6～8次，直到提痧部位出现橄榄状紫红色充血斑。手法要先轻后重，手指皮肤要保持湿润。提痧的部位、提挟次数应根据患者的情况而定；对儿童与年老体弱者，手法宜轻，提痧部位宜少。

❖ 刮目法

刮目法是通过手指在眼眶上的刮划，刺激有关穴位，通过经络传导，或是直接用棉签蘸药水擦拭角膜、结膜，而防治疾病的养生方法。本方法主要用于防治各种眼病，也有助于调理气机，促进全身健康。

两手中指对搓，搓热后闭目。先用中指从内眼角沿上眼眶向外微用力刮至太阳，刮10～20次，再用食指分别点按丝竹空、攒竹、睛明、四白各10～20次。

▨ 刮痧介质

传统的刮痧法使用的介质很多，通常可以分为液体、固体、药剂三类，如蒸馏水、凉开水、凡士林、香油等。随着科学技术的发展，现代临床比较常用的是具有疏通经络、消炎镇痛作用的专用活血刮痧剂。

【刮痧的工具和介质】

刮痧使用的工具很简单，只要是边缘光滑的东西都可以，如调羹、梳子等。天然水牛角的刮痧板效果更好，对人体肌肤无毒性刺激和不良化学反应，而且水牛角本身就是一味中药，具有发散行气、活血和润养的作用。

刮痧前要在皮肤上涂一层润滑剂，如香油、色拉油，或活血通络酊、去痛灵、正红花等药油。目的是刮摩起来不至于伤害皮肤，还可起到辅助治疗作用。

【刮痧的基本手法】

方向：颈、背、腹、上肢、下肢部从上向下刮拭，胸部从内向外刮拭。

力度：轻柔和缓为补刮，可使人体正气得到补助，适用于虚证的治疗；强烈有力为泻刮，可祛除病邪，适用于实证的治疗。

角度：一般右手掌握刮痧工具，灵活运用腕力、臂力，切忌使用蛮力。刮治时，硬质刮具（如水牛角刮痧板、硬币等）的钝缘最好与皮肤成45°角，否则会将肌肉和皮肤推起，形成推、削之势造成疼痛或损伤。

时间：补刮5～10分钟，泻刮3～5分钟。不过一般家庭保健型刮痧无严格的时间限制，以出现紫红色痧痕及患者能耐受为度。

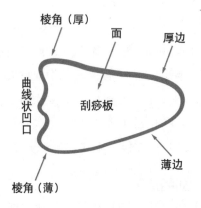

棱角（厚）　面　厚边
曲线状凹口　刮痧板
棱角（薄）　薄边

→ 刮板运动方向

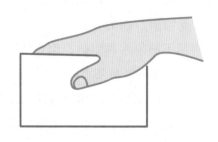

→ 刮板运动方向

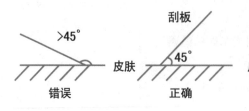

>45°　皮肤　错误
刮板　45°　皮肤　正确
<45°　皮肤　错误

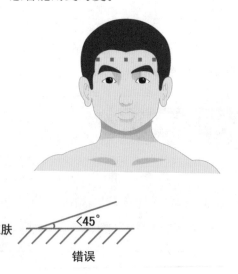

适应证	
内科病症	感受外邪引起的感冒发热、头痛、咳嗽、呕吐、腹泻以及高温中暑等，急慢性支气管炎、三叉神经痛、多梦、神经官能症等
外科病症	以疼痛为主要症状的各种外科病症，如急性扭伤、感受风寒湿邪导致的各种软组织疼痛、各种骨关节疾病、坐骨神经痛、肩周炎等
儿科病症	营养不良、食欲不振、生长发育迟缓、小儿感冒发热、腹泻、遗尿等
五官科病症	牙痛、鼻炎、鼻窦炎、咽喉肿痛、视力减退、弱视、青少年假性近视、急性结膜炎等
妇科病症	痛经、闭经、月经不调、乳腺增生、产后病等
保健	预防疾病、病后恢复、强身健体、减肥、养颜美容、消斑除痘、延缓衰老等

【刮痧疗法的种类】

刮痧疗法可以分为两种：一种是直接刮痧疗法，另一种是间接刮痧疗法。

所谓直接刮痧疗法，就是医者用工具，直接刮摩人体某个部位的皮肤，使皮肤发红、充血，而呈现出紫红色或暗黑色的斑点来。这种方法多用于体质比较强壮而病证又属于实盛之候者。

间接刮痧疗法，就是医者在施术时，用一块毛巾或棉布等覆盖在需要刮摩部位的皮肤上，然后再用工具在毛巾或棉布上进行刮摩，使皮肤发红、充血，呈现出斑点来。

【刮痧的适应证】

刮痧可以作为辅助的治疗手段。其适应证比较广泛，如感冒、发热、头痛、中暑、哮喘、颈椎病、肩周炎、坐骨神经痛、乳腺增生、月经不调、小儿消化不良等。比如发热需要做物理降温，刮痧是最好的选择。家庭成员之间相互做保健治疗，不仅可以促进健康，而且能增进感情。

刮痧疗法

A 直接刮痧疗法

B 间接刮痧疗法

感冒、发热、头痛、中暑、哮喘、颈椎病、肩周炎、坐骨神经痛、乳腺增生、月经不调、小儿消化不良等

【刮痧的禁忌证】

有出血倾向的疾病，如血小板减少症、白血病、过敏性紫癜症等不宜用泻刮法，宜用补刮或平刮法。如出血倾向严重者应暂不用刮痧法。

新发生的骨折患部不宜刮痧，须待骨折愈合后方可在患部补刮。外科手术疤痕处亦应在两个月以后方可局部刮痧。恶性肿瘤患者手术后，手术疤痕局部处慎刮。

原因不明的肿块及恶性肿瘤部位禁刮，可在肿瘤部位周围进行补刮。

妇女月经期、妊娠期和下腹部慎刮。

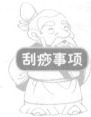

刮痧事项

- 刮痧时应避风和注意保暖
- 刮痧后饮一杯热水
- 刮痧后洗浴时的保健方法
- 皮肤有化脓性炎症、渗液溃烂的，以及急性炎症红、肿、热、痛者，不可直接刮拭，可在皮损处周围刮拭

【刮痧的注意事项】

保健刮痧法一般使用刮板厚面边缘，肌肉丰厚部位或头皮部位可使用刮板薄面边缘。

保健刮痧一般不涂抹刮痧润滑剂，直接在皮肤上或隔衣刮拭，刮至局部皮肤发热或潮红即可，不必出痧。在刮拭过程中，如发现某条经脉或局部疼痛，说明此经脉气血有不同程度的阻滞，为经脉的缺氧现象，可在此处涂抹专用的刮痧润滑剂，即刻按治疗刮痧法刮拭。

保健刮痧法根据被刮者的体质与耐受能力来决定手法的轻重，虚证与耐受能力差者，用补刮法，其余用平刮法。保健刮痧也可在每次洗浴时进行，洗浴后全身汗孔扩张，趁水渍未干时刮拭效果更佳。

【刮痧的作用】

保健刮痧法是一种有效的可预防疾病、保护健康的方法。本法注重对机体的整体调理，通过刮拭全息穴区和经络穴位来调节脏腑、疏通经络、畅达气血、平衡阴阳，从而增强机体的生理功能和抗病能力。

保健刮痧又有加强新陈代谢，促进体内毒素排泄的作用，对潜伏的各种病变进行有效的提前治疗，能收到防微杜渐、预防疾病的效果。

保健刮痧过程中，还可以根据机体经络穴位及全息穴区的反应和出痧的情况，发现自身体质的弱点和将要发生疾病的脏腑器官及潜伏的病变，对疾病有超前诊断作用。

【刮痧法在现代的发展】

经络刮痧法

20 世纪 90 年代初期，台湾吕教授首先倡导循经走穴的"刮痧疏经健康法"，将刮痧法和中医经络腧穴知识结合起来，以经络腧穴学说为指导，使用水牛角精工制作的刮痧板，涂抹具有疏经活络、消炎镇痛的刮痧活血剂，刮拭经络和腧穴，起到调血行气、疏通经络、活血祛瘀的作用，把阻经滞络的病源呈现于体表，使病变器官、细胞得以营养和氧气的补充发生活化，从而恢复了人体自身的愈病能力。经络刮痧法扩大了防治疾病的范围，提高了疗效，使古老的刮痧法焕发出新的生机，标志着刮痧法的新发展。

全息刮痧法

1995 年，海军医学专家张秀勤教授在大量经络刮痧法的临床实践中，积累了丰富的经验，并系统研究、总结了经络刮痧法。为了更好地发挥刮痧法的优势，解决经络刮痧法的不足之处，他首次提出运用生物全息理论指导刮拭局部器官的"全息刮痧法"。

全息刮痧法增加了刮痧治病防病的穴区，由于刮拭部位与疾病部位对应性强，治疗效果显著。因治疗部位面积小，刮拭时间短，该法特别适合身体虚弱，不能进行大面积经络刮痧的患者。其刮拭部位多在头、手足等部位，治疗时可不脱衣服，使刮痧治疗更简便易行。如有因疼痛、皮肤病或痧未消退而不能刮拭的病变局部，可用此法刮拭对侧或其他全息穴区，十分方便。更重要的是，由于可供选择的刮拭部位多，某个部位痧没消退时，可以刮与疾病相对应的另一个全息穴区，解决了刮痧法不能连续进行的难题。如果经络刮痧法和全息刮痧法结合起来，并根据病情交叉或重叠使用，经常变换刮拭部位，可以提高机体对刮痧的敏感性，增强疗效。

刮痧作用 的三个重点

A 促进代谢，排出毒素

刮痧能及时将体内代谢的"垃圾"刮拭到体表，沉积到皮下的毛孔，使体内的血流通畅，恢复自然的代谢活力。

B 舒筋通络

越来越多的现代人受到颈椎病、肩周炎、腰背痛的困扰，而刮痧能够舒筋通络、消除疼痛病灶、解除肌肉紧张。

C 调整阴阳

中医十分强调机体阴阳关系的平衡，刮痧对人体功能有双向调节作用，可以改善和调整脏腑功能，使其恢复平衡。

Chapter 04

针灸保健法

◆ "欲以微针，通其经脉，调其血气。"

—— 《灵枢·九针十二原》

针灸保健法，就是用毫针或艾灸刺激人体一定的穴位，以激发经络之气，促进人体新陈代谢，从而起到强壮身体、益寿延年的目的。

【针刺保健】

针刺保健，就是用毫针刺激一定的穴位，运用迎、随、补、泻的手法以激发经气，使人体新陈代谢机能旺盛起来，达到强壮身体、益寿延年的目的。它是一种行之有效的养生方法。

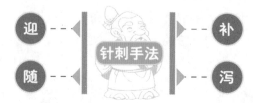

迎 —— ◄ 针刺手法 ► —— 补
随 —— ◄ 　　　　 ► —— 泻

◈ 针刺的作用

针刺保健与针刺治病的方法相同，但各有侧重。健康而施针刺，着眼于强壮身体，提高机体代谢能力，旨在养生延寿；治病而用针法，则着眼于纠正机体阴阳、气血的偏盛偏衰，扶正祛邪，意在祛病除疾。因而，针刺用于健康者，在选穴、施针方面，亦有其特点。选穴则多以具有强壮功效的穴位为主；施针的手法、刺激强度宜适中，选穴亦不宜过多。

⊙ 通经络

针刺之所以能够养生，是由于刺激某些具有强壮功效的穴位，可以促进体内的气血运行，使正气充盛，阴阳协调。针刺的作用主要在于疏通经络，使气血流畅。《灵枢·九针十二原》中指出："欲以微针，通其经脉，调其血气。"针刺前的"催气"、"候气"，刺后的"得气"，都是在调整经络气血。如果机体某一局部的气血运行不利，针刺即可激发经气，促其畅达。所以，针刺的作用首先在于"通"，经络通畅无阻，机体各部分才能密切联系，共同完成新陈代谢活动，人才能健康无病。

⊙ 调虚实

人体的生理机能活动随时都在进行着。"阴平阳秘"是一种动态平衡，在正常情况下，人体也容易出现一些虚实盛衰的偏向。比如，体质的好坏、体力的强弱、机体耐力、适应能力，以及智力、反应灵敏度等，会使不同

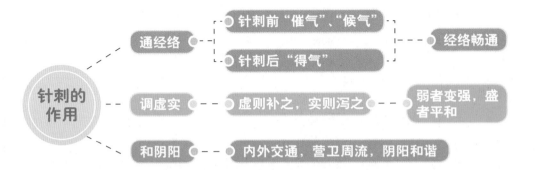

的个体在不同的时期出现一定的虚实盛衰偏差。针刺保健则可根据具体情况，纠正这种偏差，虚则补之，实则泻之，补泻得宜，可使弱者变强，盛者平和，以保证健康。

⊙ 和阴阳

阴阳和谐乃是人体健康的关键。针刺则可以通经络、调虚实，使机体内外交通，营卫周流，阴阳和谐。这样，新陈代谢自然会健旺，自然可以达到养生保健的目的。"阴平阳秘，精神乃治"，就是这个道理。

现代研究证明，针刺某些强壮穴位，可以提高机体的新陈代谢能力与抗病能力。同时，还可以引起硫氢基酶系含量增高。硫氢基为机体进行正常营养代谢所必需，对机体抗病防卫的生理功能有重要作用。这就进一步说明，针刺保健法确实具有健康防病、延年益寿的作用。

❖ 针刺的原则

⊙ 取穴原则

腧穴，是针灸处方的主要内容之一。人体有 361 个经穴，另有众多的经外奇穴。

针灸处方中腧穴的选择，是以阴阳、脏腑、经络和气血等学说为依据的，其基本原则是"循经取穴"，这是根据"经脉所通，主治所及"的原理而来的。

因此，在"循经取穴"的指导下，取穴原则可包括近部取穴、远部取穴和随证取穴。

Ⓐ 近部取穴

近部取穴是指在病痛的局部和邻近部位选取腧穴，它是以腧穴近治作用为依据的。其应用非常广泛，大凡其症状在体表部位反映较为明显和较为局限的病证，均可按近部取穴原则选取腧穴，予以治疗。

取穴原则

近部取穴
在病痛的局部和邻近的部位选取腧穴

远部取穴
在距离病痛较远的部位选取腧穴

随证取穴
针对某些全身症状或疾病的病因病机而选取腧穴

如眼病取晴明、球后、攒竹、风池等，鼻病取迎香、巨髎，面瘫取颊车、地仓，胃痛取中脘等，皆属于近部取穴。

Ⓑ 远部取穴

远部取穴指在距离病痛较远的部位选取腧穴，它是以腧穴的远治作用为依据的。这是针灸处方选穴的基本方法，体现了针灸辨证论治的思想。远部取穴运用非常广泛，临床上多选择肘膝以下的穴位进行治疗，在具体应用时，既可取所病脏腑经脉的本经腧穴（本经取穴），也可取与病变脏腑经脉相表里的经脉上的腧穴（表里经取穴）或名称相同的经脉上的腧穴（同名经取穴）进行治疗。

Ⓒ 随证取穴

随证取穴，亦名对证取穴或辨证取穴，是指针对某些全身症状或疾病的病因病机而选取腧穴，这一取穴原则是根据中医理论和腧穴主治功能而提出的。因在临床上有许多病证，如发热、失眠、多梦、自汗、盗汗、虚脱、抽风、昏迷等全身性疾病，往往难以辨位，不适合用远、近部取穴方法，此时就必须根据病证的性质，进行辨证分析，将病证归属于某一脏腑和经脉，再按照随证取穴的原则选取适当的腧穴进行治疗。如因心肾不交的失眠，辨证归心、肾两经，故取心、肾经神门、太溪等腧穴。

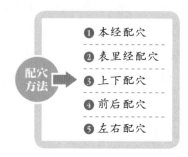

配穴方法 →
❶ 本经配穴
❷ 表里经配穴
❸ 上下配穴
❹ 前后配穴
❺ 左右配穴

⊙配穴方法

配穴是在选穴的基础上，选取两个或两个以上主治相同或相近，具有协同作用的腧穴加以配伍应用的方法。其目的是加强腧穴的治病作用，配穴是否得当，直接影响治疗效果。常用的配穴方法主要包括本经配穴、表里经配穴、上下配穴、前后配穴和左右配穴等。配穴时应处理好主穴与配穴的关系，尽量少而精，突出主要腧穴的作用。

⊙施针原则

针刺保健，可选用单穴，也可选用几个穴位为一组进行。欲增强某一

取穴原则举例

咳嗽、咳血为肺系病证，可选取手太阴肺经的尺泽、鱼际、太渊（本经取穴），也可选择与足太阴脾经的太白（同名经取穴）；胃脘疼痛属胃的病证，可选取足阳明胃经的足三里，同时可选足太阴脾经的公孙（表里经取穴）；面部疾患选合谷；目赤肿痛取行间；久痢脱肛取百会；急性腰扭伤取水沟等，均为远部取穴的具体应用。

方面机能者，可用单穴，以突出其效应；欲调理整体机能者，可选一组穴位，以增强其效果。养生益寿，施针宜和缓，刺激强度适中，不宜过大。一般来说，留针不宜过久，得气后即可出针，针刺深度也应因人而宜，年老体弱者或者小儿，进针不宜过深；形盛体胖之人，则可酌情适当深刺。

⊙针刺禁忌

遇过饥、过饱、酒醉、大怒、大惊、劳累过度等情况时，不宜针刺；孕妇及身体虚弱者，不宜针刺。

◆ 针刺保健常用的穴位

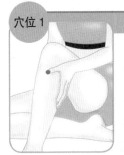

穴位 1 ▎足三里 ▶▶

位于膝下三寸，胫骨外大筋内。为全身性强壮要穴，可健脾胃，助消化，益气增力，提高人体免疫力。刺法：用毫针直刺1～1.5寸，可单侧取穴，亦可双侧同时取穴。一般针刺得气后即可出针。但对年老体弱者，则可适当留针5～10分钟。每日1次，或隔日1次。

穴位 2 ▎曲池 ▶▶

位于肘外辅骨。曲肘，肘横纹尽头便是此穴。此穴具有调整血压、防止老人视力衰退

的功效。刺法：用毫针直刺0.5～1寸，针刺得气后即可出针。体弱者可留针5～10分钟，每日1次，或者隔日1次。

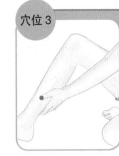

穴位 3 ▎三阴交 ▶▶

位于足内踝高点上3寸，胫骨内侧面后缘。此穴对增强腹腔诸脏器功能，特别是生殖系统的健康有重要作用。刺法：用毫针直刺1～1.5寸，针刺得气后即可出针。体弱者，可留针5～10分钟，每日1次，或者隔日1次。

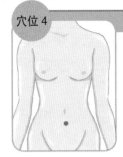

穴位 4 ▎关元 ▶▶

位于脐下3寸。本穴为健康要穴，有强壮作用。刺法：斜刺0.5寸，针刺得气后即可出针。每周1～2次。

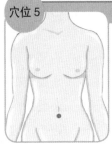

穴位 5 ▎气海 ▶▶

位于脐下1.5寸。此穴为健康要穴，常针刺此穴，有强壮作用。刺法：斜刺0.5寸，针刺得气后即可出针。可与足三里穴配合施针，每周1～2次。

【灸法保健】

灸，灼烧的意思。灸法是指利用某些燃烧材料，熏灼或温熨体表一定的部位，通过调整经络脏腑的功能，达到防治疾病的一种方法。实施灸法的原料很多，但以艾叶为主，其气味芳香；辛温味苦，容易燃烧，火力温和。用作灸法原料的艾绒就是用干燥的艾叶除去杂质，再捣碎而成。

保健灸法是中国古老的养生方法之一，不

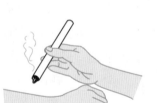

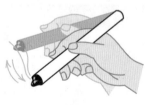

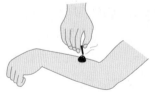

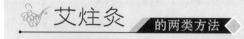 艾炷灸 的两类方法

A 直接灸	B 间接灸
直接灸可以治疗慢性虚寒性疾病，如哮喘、眩晕、慢性腹泻、风寒湿痹等。直接灸容易造成发泡，形成灸疮，在皮肤上留有瘢痕。	即在艾炷与皮肤之间垫以某种物品而施灸的一种方法。间接灸又可分为隔姜灸、隔蒜灸、隔盐灸，适用于一切虚寒性病证。

仅可用于强身健体，还可用于久病体虚之人的康复。所谓保健灸法，就是在身体某些特定穴位上施灸，以达到和气血、调经络、养脏腑、延年益寿的目的。《医学入门》里说："药之不及，针之不到，必须灸之。"说明灸法可以起到针、药有时不能起到的作用。

灸法的种类

⊙艾炷灸

将一小撮纯净的艾绒放置在平板上，用拇指、食指、中指边捏边旋转，捏成规格大小不同的圆锥形艾炷。小者如麦粒大，中等者如半截枣核大，大者如半截橄榄大。每燃烧一个艾炷，称为一壮。艾炷灸可分为直接灸和间接灸两类。

⊙艾卷灸

又称艾条灸，即用桑皮纸包裹艾绒卷成圆筒形的艾卷，也称艾条，将其一端点燃，对准穴位或患处施灸的一种方法。关于艾卷的记载见于明代，后来发展为在艾绒内加进药物，再用纸卷成条状艾卷施灸，名为"雷火神针"和"太乙神针"。在此基础上又演变为现代的单纯艾卷和药物艾卷。

灸法的作用

⊙温经散寒

人体的正常生命活动有赖于气血的作用，气行则血行，气止则血止，血在经脉中运行，完全是由于"气"的推动作用。各种原因，如"寒则气收，热则气疾"等，都可影响血气的运行，变生百病。而气温则血滑，气寒则血涩，也就是说，气血的运行有遇温则散，遇寒则凝的特点。

《灵枢·刺节真邪》中说："脉中之血，凝而留止，弗之火调，弗能取之。"《灵枢·禁服》亦云："陷下者，脉血结于中，中有著（着）血，血寒，故宜灸之。"灸法正是应用其温热刺激，起到温经通痹散寒的作用。所以灸法可用于治疗由血寒运行不畅、留滞凝涩引起的痹证，寒湿痹痛和寒邪为患之胃脘痛、腹痛、泄泻、痢疾等疾病，效果甚为显著。

⊙扶阳固脱

《素问·生气通天论》说："阳气者，若天与日，失其所，则折寿而不彰。"这说明了阳气之重要性。阳衰则阴盛，阴盛则为寒、为厥，甚则欲脱，当此之时，正如《素问·厥论》所云："阳气衰于下，则为寒厥。"阳气衰微则阴气独盛，阳气不通于手足，则手足逆冷。凡大病危疾，阳气衰微，阴阳离决等症，用大炷重灸，能祛除阴寒，回阳救脱。此为其他穴位刺激疗法所不及。

宋代《针灸资生经》也提到："凡溺死，一宿尚可救，解死人衣，灸脐中，即活。"说明凡出现呕吐、下利、手足厥冷、脉弱等阳气虚脱的重危患者，如用大艾炷重灸关元、神阙等穴，往往可以起到扶阳固脱、回阳救逆、挽救垂危之疾的作用。临床上多用艾条来温补、扶助虚脱之阳气，常用于中风脱证、急性腹痛吐泻、痢疾、中气不足而引起的遗尿、脱肛、阴挺、崩漏、带下、痰饮等急症。

⊙行气通络

经络分布于人体各部，内连脏腑，外布体表肌肉、骨骼等组织。正常的机体，气血在经络中周流不息，循序运行，如果由于风、寒、暑、湿、燥、火等外因的侵袭，人体或局部气血凝滞，经络受阻，即可出现肿胀疼痛等症状和一系列功能障碍，此时，灸治一定的穴位，可以起到调和气血、疏通经络、平衡机能的作用。

灸法在临床上可用于疮疡疖肿、冻伤、瘫闭、不孕症、扭挫伤等，尤以外科、伤科应用较多。

⊙消瘀散结

《灵枢·刺节真邪》说："脉中之血，凝而留止，弗之火调，弗能取之。"气为血之帅，血随气行，气得温则行，气行则血亦行。灸能使气机通调，营卫和畅，故瘀结自散。所以，灸法在临床上常用于气血凝滞之疾，如乳痈初起、瘰疬、瘿瘤等。

⊙升阳举陷

由于阳气虚弱不固等原因可致上虚下实，气虚下陷，出现脱肛、阴挺、久泄久痢、崩漏、滑胎等症。灸疗不仅可以起到益气温阳、升阳举陷、安胎固经的作用，对卫阳不固、腠理疏松者亦有效果，使机体功能恢复正常。

⊙拔毒泄热

在古代文献中有"热可用灸"的记载。灸法治疗痈疽，首见于《黄帝内经》。唐代《备急千金要方》进一步指出灸法对脏腑实热有宣泄的作用。如"小肠热满，灸阴都，随年壮"，又如"肠痈屈两肘，正灸肘尖锐骨各百壮，则下脓血，即差"，"消渴，口干不可忍者，灸小肠俞百壮，横三间寸灸之"。《医学入门》阐明了热证用灸的机理："热者灸之，引郁热之气外发，火就燥之义也。"《医宗金鉴·痈疽灸法篇》指出："痈疽初起七日内，开结拔毒灸最宜，不痛灸至痛方止，疮痛灸至不痛时。"总之，灸法能以热引热，使热外出。灸能散寒，又能清热，可对机体原来的功能状态起双向调节作用。

◈ 防病保健

艾灸除了有治疗作用外，还有预防疾病和保健的作用，是防病保健的方法之一，这在古代文献中有很多记载。如《素问·骨空论》中提到："犬所啮之处灸三壮，即以犬伤病法灸之。"即灸法可以预防狂犬病。《备急千金要方》云："凡宦游吴蜀，体上常须三两处灸之，勿令疮暂瘥，则瘴疠、温疟、毒气不能着人。"说明艾灸能预防传染病。

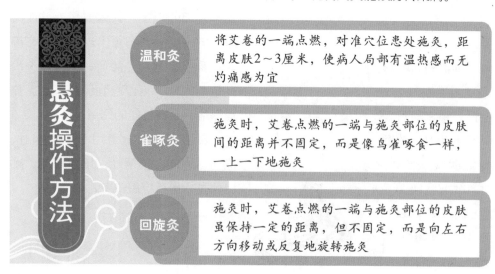

悬灸操作方法

温和灸	将艾卷的一端点燃，对准穴位患处施灸，距离皮肤2～3厘米，使病人局部有温热感而无灼痛感为宜
雀啄灸	施灸时，艾卷点燃的一端与施灸部位的皮肤间的距离并不固定，而是像鸟雀啄食一样，一上一下地施灸
回旋灸	施灸时，艾卷点燃的一端与施灸部位的皮肤虽保持一定的距离，但不固定，而是向左右方向移动或反复地旋转施灸

【拔火罐保健】

"拔火罐"是中国民间流传很久的一种独特的治病方法，俗称"拔罐子"、"吸筒"，在《本草纲目拾遗》中叫做"火罐气"，《外科正宗》中又叫"拔筒法"。古代多用于外科痈肿，起初并不是用罐，而是用磨有小孔的牛角筒，罩在患部排吸脓血，所以一些古籍中又取名为"角法"。关于拔火罐治疗疾病最早的文字记载，是公元281～361年间晋代葛洪著的《肘后方》。后来，牛角筒逐渐被竹罐、陶罐、玻璃罐所代替，治病范围也从早期的外科痈肿扩大到风湿痛、腰背肌肉劳损、头痛、哮喘、腹痛、外伤瘀血、感冒及一切酸痛诸症。

拔火罐与针灸一样，也是一种物理疗法。拔火罐通过物理的刺激和负压人为造成毛细血管破裂而形成瘀血，调动人体干细胞修复功能及坏死血细胞吸收功能，能促进血液循环，激发精气，调理气血，达到提高和调节人体免疫力的作用，从而产生治疗作用。因此，古人称它为郁血疗法。由于这种方法简便易行、效果明显，所以在民间历代沿袭，至今不衰。

火罐一拔，病体舒畅

拔火罐可以逐寒祛湿、疏通经络、祛除瘀滞、行气活血、消肿止痛、拔毒泻热，具有调整人体的阴阳平衡、解除疲劳、增强体质的功能，从而达到扶正祛邪、治愈疾病的目的。所以，许多疾病都可以采用拔罐疗法进行治疗。比如：人到中年，常见筋骨疼，按中医的解释多属风湿入骨。拔火罐时将罐口捂在患处，可以慢慢吸出病灶处的湿气，同时促进局部血液循环，达到止痛、恢复机能的目的，从而治疗风湿痹痛、筋骨酸楚等不适。

由于拔火罐能行气活血、祛风散寒、消肿止痛，所以对腰背肌肉劳损、腰椎间盘突出症有一定的治疗作用。火罐还可以用在人体穴位上，治疗头痛、眩晕、眼肿、咳嗽、气喘、腹痛等病证。

火罐的种类

⊙竹筒火罐

取坚实成熟的竹筒，一头开口，一头留节作底，罐口直径分3厘米、4厘米、5厘米三种，长8～10厘米。口径大的，用于面积较大的腰背及臀部。口径小的，用于四肢关节部位。至于日久不常用的竹火罐，过于干燥，容易透进空气。临用前，可用温水浸泡几分钟，使竹罐质地紧密，不漏空气，然后再用。南方产竹，多用竹罐。

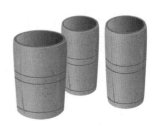

⊙陶瓷火罐

使用陶土，做成口圆肚大，再涂上黑釉或黄釉，经窑里烧制的叫陶瓷火罐。有大、中、小和特小几种型号，陶瓷罐里外光滑，吸拔力大，经济实用，北方农村多喜用之。

⊙玻璃火罐

玻璃火罐，是用耐热硬质玻璃烧制的。形似笆斗，肚大口小，罐口边缘略突向外，分多种型号，清晰透明，便于观察，罐口光滑，吸拔力好，因此，玻璃火罐应用广泛。

⊙抽气罐

用青霉素、链霉素药瓶或类似的小药瓶，将瓶底切去并磨平，切口须光洁，瓶口的橡皮塞须保留完整，便于抽气时应用。现有用透明塑料制成的，不易破碎。上置活塞，便于抽气。

◈ 在家如何拔火罐

首先要注意选材，中医多用竹筒，如找不到，玻璃瓶、陶瓷杯都

可以，只是口一定要厚而光滑，以免火罐口太薄伤及皮肉，底部最好宽大呈半圆形。

在拔火罐前，应该先将罐洗净并擦干，再让病人舒适地躺好或坐好，露出要拔罐的部位，然后点火入罐。罐口部位，涂以少许凡士林。

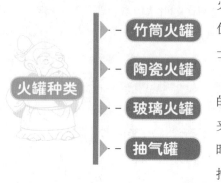

将蘸有酒精的棉花用镊子或夹子夹住。点火时一般用一只手持罐，另一只手拿已点着火的探子，将着火的探子快速伸入罐内，再晃上几晃（几秒钟），然后迅速撤出，最后将罐迅速放在要治疗的部位。

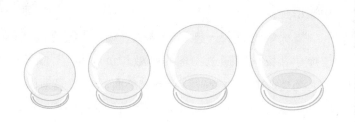

注意不要把罐口边缘烧热以防烫伤。由于罐内空气被热驱逐成真空负压可把皮肤牢牢吸住，拔15～20分钟就可将罐取下，取时不要强行扯罐，不要硬拉和转动，动作要领是一手将罐向一面倾斜，另一手按压罐口周围皮肤，使空气经缝隙进入罐内，罐子自然就会与皮肤脱开。

◈ 拔火罐时应该注意什么

拔罐时要选择适当的体位和肌肉丰满的部位。骨关节、心脏部位、乳头、患有皮肤病的地方、毛发较多的部位均不适用。

走罐法

走罐是指在罐子捂上以后，用一只手或两只手抓住罐子，微微上提，推拉罐体在病人的皮肤上移动，可以向一个方向移动，也可以来回移动。

走罐时应注意在欲走罐的部位或罐子口涂抹一些润滑剂，如甘油、石蜡油、刮痧油等，以防止走罐时拉伤皮肤。

拔罐时要根据所拔部位的面积大小而选择大小适宜的罐。操作时必须迅速，才能使罐拔紧，吸附有力。

拔火罐时，注意不要把罐口边缘烧热以防烫伤皮肤。若烫伤或留罐时间太长而使皮肤起水疱时，小的水疱无需处理，仅敷以消毒纱布，防止擦破即可；水疱较大时，用消毒针将水放出，涂以龙胆紫药水，或用消毒纱布包敷，以防感染。

皮肤有过敏、溃疡、水肿及大血管分布部位，不宜拔罐。高热抽搐者，以及孕妇的腹部、腰骶部位，亦不宜拔罐。

拔火罐的时间要掌握好，最多 15 分钟，一般在 5 ～ 10 分钟，并不是越久越好，不建议时间太长。

哪些病适合拔火罐

拔火罐常用于治疗腰背痛、颈肩痛、风湿痛、落枕、感冒、消化不良、失眠和更年期综合征等。但在家里拔火罐只能起到辅助治疗的作用，病情比较严重的最好还是到医院治疗，以免延误治疗时机。下边介绍几种家庭拔火罐治疗常见病的方法：

腰痛：在腰部痛处和委中穴（腿弯正中）拔罐，10 ～ 15 分钟，每日 1 次。

肩周炎：在肩部疼痛的地方拔罐，10 ～ 15 分钟，每日 1 次。

落枕：在患侧脖子和背部，寻找压痛点，拔罐10 分钟左右。

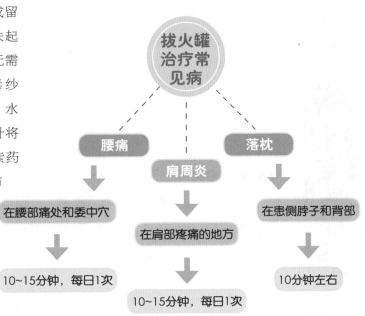

Chapter 01

了解体质

> ◆ "天地之间，六合之内，不离于五，人亦应之。故五五二十五人之形，而阴阳之人不与焉。其态又不合于众者五，余已知之矣。"
>
> ——《灵枢·阴阳二十五人》

【何为体质】

中医体质的概念是指人体生命过程中，在先天禀赋和后天获得的基础上所形成的形态结构、生理功能和心理状态方面综合的、相对稳定的固有特质，是人类在生长、生育过程中所形成的与自然、社会环境相适应的人体个性特征。

表现为个体差异性，对某些病因和疾病的易感性，以及疾病传变转归中的某种倾向性。它具有个体差异性、群类趋同性、相对稳定性和动态可变性等特点。这种体质特点或隐或现地体现于健康和疾病过程之中。

【"体质辨识"是科学养生的基础】

养生为什么辨体质？由于每个人的体质不同，处在时空中的生物状态是有差异的。因此，要想通过具体的方法养生保健，如精神、起居、食物、运动、药物等，来达到增强体质、强身防病的目的，就得先了解自己的体质状态，才能有的放矢，取得最好的养生效果。

◈ 先天因素

先天，又称先天禀赋。先天禀赋，是指子代出生以前的母体内所禀受的一切，包括父母生殖之精的质量，父母血缘关系所赋予的遗传性，父母生育的年龄、身体状态，以及在孕育过程中母亲是否注意养胎和妊娠期疾病所给予的一切影响。

⊙ 优孕与体质

婚育与种子对体质的影响包括了先天性与遗传性两个方面，是古今医家在优生优育，保证体质优秀的措施中着意强调的两个方面。

⊙ 优生与体质

在先天性因素对体质的作用中，养胎、护胎、胎教是很重要的环节，是杜绝不良因素影响，保证胎儿正常发育的重要因素。

◆ 后天因素

先天遗传因素所形成的体质，是人一生体质的基础，决定着个体体质的相对稳定性和个体体质的特异性，但它并非一成不变，在后天各种因素的综合影响下其将逐步发展变化。后天因素主要包括膳食营养、生活起居、劳欲、精神状态等方面。

⊙ 环境因素

环境是人类赖以生存和发展的社会和物质条件的综合体，可分为自然环境和社会环境。无论是自然环境还是社会环境，都对体质的形成和变化发挥着重要作用。

⊙ 疾病与药物因素的影响

疾病对于个体的体质改变有着重要的影响，尤其是一些重病、慢性消化性疾病，不仅可以损害人体各个部位，还可以使脏腑失和，气血阴阳失调，从而影响体质状态。药物因素可以影响胚胎的发育，从而导致新个体的体质特征发生改变。药物使用不当或药物的副作用，可以使个体体质受到伤害。

⊙ 体质可调性

体质可调性使调整体质、防病治病成为可能，实际上临证治病的目的在某种程度上也就是为了改变病人的病理体质。适宜的药食也是调整体质的重要方法，合理运用药食的四气五味、升降浮沉等性能，可以有效地纠正体质的偏颇。调整和改善体质还应注意调整生活习惯，针对不同的体质类型，可以对其进行相应的生活指导，通过建立良好的行为方式和生活习惯使体质在潜移默化中得以改善。

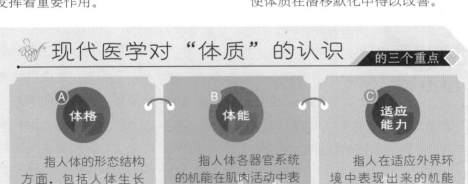

现代医学对"体质"的认识 的三个重点

A 体格

指人体的形态结构方面，包括人体生长发育的水平、身体的整体指数与比例（体型）以及身体的姿态。

B 体能

指人体各器官系统的机能在肌肉活动中表现出来的能力。它包括身体素质（力量、速度等）和身体基本活动能力（走、跑、跳等能力）。

C 适应能力

指人在适应外界环境中表现出来的机能能力，它包括对外界环境的适应力和对疾病的抵抗力。

Chapter 02

阴阳五态人

> ◆"少师曰：盖有太阴之人，少阴之人，太阳之人，少阳之人，阴阳和平之人。凡五人者，其态不同，其筋骨气血各不等。"
>
> ——《灵枢·通天》

《黄帝内经》根据身心之阴阳两种特性的匹配关系，把人格划分为五种类型，称之为"五态人"，即太阴之人、少阴之人、太阳之人、少阳之人、阴阳和平之人，这五种不同人格类型都与身心健康有一定的关系。

【太阴之人】

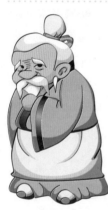

⊙太阴之人

太阴之人，多阴而无阳。其基本性格特点是："太阴之人，贪而不仁，下齐湛湛，好内而恶出，心和而不发，不务于时，动而后之，此太阴之人也。"

此类人贪得无厌，为富不仁，表面谦虚，内心阴险，喜欢索取，厌恶付出，喜怒不形于色，处心积虑，不动声色，只知利己，惯于后发制人。主要表现为面色阴沉，假意谦虚，身体长大却卑躬屈膝，故作姿态。这类人的心理健康处于较低水平。

【少阴之人】

少阴之人，多阴少阳。其基本性格特点是：少阴之人，小贪而贼心，见人有亡，常若有得，好伤好害，见人有荣，乃反愠怒，心疾而无恩，此少阴

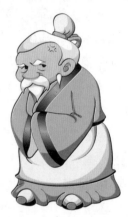

⊙少阴之人

之人也。

此类人贪图蝇头小利，常存害人之心，有幸灾乐祸之心，见到别人有所失，就像自己有所得，对别人的荣誉则气愤嫉妒，对人没有感恩之心。主要表现为貌似清高而行动鬼祟，站立时躁动不安，走路时似伏身向前。这类人的心理健康处于一般水平。

【太阳之人】

太阳之人，多阳而少阴。其基本性格特点是："太阳之人，居处于于，好言大事，无能而虚说，志发于四野，举措不顾是非，为事如常自用，事虽败而常无悔，此太阳之人也。"

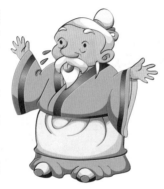

⊙太阳之人

此类人好表现自己，惯说大话，能力不大却言过其实，随意自得而不拘谨，好高骛远，喜欢高谈阔论，作风草率，常过于自信而意气用事，虽遭失败也不知悔改。主要表现为高傲自满，仰胸挺腹，妄自尊大。这类人的心理健康一般都处于较低水平。

【少阳之人】

少阳之人，多阳少阴。其基本性格特点是："少阳之人，諟谛好自责，有小小官，则高自宜，好为外交而不内附，此少阳之人也。"

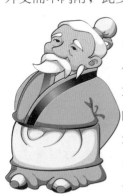

⊙少阳之人

此类人处事精细谨慎，很有自尊心，但是爱慕虚荣，稍有地位则自夸自大，擅长人际交往，不愿默默无闻地埋头工作，站立时头仰得很高，行走时惯于左摇右摆。主要表现为行走站立都好自我表现，仰头而摆体，手常背于后。这类人的心理健康处于一般水平。

【阴阳和平之人】

阴阳和平之人，阴阳和谐平衡。其基本性格特点是："阴阳和平之人，居处安静，无为惧惧，无为欣欣，婉然从物，或与不争，与时变化，尊则谦谦，

谭（谈）而不治，是谓至治。"

此类人生活平静安稳，不介意个人名利，不惊恐忧虑，不过度兴奋，一切顺从自然，不争胜好强，位高而谦恭，以理服人而不以权势压人，善于适应环境，不固执保守。主要表现为从容稳重，举止大方，为人和顺，适应变化，态度严肃，品行端正，胸怀坦荡，乐天达观，处事理智，为众人所尊敬。这类人的心理健康处于最佳状态。

以上五种类型与心理健康的对应关系不是绝对的，由于每个人的自我修养与自我调控的能力不同，其心理健康状况也常处于动态变化之中。

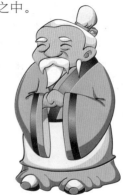

⊙阴阳和平之人

《黄帝内经》 天然体质养生法

Chapter 03

阴阳二十五人

◆ "先立五形金木水火土，别其五色，异其五形之人，而二十五人具矣。"

——《灵枢·阴阳二十五人》

《黄帝内经》根据阴阳五行学说，将各种人体形态归纳为木、火、土、金、水五种类型。每一类型又按角、徵、宫、商、羽五音的阴阳属性以及上下左右等各分出五类，共为二十五种人。

【木形之人】

"木形之人，比于上角，似于苍帝。其为人，苍色，小头，长面，大肩背，直身，小手足，好有才，劳心，少力，多忧劳于事。能春夏不能秋冬，感而病生。足厥阴，佗佗然。"

【火形之人】

"火形之人，比于上徵，似于赤帝。其为人，赤色，广引，锐面小头，好肩背髀腹，小手足。行安地，疾心，行摇，肩背肉满。有气轻财，少信，多虑，见事明，好颜，急心，不寿暴死。能春夏不能秋冬，秋冬感而病生。手少阴，核核然。"

【土形之人】

"土形之人，比于上宫，似于上古黄帝。其为人，黄色，圆面，大头，美肩背，大腹，美股胫，小手足，多肉，上下相称。行安地，手足浮。安心，好利人，不喜权势，善附人也。能秋冬不能春夏，春夏感而病生。足太阴，敦敦然。"

【金形之人】

"金形之人，比于上商，似于白帝。其为人，方面，白色，小头，小肩背，小腹，小手足，如骨发踵仆，骨轻。身清廉，急心，静悍，善为吏。能秋冬不能春夏，春夏感而病生。手太阴，敦敦然。"

【水形之人】

"水形之人，比于上羽，似于黑帝。其为人，黑色，面不平，大头，廉颐，小肩，大腹，动手足，发行摇身，下尻长，背延延然。不敬畏，善欺绐人，戮死。能秋冬不能春夏，春夏感而病生。足少阴，汗汗然。大羽之人，比于右足太阳，太阳之上，颊颊然。"

五形之人的大众分类

多愁善感的木形人	形态特征：肤色较青，头小，长脸型，肩部宽阔，背部挺直，身材瘦小，手和脚比较小 个性心理特征：有才智，喜欢安静，由于缺乏锻炼，四肢力量较弱，体力不强，好用心机，为多愁善感之人 对时令的适应：可以耐受春夏的温热，不能耐受秋冬的寒凉，秋冬感受外邪，容易发生疾病 属于足阙阴肝经，其性格特征是柔美而安重 出生时间：木形人大多出生在春季	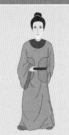
充满活力的火形人	形态特征：皮肤红润，脊背宽广，面瘦，头小，肩背髀腹各部的发育很好，手和脚比较小 个性心理特征：走路步履稳重，思考敏捷，走路时肩部摇摆，背部肌肉丰满，为人有气魄，轻财，但缺乏信心，经常忧虑，对事物善于观察和分析，喜欢漂亮，性情急躁，不能享高寿而多暴死 对时令的适应：能耐受春夏的温热，不能耐受秋冬的寒凉，秋冬感受外邪，容易发生疾病 属于手少阴心经，其性格特征是为人很真实 出生时间：大多出生在夏季	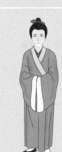
大智若愚的土形人	形态特征：皮肤黄色，面圆，头大，肩部丰满健美，腹部大，下肢从大腿到足胫部都很健壮，手和脚比较小，肌肉丰满，全身上下各部都很匀称 个性心理特征：步履稳重，人很安静，喜欢帮助别人，不争权夺势，善于团结人 对时令的适应：能耐受秋冬寒凉，不能耐受春夏温热，春夏感受外邪，容易发生疾病 属于足太阴脾经，其性格特征是诚恳而忠厚 出生时间：大多出生在每季度的最后 18 天	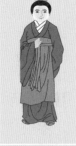
坚持原则的金形人	形态特征：脸型方，皮肤白色，头小，肩背窄小，腹部小，手和脚较小，足跟坚壮，其骨如生在足踵的外面一样 个性心理特征：行动轻快，禀性廉洁，性急，能动能静，动之则猛悍异常，善于吏治，有决断之才 对时令的适应：能耐受秋冬的寒凉，不能耐受春夏的温热，春夏感受邪气，容易发生疾病 属于手太阴肺经，其性格特征是坚韧不屈 出生时间：大多出生在秋季	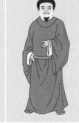
高深莫测的水形人	形态特征：皮肤较黑，面多皱纹，头大，两肩窄小，腹部大，手和脚好动，行路时摇摆身体，尻骨和脊背较长 个性心理特征：为人不恭敬不畏惧，善于欺诈，常因杀戮致死 对时令的适应：能耐受秋冬的寒凉，不能耐受春夏的温热，春夏感受外邪，容易发生疾病 属于足少阴肾经，其性格特征是做事欠稳妥 出生时间：大多出生在冬季	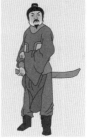

Chapter 04

体质辨识方法

在不同的生理状态下，体质可反映出不同的生理特征。体质不同之人，对外界客观事物的心理感受和反应性，以及对自然环境、社会环境等的适应能力，均有一定的差异。尽管人的体质各有特点，但是在遗传性、稳定性、可变性、多样性、趋同性、可调性等方面仍具有相同之处。

【平和体质】

形体匀称健壮，面色、肤色润泽，发色黑有光泽，目光有神，嗅觉通利，唇色红润，精力充沛，饮食、睡眠良好，大、小便正常，性格开朗，舌淡红，苔薄白，脉和缓有力。

【气虚体质】

形体消瘦或偏胖，肌肉松软，气短懒言，说话声音低微，精神不振，身体容易疲倦，全身乏力，稍微活动则出汗，面白少华，食少，心悸，舌淡红，舌体胖大，边有齿痕，苔薄白，脉象虚缓。

【阳虚体质】

身体白胖，面色苍白，怕凉喜暖，四肢多不温，神疲乏力，不容易口渴，喜吃热食，睡眠偏多，容易腹泻，夜晚尿多，常起夜，小便清长，舌体胖嫩，边有齿痕，苔润，脉沉迟而弱。阳虚体质的人不喜欢运动，喜爱春夏温暖的气候而不能忍受秋冬的寒凉，在身体表现上以副交感神经兴奋为特点。

【血虚体质】

形体瘦弱，面色萎黄或淡白，唇甲无华，头发枯黄，头晕眼花，心悸怔忡，失眠健忘，手足发麻，冬季皮肤干燥瘙痒，月经量少、色淡，舌质淡，脉细无力。

【阴虚体质】

形体消瘦，皮肤弹性差，毛发枯焦，面色潮红，心烦失眠，口干舌燥，手足心热，午后尤甚，两目干涩，眩晕耳鸣，大便干燥，小便黄，舌红，苔少而干，脉细数。

【痰湿体质】

体形肥胖、浮肿，身体容易疲倦，不喜活动，面部皮肤油脂较多，汗多且黏，胸闷脘痞，痰多，恶心呕吐，胃部胀气，容易腹泻，眼泡微浮，喜食肥甘黏腻之物，舌体胖大，多有齿痕，苔白腻，脉濡滑。

【湿热体质】

身体强壮，面垢油光，易生痤疮粉刺，身重困倦懈怠，声高气粗，情绪上容易紧张、兴奋，很怕热，容易口渴，喜欢喝冷饮，大便黏滞不爽，男子阴囊潮湿，女子黄带臭秽，舌红，苔黄腻，脉滑数。湿热体质的人在身体表现上以交感神经兴奋为特点。

【气郁体质】

形体无特殊，面色晦暗或黄，对精神刺激适应能力差，平时容易忧郁寡欢，常叹息，易于激动，神情郁闷，胸胁胀满，走窜疼痛，嗳气呃逆，咽部有异物感，或乳房胀痛，痛经，舌质偏暗，苔薄白，脉弦。

【血瘀体质】

瘦人居多，面色多晦暗，口唇暗淡或紫，眼眶暗黑，容易出现瘀斑、刺痛，痛处固定不移，烦躁健忘，痛经，闭经，多有血块，或崩漏，舌体暗紫有瘀点，舌下静脉可有曲张，脉细涩或脉律不齐。

【过敏体质】

体质特征常有先天缺陷，或有和遗传相关的疾病的表现，如先天性、遗传性的生理缺陷，先天性、遗传性疾病，过敏性疾病，原发性免疫缺陷等。过敏体质者常表现为对季节、气候的适应能力差，皮肤容易出现划痕，易形成风团、隐疹等，易患花粉症、哮喘等，并易引发宿疾及药物过敏。

Chapter 05

 平和体质养生法

【调养原则】

调养气血，协理阴阳。天人合一，生态平衡。

【精神调摄】

一般表现为精神愉悦、乐观开朗。心理状态、情志反应与内外环境的多种因素有关，精神刺激和情志变化是不可避免的，调摄精神，可以及时调摄不良情绪，对防止病理体质的出现，增进健康是十分重要的。不同的年龄阶段具有不同的体质状态，情志变化也与之相应。在不同年龄阶段，对情志的调摄应采取相应的方法和手段。

【饮食调养】

膳食平衡，要求食物多样化。《黄帝内经》明确指出："五谷为养，五果为助，五畜为益，五菜为充，气味和而服之，以补精益气。"这是中国传统膳食杂食平衡观；五味调和，不可偏嗜；顺时调养，生态平衡。

春季调补膳举例

根据"春夏养阳"，春季养肝的原则，春气通于肝，辛甘温，减酸增甘。春季阳气初升，应摄入升而不散，温而不热，不过用辛热升散之品。宜多食蔬菜，如菠菜、春笋、荠菜等。

夏季调补膳举例

夏季养阳，饮食以温为宜，初夏气通于心，宜减苦增辛。长夏季节，减甘增咸。夏季阳气隆盛，气候炎热，宜清补，应选用清热解暑，清淡芳香之品，不可过度寒凉。长夏季节为一年之中湿气最盛，宜用淡补，即用淡渗利湿之品，如茯苓、薏米、扁豆、冬瓜、丝瓜等淡渗利湿健脾之品。

秋季调补膳举例

初秋进补应"清补"，中晚秋进补应"平补"。秋季养阴，减辛增酸。秋季阳气收敛，阴气滋长，阴阳处于相对平衡状态。宜食用濡润阴类食物，如芝麻、甘蔗、梨、葡萄等。

平和体质辨识标准	
成　　因	先天充足，后天养生保健合理
形体特征	体形匀称健壮，胖瘦适中
心理特征	性格开朗、随和
适应能力	对自然环境和社会环境适应能力较强
患病倾向	不易得病，病后易愈，体质不易改变
常见表现	面色与肤色明润含蓄；目光有神，睡眠良好，食量适中，二便通调；舌体红活荣润，脉象和缓有力；精力充沛，思维敏捷，反应灵敏

◆ 冬季调补膳举例

冬气通于肾——减咸增苦。"秋冬养阴"，饮食应滋阴潜阳。冬季天寒地冻，阳气深藏，食宜养阴潜阳，如鳝鱼、龟、鳖等为常用食品。

【起居调护】

《黄帝内经》早就告诫说："起居无节，故半百而衰也。"人体的生命活动随着年节律、季节律、月节律、昼夜节律等自然规律而发生相应的生理变化。阴阳调和之人要保证如下两点：一是起居有常，不妄作劳，即顺从人体的生物钟调理起居，有规律地生活，合理安排学习、工作、睡眠、休息，养成良好的起居习惯。二是顺应四时，调摄起居。根据季节变化和个人的具体情况制定出符合自己生理需要的起居作息制度，使身体的生理功能保持稳定平衡的状态，以适应生活、社会和自然环境等各方面的需要。

【运动锻炼】

一般遵循的基本原则是：积极主动，兴趣广泛；运动适度，不宜过量；循序渐进，适可而止；经常锻炼，持之以恒；全面锻炼，因时制宜。男性可以选择增强力量和提高耐力素质的项目，如器械训练、跑步、球类等。女性可以选择提高柔韧素质的练习方法，如健美操等。身体锻炼要全面、多样，均衡发展各项身体素质。按照一定的原则运动，才能达到增强体质，增进健康的目的。

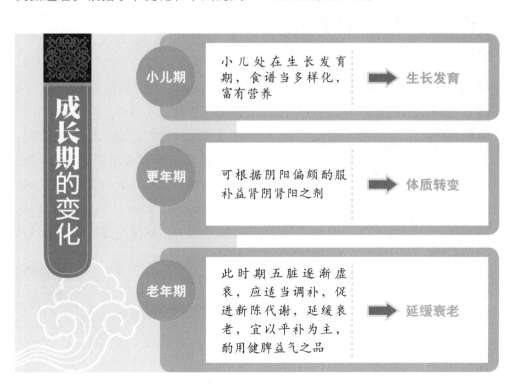

成长期的变化

小儿期	小儿处在生长发育期，食谱当多样化，富有营养	➡ 生长发育
更年期	可根据阴阳偏颇酌服补益肾阴肾阳之剂	➡ 体质转变
老年期	此时期五脏逐渐虚衰，应适当调补，促进新陈代谢，延缓衰老，宜以平补为主，酌用健脾益气之品	➡ 延缓衰老

Chapter 06

气虚体质养生法

【调养原则】

调体方法：培补元气，补气健脾。

调体要点：一是把握剂量，不可峻补。气虚体质者使用人参补气强质，注意把握剂量的多少，缓图渐进，或配伍其他方药使用。气有余便是火，应用不当，易生内热。二是补气佐以理气。补气调体药易壅滞气机，若其中有痰湿者，要与化痰祛湿药同用，或少佐理气行滞之品。三是补气须防虚中夹实。气虚体质者内脏功能脆弱，常因外邪或内在饮食积滞产生内热等虚实夹杂之证，当予顾及。

气虚体质辨识标准

成　因	先天不足，后天失养，如父母体弱，早产，喂养不当，偏食、厌食，病后气亏，年老气虚等
形体特征	肌肉松软
心理特征	性格内向，情绪不稳定，胆小
适应能力	不耐受寒邪、风邪、暑邪
患病倾向	易患感冒、病后疾病迁延不愈、易患内脏下垂、虚劳病
常见表现	平素气短懒言，语音低怯，易疲劳，易汗出，舌体胖嫩、边有齿痕；面色萎黄或淡白，目光少神，口淡唇色淡白，毛发不泽，头晕，健忘，大便正常或便秘但不结硬，或大便不成形，小便正常或偏多

【精神调摄】

气虚体质者多性格内向、情绪不稳定、胆小不喜欢冒险。应培养豁达乐观的生活态度，不可过度劳神，避免过度紧张，保持稳定平和的心态。脾为气血生化之源，思则气结，过思伤脾，因此，气虚体质者应保持好心情和平和的心态。肺主一身之气，悲则气消，悲忧伤肺，所以气虚体质者不宜过思过悲。

【饮食调养】

脾主运化，为气血生化之源，饮食调养可选用具有健脾益气作用的食物，如小米、粳米、糯米、扁豆、红薯、牛肉、兔肉、猪肚、鸡肉、鸡蛋、鲢鱼、刀鱼、黄鱼、比目鱼、菜花、胡萝卜、香菇、豆腐、土豆等。由于气虚体质者多有脾胃虚弱，因此要注意调理和顾护脾胃功能。不宜多食生冷苦寒、辛辣燥热等偏颇较大的食物，饮食不宜过于滋腻，要吃易于消化的食品，亦可选用补气药膳缓缓调补，但禁忌峻补和滥补，以免产生"虚不受补"的现象。

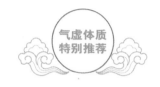

01 | 健脾、益气、养心
山药莲子炖肚

● 原料

山药 600 克，猪肚半个，莲子（去心）75 克，香菇 4 朵，枸杞子、调味料（白酒、盐、胡椒粉）、高汤各适量。

◆ 制法

将猪肚洗净，氽烫后与调味料和 5 杯清水同煮 40 分钟，使其熟软，捞出后浸泡于冷水中，再切条。香菇泡软、去梗，对切两半，同山药、莲子、枸杞子一起放入高汤内，连同猪肚再煮 20 分钟。

02 | 补气健脾
参苓粥

● 原料

人参、白茯苓各 10 克，粳米 100 克，生姜、盐、葱丝、笋片、味精、鸡汤、料酒各适量。

◆ 制法

将人参、白茯苓、生姜水煎，去渣取汁。将粳米下入药汁内煮作粥，加入除盐外的剩余原料，临熟时加入少许盐，搅匀，空腹食用。

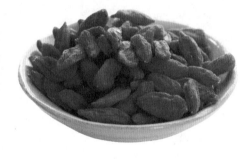

【起居调养】

"脾为生气之源，肺为主之枢"，气虚体质者易感受外邪，保护方法：建立规律的作息制度；注意保暖，不劳汗当风；增强脾胃运化，改善体质；经常活动四肢，促进气血流通。在日常生活中注意避免过度体劳伤脾气和房劳伤肾气。

【运动锻炼】

宜选择一些比较柔缓的健身功法，以利于养气、补气、改善呼吸功能。如练太极拳、太极剑、八段锦等运动，散步、慢跑，气功可练"六字诀"中的"吹字功"。此外，经常自行按摩足三里可健脾益气。

【药物保健】

常用的补益中药有：人参、黄芪、党参、白术等补气类，适用于气虚不足，面色虚白，气短乏力，脾虚泄泻之人；山药、莲子、桂圆肉、大枣，皆有益精养血、益胃健脾的作用；还有很多中药可用来配制药膳，可起到健脾益气的作用，并对增强自身免疫力和身体基本素质很有帮助。可选择适合气虚体质者的药膳，如人参莲肉汤。原料：人参 15 克、莲子 15 个、冰糖 50 克。做法：将上述原料一并置于碗内，隔水加热蒸 1 小时，温服。该汤有益气养心安神之作用，对气虚体质引起的心慌、失眠均有改善之功效。

Chapter 07

阳虚体质养生法

【调养法则】

调体方法：补肾温阳，益火之源。

调体要点：一是温阳佐以养阴。根据阴阳互根的理论，在温壮元阳的同时，佐入适量补阴之品，以达阳得阴助而生化无穷。因此，调理阳虚体质时要慢温、慢补，缓缓调治。二是温阳兼顾脾胃。调治阳虚体质，有益气、补火之别，除温壮元阳外，当兼顾脾胃，只有脾胃健运，始能饮食多进，化源不绝，体质强健，亦即养后天以济先天。

【精神调养】

阳虚体质者性格多沉静，内向，常情绪不佳，易于低沉。应调情感，和喜怒，去忧悲，防惊恐。调摄方法：学会自我排遣不良情绪；善于与人交流和倾诉；培养开朗性格，宽宏大量，以愉悦改变心境，提高心理素质；多参加社会团体活动。

【饮食调养】

阳虚体质者宜适当多吃一些甘温的食物，以温补脾肾阳气为主。常用的补阳食物有羊肉、猪肚、鸡肉、带鱼、狗肉、鹿肉、黄鳝、虾（龙虾、对虾、青虾、河虾等）、刀豆、荔枝、龙眼、樱桃、杏、核桃、栗子、韭菜、茴香、洋葱、香菜、胡萝卜、山药、生姜、辣椒等，这些食物可补五脏，添髓，强壮体质。

阳虚体质者，平时不宜多食生冷、苦寒黏腻之品，即使在盛夏也不要过食寒凉之品，如田螺、螃蟹、西瓜、黄瓜、苦瓜、冬瓜、芹菜、绿豆、蚕豆、绿茶、冷冻饮料等。

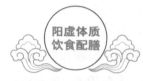

阳虚体质饮食配膳

虾仁炒韭菜

·|配方|·

虾仁30克，韭菜250克，鸡蛋1个，食盐、酱油、菜油、淀粉、芝麻油各适量。

·|功用|·

补肾阳，固肾气，通乳汁。

·|适应证|·

用于肾阳不足之阳痿、腰痛、遗精、遗尿、小便频数、带多质稀、产后乳涨、乳汁不畅等症，有一定疗效。亦可作为习惯性便秘患者之膳食。

阳虚体质辨识标准	
成　因	先天不足，后天失养，如父母体弱、年长受孕、早产、年老阳衰
形体特征	多形体白胖，肌肉不健壮
心理特征	性格多沉静，内向
适应能力	易感寒湿之邪，耐夏不耐冬
患病倾向	发病多寒证，或感邪从寒化，易病痰饮，肿胀，泄泻，阳痿
常见表现	平素怕冷，手足不温，喜食热，睡眠偏多；舌淡胖嫩，边有齿痕；面色白而不泽，眼睑晦暗，口唇色淡，毛发易落，多汗，大便稀溏，小便清长

【起居调护】

遵照"春夏养阳"的原则，借自然界阳气之助以培补阳气，亦可坚持做空气浴或日光浴等。宜住坐北朝南的房子，不要贪凉而室外露宿或在温差变化大的房子中睡眠，以免受风寒而患病。根据耐春夏不耐秋冬的身体特点，夏季暑热多汗，要尽量避免强力劳作，大汗伤阳，不可恣意贪凉饮冷。多做阳光下的户外活动，不可在寒冷潮湿的环境中长期工作和生活。

【运动锻炼】

根据"春夏养阳，秋冬养阴"的理论，春夏季节适当多做户外锻炼。可选择适合自己的项目，如散步、慢跑、太极拳、五禽戏、跳绳及各种球类运动，以振奋阳气，促进阳气的生发和流通。

适当的短距离跑和跳跃运动，如跳绳，踢毽等可以振奋阳气。阳虚体质者以振奋、提升阳气的锻炼方法为主。古代道家养生长寿术中的核心功法卧功中以脊柱、腹部运动，调节督脉、任脉为主，滋阴养阳。自行按摩气海、足三里、涌泉等穴可以补肾助阳，改善阳虚体质。

【药物保健】

阳虚体质者当以补肾温阳、培本固元、强身健体为首要原则。常用的补阳中药有鹿茸、海狗肾、紫河车、九香虫、补骨脂、杜仲、续断、肉苁蓉、巴戟天、沙苑子、骨碎补、狗脊及胡芦巴等。体质调补多在冬季，说到冬令进补，大家经常会提到"膏方"和"底补"两种方式。

膏方，又称膏剂，全名为煎膏剂，是中药常用剂型之一。其制作方法是采用天然原料加水煎煮，经过浓缩后即成稠糊的、半流体状的膏方。根据制作过程是否加入蜂蜜的不同，可将煎膏分为清膏和蜜膏两种。原料煎煮浓缩后直接收膏者为清膏，蜜膏则是在清膏的基础上加入了蜂蜜。

"底补"就是打基础，服补药可增加滋补效力，但又不会发生"虚不受补"的现象。如可选用芡实炖牛肉，或芡实、红枣、花生仁加红糖炖服，以调整脾胃功能。也可炖些羊肉，加红枣成羊肉大枣汤，也有同样功效。

Chapter 08

血虚体质养生法

【调养原则】

调体方法：健脾养肝，益气生血。

调体要点：一是养血佐以益气。根据气血互根的理论，在养血生血的同时，佐入适量益气之品，以达阳得气血生化无穷。二是养血兼顾脾胃。调治血虚体质，要充分考虑顾护脾胃，脾胃是气血生化之源，脾气健运，始能饮食多进，化源不绝，体质强健。

【精神调摄】

血虚体质的人，时常精神情绪不振奋，烦闷不安，失眠健忘，注意力

血虚体质饮食配膳

一品海参

·|配方|·

水发海参 1000 克，猪肉 200 克，冬笋 100 克，水发冬菇 50 克，油菜心 10 棵，胡萝卜 1 根，料酒、胡椒粉、精盐、鸡油、淀粉、奶汤、姜、葱各适量。

·|功用|·

补血养心，安神益智。

·|适应证|·

适用于血虚诸证。

血虚体质辨识标准	
成 因	先天不足；脾胃虚弱，生血不足；各种出血，久病耗血，思虑过度，暗耗心血；瘀血阻络，新血不生；寄生虫等
形体特征	形体偏瘦
心理特征	性格内向，注意力不集中，健忘
适应能力	不耐风、寒、暑、燥邪
患病倾向	易患感冒、眩晕、头痛、心悸、不寐等
常见表现	面色萎黄或苍白，唇甲淡白；心悸少眠，手脚发麻，肌肤枯涩，健忘，两目干涩，视物不清；月经量少，或闭经；舌淡苔薄白，脉细弱

不集中。在情绪不佳时，应采用振奋精神的方法。修身养性历来就有听曲消愁、赏花悦目之明训。听一听音乐，欣赏一下戏剧，观赏一场幽默的相声或哑剧，或养花植木，观赏花草，消除郁闷心情，开阔胸怀，使人产生"沁人心脾"的快感。

【饮食调养】

对于血虚体质的人进行科学合理的饮食保健是很有价值的。常用于补血的食物有黑米、芝麻、莲子、牛奶、乌骨鸡、羊肉、猪蹄、猪肝、

猪血、羊肝、驴肉、鹌鹑蛋、甲鱼、海参、桂圆肉、荔枝、桑葚、蜂蜜、菠菜、黄花菜、松子、黑木耳、芦笋、番茄等，这些食物都有补血养血的功效。

食疗对血虚体质的改善是很有益处的，如骨髓红枣汤。原料：动物胫骨 250 克，红枣 30 克。做法：将胫骨砸碎后煮 1 小时，再加入红枣，用小火煨熟。一日分 2 次服食，连食 1 ～ 2 周。适用于血虚体质、各种贫血症。

凡血虚者还应忌吃辛辣刺激性食物（如大蒜），因为辛散之物易动火耗血，不利阴血调养；少吃海藻、草豆蔻、白酒、薄荷、菊花、槟榔等。

【起居调护】

生活要有规律，适当参加运动锻炼。中医认为"久视伤血"。养成良好的学习和工作习惯，不可劳心过度。电视一族要注意眼睛的休息和保养，防止因为过度用眼而耗伤身体的气血。血虚之人，常有精神不振、失眠健忘、注意力不集中的状态，因此，要做到劳逸结合，怡情养性，振奋精神。在情绪不佳时，可选择听音乐或观赏喜剧、相声等，怡养情志，振奋精神。

【运动锻炼】

血虚体质的人应该选择适合自己的运动方式经常进行运动锻炼。运动量不要太大，运动形式不可太猛烈，防止多汗伤血。应选择动作柔和的运动，如散步、练太极拳和保健气功等。

【药物保健】

气血的生成，一是靠营养物质的摄入，二是靠脾胃的运化功能。因此，为改善血虚，不但要补充充足的营养物质，还要健脾助运，提高人体对营养物质的利用，促进气血生化。

有补血作用的中药很多，常用的补血中药有当归、熟地黄、阿胶、何首乌、白芍、枸杞子、鸡血藤、紫河车等。

可以选用适合血虚体质的药膳来调养。《金匮要略》中的当归生姜羊肉汤。原料：当归 20 克，生姜 20 克，羊肉 500 克，植物油、精盐、料酒、柑橘皮各适量。做法：将所有原料混合，用小火慢炖至肉烂汤浓即可。该汤可温中补血，食之甚效。

中医美丽论

《圣济总录》云："驻颜当以益气血为先，尚不如此，徒区区平膏面染之术，去道远矣。"气血是滋养皮肤，使面容保持年轻的物质基础，气血充足可使皮肤莹润光滑，颜色红润。气血两虚是导致面容老化与虚损的根本所在。

Chapter 09

阴虚体质养生法

【调养法则】

调体方法：滋补肾阴，壮水制火。

调体要点：一是滋阴与清热并用。阴虚生内热，故滋阴应注意与清热法同用，或与滋阴润燥同用。二是保津，保血、养血即可生津。由于人体病理上的相互关系，真阴不足，可涉及精、血、津、液的虚亏，因此在调治阴虚的同时，注意结合填精、养血、滋阴的食物。三是养阴兼顾理气健脾。滋阴药多性柔而腻，久服易伤脾阳，容易引起胃纳呆滞、腹胀腹泻等，可加砂仁、陈皮、鸡内金等理气健脾消食之品。

【精神调摄】

阴虚体质与湿热体质者均性情较急躁，外向好动，活泼，常常心烦易怒，故应学会善于调节自己的情志。避免五志过极、易于化火，情志过极或暗耗阴血，或助火生热，易于加重阴虚质和湿热质的偏倾。学会释放不良情绪，安神定志，以舒缓情志。学会正确对待喜与忧、苦与乐、顺与逆，保持稳定的心态。

【饮食保健】

阴虚体质者的饮食调理原则是滋

阴虚体质辨识标准	
成　因	先天不足，后天失养，纵欲伤精，积劳阴亏，或曾患出血性疾病
形体特征	形体瘦长
心理特征	性情急躁，外向好动，活泼
适应能力	平素不耐热邪，耐冬不耐夏，不耐受燥邪
患病倾向	平素易患有阴亏燥热的病变，或病后易表现为阴亏症状
常见表现	手足心热，口鼻咽喉干燥，喜冷饮，便秘溲黄，舌红少津少苔，面色潮红，两目干涩，视物模糊，唇红微干，皮肤偏干，易生皱纹，眩晕耳鸣，睡眠差，脉细数

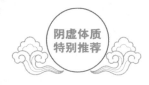

阴虚体质特别推荐

滋阴补肾

红烧龟肉

● 原料

活龟1只，姜片、葱段、花椒、冰糖、酱油各适量。

◆ 制法

将活龟放入盆中，加40℃水，使龟排尽尿，宰去头、足，剖开，去龟壳、内脏，洗净。将龟肉切块，在锅内加菜油，烧热后放入龟肉，反复煸炒，再加姜片、葱段、花椒、冰糖、酱油及适量清水，用小火炖至龟肉烂熟。

阴潜阳。常选择的食物有芝麻、糯米、绿豆、乌贼、龟、鳖、海参、鲍鱼、螃蟹、牛奶、牡蛎、蛤蜊、海蜇、鸭肉、猪皮、豆腐、甘蔗、桃子、银耳、蔬菜、水果等。这些食物多甘寒性凉，皆有滋补机体阴精的功效。

【起居调护】

阴虚体质者，畏热喜凉，适应秋冬，夏热难受。尤其要注意"秋冬养阴"的调养原则，居住环境宜安静，选择坐南朝北的房子。

阴虚体质者应保证充足的睡眠时间，以藏养阴气。工作紧张、熬夜、剧烈运动以及高温酷暑的工作、生活环境等则能加重阴虚倾向，故应尽量避免。

保阴精，节房事，特别是冬季，更要注意保护阴精。肾阴是一身阴气之本，偏于阴虚体质者要节制房事，惜阴保精。

阴虚体质者应戒烟限酒，长期吸烟酗酒易致燥热内生，而见口干咽燥，或咯痰咯血，加重体质的偏颇。

【运动锻炼】

适合做中小强度的锻炼，其运动锻炼应重点调养肝肾之功，如可经常练太极拳、八段锦、固精功、保健功等比较柔和的功法，以取得内练生津咽津养阴之功效。

阴虚体质的人多消瘦，容易上火，皮肤干燥等。皮肤干燥甚者，可多选择游泳，因为游泳能够滋润肌肤，减少皮肤瘙痒，但不宜桑拿。

静气功锻炼对人体内分泌有双向调节功能，可促进脾胃运化，促进体液生成，有利于改善阴虚体质。

阴虚体质者阳气偏亢，应尽量避免大强度、大运动量的锻炼形式，如在炎热的夏天，或闷热的环境中运动，以免出汗过多，损伤阴液，不利于体质的调养。

【药物保健】

"肾为先天之本"，最易受药物影响的便是肾和肝。由于中医指的肾与激素分泌、神经系统、骨骼、生殖和泌尿系统有关，所以肝肾阴虚会导致腰腿酸软、五心烦热、眼睛干涩、口燥咽干、烦躁失眠、月经不调等一系列阴虚症状。常用的补阴中药有燕窝、百合、枸杞子、桑葚、沙参、天冬、黄精、玉竹、天花粉、冬虫夏草、白木耳等。

可选用适合阴虚体质的药膳来调养，如：冬虫夏草、石斛、白芍、山萸肉各15克，桑葚子、女贞子、旱莲草、熟地各25克，煎汤服用。该汤有养肝肾之阴、清虚热安心神之功效，最适合阴虚人士补肝肾之用。

又如四味养阴粥：山药100克、粳米1000克、枸杞子25克、百合25克，加水煮至烂熟，再加上调味品即可。该粥既能补气，又能养阴。

Chapter 10

痰湿体质养生法

【调养法则】

调体方法：健脾利湿，化痰泻浊。

调体要点：一是配用温化通阳。湿为阴邪，其性黏滞，根据病情需要可酌用温化通阳之品，但须防温热太过，水液受灼，化热生变。二是细察痰瘀互夹。痰湿黏滞，阻遏气机，常致血瘀，形成痰瘀互夹，治宜化痰利湿，兼以活血。痰湿体质的人容易出现痤疮、黄褐斑（斑的面积往往较大）、皮肤油腻、毛孔粗大、体味浓重、脱发、有眼袋等。三是少用甜腻。甜腻油脂食物易于生痰助湿，痰湿体质者的饮食应以清淡为主。临床上甘酸柔润之药亦能滞湿生痰，应予慎用。

【精神调摄】

痰湿体质者性格多偏温和，稳重恭谦，多善忍耐。适当参加社会活动，广交朋友。培养广泛的兴趣爱好，开阔眼界。合理安排休闲、度假、休假活动。

【饮食调养】

肺主通调水道，脾主运化水液，肾为主水之脏，津液的运行、输布和代谢与肺、脾、肾三脏的关系最为密切。痰湿体质的人最忌暴饮暴食和进食速度过快。要多吃些健脾除湿、化痰的食物，饮食宜清淡，应适当多摄取能够宣肺、健脾、益肾、化湿、通利三焦的食物。

体形肥胖的痰湿体质者，应限制食盐的摄入，应少吃寒冷、肥甘、油腻、滋补、酸涩及苦寒之品，各种高糖饮料。

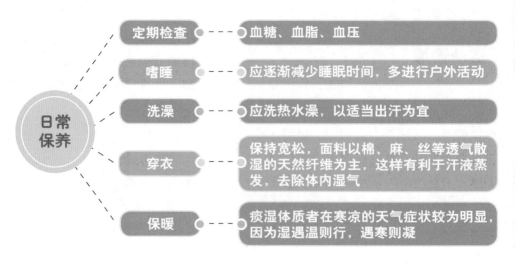

日常保养

定期检查	血糖、血脂、血压
嗜睡	应逐渐减少睡眠时间，多进行户外活动
洗澡	应洗热水澡，以适当出汗为宜
穿衣	保持宽松，面料以棉、麻、丝等透气散湿的天然纤维为主，这样有利于汗液蒸发，去除体内湿气
保暖	痰湿体质者在寒凉的天气症状较为明显，因为湿遇温则行，遇寒则凝

痰湿体质辨识标准	
成　因	先天遗传，后天饮食不节，过食肥甘之品
形体特征	形体肥胖，腹部肥满松软
心理特征	性格偏温和，稳重恭谦，善于忍耐
适应能力	对梅雨季节及潮湿环境适应能力差，易感邪
患病倾向	易患消渴、中风、胸痹等病
常见表现	面部皮肤油脂较多，多汗而黏，胸闷，痰多；面色黄胖而暗，眼睑微浮肿，易困倦，舌体胖大，苔白腻；口中黏腻，口中发甜，身重不爽，脉滑，喜食肥甘，大便正常或便稀，小便不多、微浑浊

【起居调护】

痰湿体质之人以湿浊偏盛为特征，湿性重浊，易阻滞气机，遏伤阳气。所居居室应该朝阳，保持居室干燥。嗜睡者应逐渐减少睡眠时间，多进行户外活动、享受日光浴，借助自然界之力宣通人体之阳气。洗澡应洗热水澡，程度以全身皮肤微微发红、通身汗出为宜。

这类体质的人平时还应定期检查血糖、血脂、血压。

穿衣尽量保持宽松，面料以棉、麻、丝等透气散湿的天然纤维为主，这样有利于汗液蒸发、祛除体内湿气。在湿冷的气候条件下，要减少户外活动，避免受寒雨淋。

【运动锻炼】

痰湿体质的人一般体重较重，身重易倦，运动锻炼宜根据各自的情况，循序渐进，长期坚持。

坚持运动，每次运动应做到全身汗出、面色发红；出汗后不宜马上洗澡，可先用干毛巾擦遍全身，待汗出减少后再行洗浴。

运动形式可以多种多样，如散步、慢跑、乒乓球、羽毛球、网球、游泳、武术、舞蹈等。

运动时间以下午 2 ~ 4 点阳气极盛之时最好，应做相对较长时间的有氧运动锻炼。

【药物保健】

生活在潮湿环境的人，痰湿易困阻脾胃，形成痰湿内蕴。

肥胖症的发生与中年后肾气渐衰、脾肾阳虚、脾虚湿滞、水湿化痰密切相关。治以健脾利湿、润肠通便、温补肾阳为主。应合理选用有芳香化浊、健脾化湿、升清降浊功效的药物，如茯苓、白果、半夏、薏苡仁、白术、黄芪、枳壳、藿香、佩兰、白蔻、苍术、槟榔、升麻、泽泻、葛根、木香、通草等，减少痰湿和肥甘厚腻对脾胃的伤害，逐渐化解体内痰湿。在服用一些具有滋补作用的食物和中药的过程中，容易出现腹胀、食欲减退等不适，此时配合一些健脾化湿的中药，就可以减少上述不适的发生。

Chapter 11

湿热体质养生法

【调养法则】

调体方法：分消湿浊，清泄伏火。

调体要点：一是宣疏化湿以散热。根据"火郁发之"之理，可予泻火解毒、宣疏清化。二是通利化湿以泄热。根据渗湿于热下之理，在清热化湿同时佐以通利之白茅根、竹叶、薏苡仁，使热从下泄。

【精神调养】

湿热体质者的情绪与阴虚体质者相近，性情较急躁，外向、好动、活泼，常心烦易怒。节制七情过极，舒缓情志，保持心态稳定。中国文化有"养生莫若养性"的古训，心性修养是非常重要的。在文化知识方面，多学习一些道家和儒家的文化典籍，增强文化底蕴和生命的内聚力；在调摄情志方面，应学习和掌握一些化解或释放不良情绪的科学方法，以达到心理平衡，提升心理素质。

湿热体质辨识标准	
成　因	先天不足，久居湿地，喜食肥甘，长期饮酒，湿热内蕴
形体特征	体形偏胖或苍瘦
心理特征	性格多急躁易怒
适应能力	对湿环境或气温偏高，尤其夏末秋初，湿热气候较难适应
患病倾向	易患疮疖、黄疸、火热等
常见表现	面垢如油，易生痤疮，舌质偏红，苔黄腻，口苦口干，身重困倦，心烦倦怠，眼筋红赤，大便燥结黏滞不爽，小便短赤；男性阴囊潮湿，女性带下量多；脉多滑数

【饮食调养】

应多食用具有清热利湿功效的食物，如薏苡仁、莲子、茯苓、紫菜、荸荠、赤豆、绿豆、扁豆、鸭肉、鲫鱼、冬瓜、葫芦、苦瓜、黄瓜、西瓜、芹菜、白菜、空心菜、卷心菜、莲藕等。禁忌辛烈燥热、大热大补的食物和饮品。

泥鳅炖豆腐

泥鳅炖豆腐，是早年间生活在北方的满族人流传下来的烹饪方法。其做法并不复杂，就是把活着的泥鳅和豆腐一起冷水下锅，然后点火加热。随着水温的逐渐升高，泥鳅们慌不择路，便争先恐后地钻进豆腐里避热，等水开了，留在豆腐里的泥鳅也就一起熟了。将豆腐取出，晾凉之后用刀切片，豆腐的横断面上会现出一种奇妙的图案，再将其合成拼盘，酌以美酒，堪称迎宾待客的特色小吃。

湿热体质
饮食配膳

泥鳅炖豆腐

·|配方|·

泥鳅、豆腐按2:1备料，食盐、葱、姜、白酒、清水各适量。

·|功用|·

暖中益气。

·|适应证|·

用于湿热黄疸、小便不利、水肿等症。

苡米银菊饮

·|配方|·

金银花15克，野菊花15克，蒲公英15克，甘草9克，薏苡仁60克。

·|功用|·

可清热解毒利湿。

·|适应证|·

用于湿热型臁疮的治疗。

【起居调护】

湿热体质者以湿热内蕴为主要特征，平常要养成一个良好的生活习惯。不要长期熬夜，或过度疲劳。要保持二便通畅，防止湿热郁聚。注意个人卫生，预防皮肤病变。居室环境宜清洁通风，清爽舒服。要改正不良嗜好，戒烟限酒。烟草为辛热秽浊之物，易于生热助湿。酒为熟谷之液，性热而质湿，中医认为"湿中发热近于相火"，

堪称湿热之最。嗜烟好酒，可以积热生湿，是导致湿热体质的重要成因，必须力戒烟酒。

【运动锻炼】

湿热体质是以湿浊内蕴、阳气偏盛为主要特征的体质状态，该类体质者适合做大强度、大运动量的锻炼，如中长跑、游泳、爬山、各种球类、武术等，可以消耗体内多余的热量，排泄多余的水分，以达到清热除湿的目的。可以将力量练习和中长跑结合进行锻炼，力量练习最好在教练指导下进行。

对于导引功法，可练六字诀中的"呼"、"嘻"字诀，有健脾清热利湿的功效。选择春秋季节去野外锻炼效果更好，春季的踏青、放风筝等，可使人体气机调畅，水湿运化；秋高气爽，登高而呼，有助于调理脾胃，清热化湿。湿热体质的人在运动时应当避开暑热环境，以免内伤脾胃，外助阳热之气。

【药物保健】

湿热体质从临床辨证分型来看，又可分为湿重于热、热重于湿和湿热并重。湿重者以化湿为主，常用药有滑石、生甘草、杏仁、薏苡仁、白蔻仁、苏梗、茅根等。热重者以清热为主，可选用金银花、蒲公英、野菊花、紫地丁、黄芩、黄连、山栀、厚朴、葛根等。在这一原则下，再根据某些特殊表现选择相应的药物。

Chapter 12

气郁体质养生法

【调养原则】

调体方法：疏肝行气，开其郁结。

调体要点：一是掌握用药法度。理气不宜过燥，以防伤阴；养阴不宜过腻，以防黏滞；用药不宜峻猛，以防伤正。二是提倡情志相胜、移情易性等方法。

饮食调补

顺气化痰 → 常吃萝卜

理气化痰 → 忌食辛辣、咖啡、浓茶

【精神调摄】

性格比较内向的人，要注重培养竞争意识和拼搏精神，树立正确的名利观，知足常乐；热爱生活、积极向上，主动参加有益的社会活动。

广泛结交朋友，丰富和培养生活情趣；多参加集体文娱活动，怡情养性，塑造开朗乐观的性格。

严于律己，宽以待人，处世随和，克服偏执，以赢得外界的认同和真挚的友情。

还可适当安排外出旅游、访问等活动，以增加学识和见识。这样，可以让自己的心胸及视野更宽广，并与时俱进，同时激励自己培养积极进取的精神，使自己生活在愉快的环境中，创造生活，享受生活。

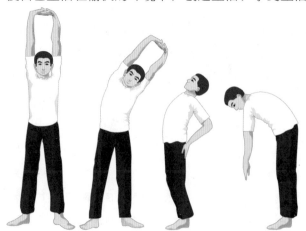

【饮食调养】

气郁体质者具有气机郁结而不舒畅的潜在倾向，应选用具有理气解郁、调理脾胃功能的食物，如大麦、荞麦、高粱、刀豆、蘑菇、豆豉、柑橘、萝卜、洋葱、苦瓜、丝瓜、菊花、玫瑰等。气郁体质者应少食收敛酸涩之物，如乌梅、南瓜、泡菜、石榴、青梅、杨梅、草莓、杨桃、酸枣、李子、柠檬等，以免阻滞气机，气滞则血凝；亦不可多食冰冷食品，如雪糕、冰淇淋、冰冻饮料等。

气郁体质饮食配膳

凉拌芹菜藕片

· |配 方| ·

> 芹菜 250 克，藕 200 克，盐、白糖、味精、植物油各适量。

· |功 用| ·

平肝清热。

· |适应证| ·

本方可作为肝火轻证膳食或肝火证配餐。适用于气郁化火所致的急躁易怒、头痛、目赤、口苦咽干等症。

草决明菊花茶

· |配 方| ·

> 草决明 10 克，菊花 10 克。

· |功 用| ·

泻肝降火通便。

· |适应证| ·

本方对肝郁化火之性情急躁易怒、头痛、目赤、口苦咽干、大便秘结者最为适宜。大便泄泻者则当忌用本方。

【起居调护】

起居有常，生活规律；居室环境宽敞明亮，温度、湿度适宜；舒畅情志，宽松衣着；增加户外活动；增强社会交往能力。

气郁体质辨识标准	
成　因	先天遗传，暴受惊吓，所欲不遂，忧郁思虑等
形体特征	形体偏瘦为多
心理特征	性格内向不稳定，忧郁脆弱，敏感多疑
适应能力	对精神刺激适应能力较差，人际关系能力较差，不喜欢阴雨天气
患病倾向	易患郁证、脏燥、不寐、梅核气、惊恐等病证
常见表现	忧郁面貌，烦闷不乐，胸胁胀满，走窜疼痛，善太息，或嗳气呃逆，或咽中有异物感等；或乳房胀痛，睡眠差，食欲减退，心悸，健忘，痰多，大便干，小便正常；舌淡红，苔薄白，脉弦

【运动锻炼】

锻炼原则：大强度、大负荷练习法，专项兴趣爱好锻炼法，体娱游戏法，如跑步、登山、游泳、武术、打球、下棋、打牌、气功、瑜伽等。

【药物保健】

气之为患，不外乎气滞、气虚、气逆三个方面。气为血帅，血为气母，气赖血载，气与血在生理上相互依存；在病理上互为因果，相互影响。常用的理气药物有：性偏凉的柴胡、川楝子、郁金等，性偏温的佛手、青皮、枳壳等，性平的香附、香橼等。

《黄帝内经》天然体质养生法

Chapter 13

血瘀体质养生法

【调养原则】

调体方法：活血去瘀，疏利通络。

调体要点：一是养阴以活血。由于津血同源，津枯则血燥，体内津液不足亦是瘀血体质的成因之一。二是调气以化瘀。气滞则血瘀，气行则血畅，故活血调体常配以理气之剂，如枳壳、陈皮等。

【精神调摄】

血瘀体质的人常心烦、急躁、健忘，或郁闷、多疑等，应根据"喜胜忧"的情志制约原则调摄精神。努力做到胸襟开阔，豁达开朗；热爱生活，积极向上；严于律己，宽以待人；处世随和，克服偏执。

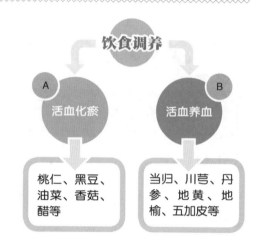

饮食调养

A 活血化瘀 → 桃仁、黑豆、油菜、香菇、醋等

B 活血养血 → 当归、川芎、丹参、地黄、地榆、五加皮等

血瘀体质辨识标准	
成因	先天禀赋不足，后天损伤，忧郁气滞，久病入络
形体特征	形体偏瘦居多
心理特征	心情不快，易烦，急躁健忘
适应能力	不耐受风邪、寒邪
患病倾向	易患出血、中风、胸痹等病
常见表现	面色晦暗，皮肤偏暗或色素沉着有瘀斑，易伴疼痛；口唇暗淡或紫，舌质暗，有瘀斑、瘀点，舌下静脉曲张，脉细涩或结代；眼眶、鼻梁暗黑，易脱发，肌肤发干，脱屑痛经，经色紫黑有块

【饮食调养】

特征：血瘀体质者具有血行不畅或瘀血内阻特征。

原则：选用具有健胃、行气、活血化瘀功效的食物，如鸡内金、陈皮、黑豆、黄豆、山楂、黑木耳、平菇、洋葱、韭菜、茴香、香菇、茄子、油菜、羊血、芒果、玫瑰花、番木瓜、海参、红糖、黄酒、葡萄酒等。

对非饮酒禁忌者，适量饮用葡萄酒，可促进血液循行。

凡具有寒凉、温燥、油腻、涩血的食物都应忌食，如乌梅、苦瓜、柿子、李子、石榴、花生仁等。高脂肪、高胆固醇的食物也不可多食，如蛋黄、虾子、猪头肉、奶酪等。

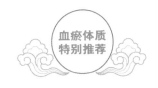

血瘀体质
特别推荐

01 活血养血
养颜甲鱼盅

● 原料

甲鱼 1 只，当归 20 克，玫瑰花 5 克，料酒、姜片、火腿、盐、味精各适量。

◆ 制法

将甲鱼宰杀，洗净后斩块，加料酒、姜片、火腿片等煨 20 分钟左右，移入炖盅内，加当归、玫瑰花蒸至酥烂，加盐、味精等调味即可。

02 活血补血
桃红鳝鱼汤

● 原料

桃仁 12 克，红花 6 克，鳝鱼丝 250 克，鲜汤、姜片、白酒、葱段、味精各适量。

◆ 制法

桃仁、红花加水煎汁去渣，鳝鱼丝用油略爆后加鲜汤及药材同煮，加姜片、白酒、葱段、味精少许煮成汤，喝汤，吃鳝鱼丝。

【起居调护】

血瘀体质者具有血行不畅的潜在倾向。血得温则行，得寒则凝。

血瘀体质者起居作息要有规律，不要熬夜，保证良好睡眠。

居室环境要温暖舒适，要避免寒冷刺激。

生活习惯良好，看电视时间不要太久，注意动静结合，不可贪图安逸，以免加重气血郁滞。

春秋季增加室外活动，夏季不可贪凉饮冷，冬季谨避寒邪，注意保暖。

【运动锻炼】

坚持经常性锻炼，以促进气血运行。可常练易筋经、保健功、导引、按摩、太极拳、太极剑、五禽戏、各种舞蹈、散步、慢跑、乒乓球、羽毛球等。

血瘀体质的人心血管功能较弱，不宜做大强度、大负荷的运动锻炼，可做多次中小负荷的锻炼。

一般而言，年轻人可适当加大运动量，如跑步、登山、游泳、打球等。

【药物保健】

血瘀体质者宜用行气活血药疏通气血，达到"以通为补"的目的。当归、川芎、红花、薤白、枳壳、桃仁、参三七、银杏叶等行气、活血药，有助于改善气滞血瘀体质。著名的理气、活血化瘀方剂如柴胡疏肝散、血府逐瘀汤、失笑散，应根据气滞血瘀部位不同灵活选用。

具有调节血脂作用活血化瘀的中药有赤芍、丹参、牛膝、水蛭、延胡索、鸡血藤、红花、参三七等。

血瘀体质如有情绪抑郁，应以心理疏导为主，配合疏肝理气解郁药物，有柴胡、郁金、青皮、香附、川芎、绿萼梅等。中成药逍遥丸、越鞠丸等，均有较好的解郁作用。

Chapter 14

过敏体质养生法

一般是将容易发生过敏反应和过敏性疾病而又找不到发病原因的人，称为过敏体质者。具有过敏体质的人可发生各种不同的过敏反应及过敏性疾病，如有的患湿疹、荨麻疹，有的患过敏性哮喘，有的则对某些药物特别敏感，可发生药物性皮炎，甚至剥脱性皮炎。但是偶尔对某种已知因素发生高反应性的人，不能称做过敏体质者。

【儿童过敏性疾病】

过敏反应有花粉过敏、动物皮毛过敏、病原微生物过敏、鱼虾过敏、某些药物过敏、过敏性紫癜、皮疹等。

儿童过敏性疾病的发生与遗传有密切关系。父母都是过敏体质时，其子女有70%的可能性为过敏体质；单纯母亲是过敏体质，孩子有50%的可

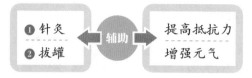

能性为过敏体质；单纯父亲是过敏体质，其子女有30%的可能性为过敏体质。因为小儿免疫系统尚未发育成熟，有可塑性，所以患有过敏性鼻炎、支气管哮喘的，治疗越早越好。

过敏体质辨识标准	
成　　因	由于先天遗传，或后天调养失当，或环境、药物因素所致
形体特征	无特殊或有畸形
心理特征	因情况不同而各有差异
适应能力	适应能力差，如对季节适应能力差，或易引发宿疾
患病倾向	过敏体质者易药物过敏，易患花粉症、过敏性哮喘等
常见表现	若为遗传性，有明显家族性特征。对某些食物、药物、花粉、气候变化等，可有过敏症状

在饮食方面，儿童对一些容易引起过敏反应的食物，如奶制品、蛋类、鱼虾、豆制品，可少量食用，慢慢适应，还可食用能增强免疫力的初乳食品，因为初乳含免疫球蛋白G，可保护儿童上呼吸道黏膜，减少因细菌、病毒感染而诱发的儿童支气管哮喘、水肿的发生；其中的免疫球蛋白A可减缓呼吸道和胃肠道过敏反应。易患过敏性疾病的儿童还要增加户外活动。

【常见的食物过敏症状】

过敏体质人群常见的食物过敏症状如下：呼吸系统出现鼻炎、气喘、咳嗽症状；眼睛瘙痒或红肿；皮肤出现风块疹、湿疹、血管水肿、红斑、

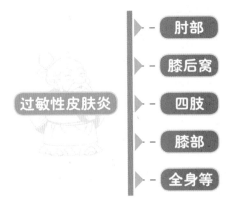

瘙痒现象；消化系统则可能出现腹痛、恶心、呕吐、腹泻、消化道出血、口咽部瘙痒有异物感等不适。

【可能引起过敏的食物】

可能引起过敏的食物有牛奶、黄豆、花生、蛋和鱼、核果类、甲壳类海鲜（如虾蟹）、面粉等。现代食品工业发达，也有一些人因为食品添加剂而过敏，例如色素、抗氧化剂、防腐剂等。这类含有添加剂的食物，如蜜饯和一些糖果，过敏患者还是少吃为妙，以免诱发哮喘。此外，有些食物不一定要食用，即使只有接触，也可能造成皮肤发痒、红肿的过敏反应，例如香蕉、酪梨、奇异果、栗子、木瓜等。

避免过敏，最简单的方法就是远离过敏原。每当逢年过节，面对某些美食过敏体质人群常常只有羡慕的份。其实最根本的解决方法是改善过敏体质。过敏体质，说得通俗一些就是机体的免疫系统出现了异常的反应，最新的研究表明，过敏体质的形成，以及过敏的发作，都与机体内"健康杀手"——自由基堆积过多有关。

【过敏性哮喘调养原则】

调治方法：益气固表，养血消风。

调体要点：一是顺应气候。顺应四时变化，以适寒温。二是避免接触致敏物质，忌食鱼腥发物。致敏物质如尘螨、花粉、油漆，应避免接触。

❀ 诱发哮喘过敏的食物举例

可以诱发哮喘等呼吸道疾病的食物已达数百种，其中常见的食物包括以下几种：奶及奶制品；鸡蛋，主要是蛋清；海产品及水产品；花生、芝麻和棉子等油料作物；豆类，包括黄豆、绿豆、红豆和黑豆；小麦、谷类；某些新鲜水果，包括桃子、苹果、香蕉、草莓、菠萝、李子、樱桃和椰子等。

❀ 诱发哮喘过敏的食物举例

坚果类，包括核桃、山核桃、开心果、榛子、腰果、松子和栗子等；肉类，包括牛肉、羊肉、猪肉、鸡肉、兔肉、鸭肉等；蔬菜，包括芸豆、青豆、蘑菇、番茄、辣椒、韭菜、大蒜、茄子、白菜、香椿、蕨菜等；嗜好品，如咖啡、啤酒、葡萄酒、威士忌、白酒等；花粉制成的保健品、巧克力和某些可食昆虫均可诱发不同程度的呼吸道过敏症状。

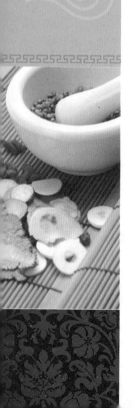

Chapter 01

顺时养生，自然之道

> ◆ "夫四时阴阳者，万物之根本也，所以圣人春夏养阳，秋冬养阴，以从其根，故与万物沉浮于生长之门……故阴阳四时者，万物之终始也，死生之本也。"
>
> —— 《素问·四气调神大论》

中医养生的最高境界，就是顺应天时、地利，而后人和。《黄帝内经》认为，天人合一，人的生命与天地自然相通。人的活动，顺应天时的变化，按照一年四季时节的不同来养形调神，是"寿命之本"。万物春生、夏长、秋收、冬藏，人的活动应顺应时序的变化，采用春养生、夏养长、秋养收、冬养藏，以及春夏养阳、秋冬养阴的方法，以自然之道，养自然之生，取得天人合一。

"四时五脏阴阳"这一说法，首见于《黄帝内经》中的《素问·经脉别论》。该篇就食物的消化、吸收过程及其与各脏腑之间的关系进行了论述："食气入胃，散精于肝，淫气于筋。食气入胃，浊气归心，淫精于脉。脉气流经，经气归于肺，肺朝百脉，输精于皮毛。毛脉合精，行气于府。府精神明，留于四脏，气归于权衡。权衡以平，气口成寸，以决死生。饮入于胃，游溢精气，上输于脾。脾气散精，上归于肺，通调水道，下输膀胱。水精四布，五经并行，合于四时五脏阴阳，揆度以为常也。"

篇中论述了"四时阴阳"以及人之"常"与"变"。"凡人之惊恐恚劳动静，皆为变也。""春秋冬夏，四时阴阳，生病起于过用，此为常也。"

【四时与阴阳】

对于四时与阴阳关系的论述，《素问·四气调神大论》解释得最为精彩。"春三月……此春气之应，养生之道也。夏三月……此夏气之应，养长之道也。秋三月……此秋气之应，养收之道也。冬三

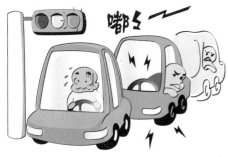

⊙阴阳运动如果出现失度、失时、失序、错位、失去和谐，便会阴阳失调，人就会生病

月……此冬气之应,养藏之道也。""夫四时阴阳者,万物之根本也,所以圣人春夏养阳,秋冬养阴,以从其根,故与万物沉浮于生长之门……故阴阳四时者,万物之终始也,死生之本也。"

但是,这里提到的仅是"阴阳四时"或"四时阴阳",春生、夏长、秋收、冬藏,尚无五脏的痕迹。

【四时与五脏】

《黄帝内经》中论述较多的是四时与五行相合,而四时与五行相合是从四时与五脏相合开始的。《素问·生气通天论》说:"凡阴阳之要,阳密乃固,两者不和,若春无秋,若冬无夏,因而和之,是谓圣度……春伤于风……夏伤于暑……秋伤于湿……冬伤于寒……四时之气更伤五脏。"四时之气如何"更伤"五脏呢?

为了说明这一点,《黄帝内经》采取了一种过渡的办法,即先将四时与五味相合,由五味而至五脏。故《素问·生气通天论》又说:"阴之所生,本在五味,阴之五宫,伤在五味。是故味过于酸,肝气以津,脾气乃绝。味过于咸,大骨气劳,短肌,心气抑。味过于甘,心气喘满,色黑,肾气不衡。味过于苦,脾气不濡,胃气乃厚。味过于辛,筋脉沮弛,精神乃央。"

《素问·宝命全形论》说:"天覆地载,万物悉备,莫贵于人。人以天地之气生,四时之法成。君王众庶,尽欲全形。"人是吸收天地日月的精华,按四时运转规律而生的。上至远古时代的君王、贵族,下至平民百姓,谁人不想健康、长寿,享受生活的快乐?

先秦时期,人们就认识到人体的气血盛衰与四时气候变化非常密切。《素问·八正神明论》说:"因天时而调气血也。"就是说要根据天地阴阳的变化,结合日月星辰的运行规律来调人体的气血,从而达到养生的目的。

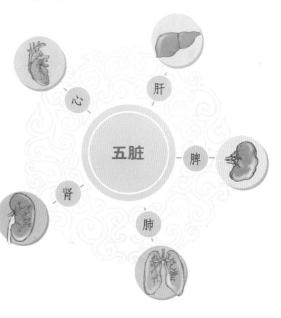

Chapter 02

四季养生的原则

◆ "夫人生于地，悬命于天，天地合气，命之曰人。人能应四时者，天地为之父母。"

——《素问·宝命全形论》

人的生命活动与自然界息息相通，要维护人体健康，就必须保持机体与自然界变化的协调。一年四季有春温、夏热、秋燥、冬寒的气候变化，万物有生长收藏的生化特点。人的五脏通应于四时，也有生长收藏的规律，表现为阳气的升降浮沉趋势。如果人体顺应四时的变化养生，则会阴阳协调平衡，益寿延年；如果违背自然规律，则会导致相应内脏的病变，如春天不能养生则伤及肝气，还会影响夏天的养生而伤及心气。如果不注意按季节特点来养生，必然给人体内脏功能活

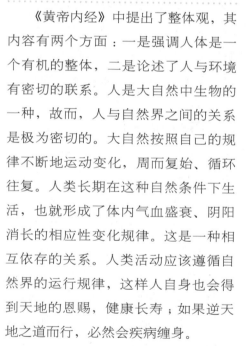

天热穿单

天寒穿暖

日出而作

日落而息

动带来不良的影响。这种不良的影响往往有一定的潜伏期，如"夏伤于心，秋为痎疟"。

【遵天地运动变化之法】

《黄帝内经》中提出了整体观，其内容有两个方面：一是强调人体是一个有机的整体，二是论述了人与环境有密切的联系。人是大自然中生物的一种，故而，人与自然界之间的关系是极为密切的。大自然按照自己的规律不断地运动变化，周而复始、循环往复。人类长期在这种自然条件下生活，也就形成了体内气血盛衰、阴阳消长的相应性变化规律。这是一种相互依存的关系。人类活动应该遵循自然界的运行规律，这样人自身也会得到天地的恩赐，健康长寿；如果逆天地之道而行，必然会疾病缠身。

《素问·六节藏象论》说："天食人以五气，地食人以五味。五气入鼻，藏于心肺，上使五色修明，音声能彰；五味入口，藏于肠胃，味有所藏，以养五气，气和而生，津液相成，神乃

自生。"《灵枢·五癃津液别》说："天暑衣厚则腠理开，故汗出；寒留于分肉之间，聚沫则为痛。天寒则腠理闭，气湿不行，水下流于膀胱，则为溺与气。"故而，饮食、起居、衣着、作息这些最基本的与生命息息相关的日常之举，必须遵守天地之法，这样才能乐得其所。

【春夏养阳，秋冬养阴】

《黄帝内经》最早提出了四时阴阳是万物的根本，"从之则生，逆之则死"，"春夏养阳，秋冬养阴"。"春夏养阳，秋冬养阴"是顺应四时养生的基本原则，其意思是春夏要保养生气与长气（即阳气）以适应自然界阳气渐生而旺的规律，从而为阳气潜藏、阴气渐盛打基础，不应该宣泄太过或内寒太甚而伤阳气；秋冬则应该保养收气与藏气（即阴气）以适应自然界阴气渐生而旺的规律，从而为来年阳气生发打下基础，而不应该耗精而伤阴气。但也有不同的地方，如果人体是阴阳偏盛偏衰体质，则应该区别对待。

阳虚，则要"冬病夏养"，于春夏之时注意调养阳气，给予培补，而且不可食冷食凉，这较于冬季病发再用热药效果好。阴虚，则要"夏病冬养"，于秋冬时滋补肝肾，可减轻春夏发病程度。

【一日有四时】

《灵枢·顺气一日分为四时》说：

"黄帝曰：愿闻四时之气。岐伯曰：春生，夏长，秋收，冬藏，是气之常也，人亦应之，以一日分为四时，朝则为春，日中为夏，日入为秋，夜半为冬。朝则人气始生，病气衰，故旦慧；日中人气长，长则胜邪，故安；夕则人气始衰，邪气始生，故加；夜半人气入脏，邪气独居于身，故甚也。"

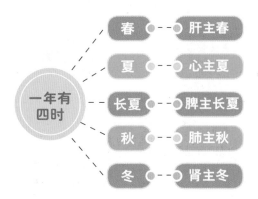

《黄帝内经》把时间的周期性和空间的秩序性有机地结合起来，强调人体自然节律是与天文、气象密切相关的生理、病理节律，故有气运节律、昼夜节律、月节律和周年节律等。其基本推论是以一周年（四季）为一个完整的周期，四季有时、有位，有五行生克，因此，以一年分四时，则肝主春、心主夏、肺主秋、肾主冬。月节律则与该月和所应之脏在一年之中的"当旺"季节相关。昼夜节律是将一日按四时分段，指人体五脏之气在一天之中随昼夜节律而依次转移，则肝主晨，心主日中，肺主日入，肾主夜半（见《素问·藏气法时论》）。

就一日而言，《素问·生气通天论》中说："阳气者，一日而主外，平旦人气生，日中而阳气隆，日西而阳气已虚，气门乃闭。"意思是说，随着自然界阳气的消长变化，人体的阳气也发生相应的改变。

四时养生原则

春夏 → 养生气 养长气 → 以适应自然界阳气渐生而旺的规律，即所谓养阳

秋冬 → 养收气 养藏气 → 以适应自然界阴气渐生而旺的规律，即所谓养阴

昼夜是地球自转的周期。年是地球绕太阳公转的周期。节气和四季的变化是由地轴与公转轨道间的夹角造成的。这些时间节律的背后，是地球所受太阳能量辐射的周期性改变，人的生命节律也是由地球的这种特性造成的。

【顺四时精神调摄】

只有适应四时生长收藏的规律养生，才能增强内在脏器的适应能力，取得内外环境的统一。如果违背了这一规律，就会伤五脏之气，减弱人体适

顺时摄养

天地四时之气的运动变化有着相对一致的特性，人体生理功能节律也随天地四时之气运动变化而改变。这是古人"顺时摄养"的具体体现，它是一种顺应四时气候、阴阳变化的规律，是一种从精神、起居、饮食、运动诸方面综合调养的养生方法。

应自然环境变化的能力。那么该怎么调养呢？《黄帝内经》强调通过人体精神意志来调摄。《黄帝内经》认为精神意志在一定情况下能控制人体脏腑组织功能活动。所以，四时调养，除了生活起居要调养外，还特别强调精神意志的调摄。另外，顺应自然界阴阳消长规律养生的目的，也是为了充盛人体真元之气。

【疾病与四时养生】

各种疾病发生的原因，必定是由燥、湿、寒、暑、风、火六淫，房室失节，七情不和，饮食起居失常所致。邪气侵犯人体而出现病形症状，因邪气客于脏腑而各有病名。各种疾病多

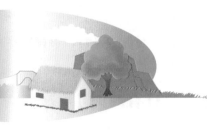

半是早晨神情清爽，白天感觉安适，傍晚自觉病情加重，半夜自觉病情更重，这是什么道理呢？

《黄帝内经》给了很好的解释：这是由四时之气的阴阳变化造成的。春生、夏长、秋收、冬藏，这是四季气候的正常变化，人体之气也相应发生变化。如果把一天分为四时，则早晨是春天，中午是夏天，日落是秋天，

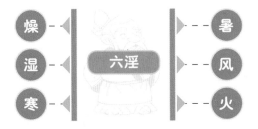

夜半是冬天。《灵枢·顺气一日分为四时》说："朝则人气始生，病气衰，故旦慧；日中人气长，长则胜邪，故安；夕则人气始衰，邪气始生，故加；夜半人气入脏，邪气独居于身，故甚也。"

不过，有的时候病情的变化，与一日四时的变化并不相符，这是由什么原因导致的呢？《灵枢·顺气一日分为四时》中说："是不应四时之气，脏独主其病者，是必以脏气之所不胜时者甚，以其所胜时者起也。"意思是说，这是与四时之气不相应的情况，因为脏腑本身的病变单独支配着病情的变化，如果受病内脏的五行属性被时日的五行属性克制时，病情就会加重；如果受病内脏的五行属性克制时日的五行属性时，病情就会减轻。

《黄帝内经》中说："顺天之时，而病可与期。"意识是说，顺应自然，顺应四时之气，疾病是可以治愈的。一年之中，自然界的阴阳之气随四时而消长盛衰，所以万物有春生、夏长、秋收、冬藏的规律。

【 四季五补，因人而异 】

明代大医学家张景岳说："春应肝而养生，夏应心而养长，长夏应脾而养化，秋应肺而养收，冬应肾而养藏。"人体五脏的生理活动，必须适应四时阴阳的变化，才能与外界环境保持协调平衡。一年有春、夏、长夏、秋、冬五种气候特征，因而产生了五种补法。四季五补，因人而异。针对不同的年龄、不同的健康状况，应选择适合自身情况的膳食进行调理和滋补。

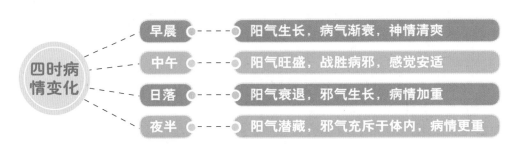

Chapter 03

🪷 春季养"生"

◆"春三月，此谓发陈。天地俱生，万物以荣，夜卧早起，广步于庭，被发缓形，以使志生，生而勿杀，予而勿夺，赏而勿罚，此春气之应，养生之道也；逆之则伤肝，夏为实寒变，奉长者少。"

——《素问·四气调神大论》

春天万物复苏，生机勃发，欣欣向荣，富有朝、生二气。在这个季节，人应晚睡早起，在庭院中缓缓散步，披开束发，放宽衣带，让形体舒展，使神志随着春阳升发而舒畅。这就是与春季相应的保养"生气"的道理，如果违背了这个道理，就会伤及肝气，以致供养夏季的力量就少了，那么到夏季就会发生寒性病变。

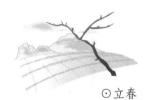

⊙立春

【春天的特点】

"春三月，此谓发陈。天地俱生，万物以荣。"春归大地，阳气升发，蛰虫苏醒，万物始生。自然界生机勃勃，欣欣向荣。

⊙雨水

按五行学说，春应五脏之肝，属木。

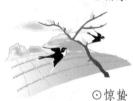

⊙惊蛰

【春季养"生"的方法】

什么叫养"生"？养"生"，就是养生机，也就是长养人体生命的活力。春天正是长养人体生命活力的最佳时机。春天如何养"生"？春天是阳长阴消的开始，所以此时应重在养阳，切莫错过春天养阳这一大好时机。春天主生发，万物生发，肝气内应，此时的养生之道在于以养肝为主，原则是：生而勿杀，以使志生。养神志以欣欣向荣。逆之则伤肝，夏为

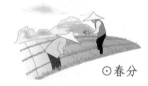

⊙春分

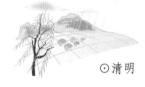

⊙清明

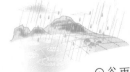

⊙谷雨

寒变，奉长者少。其意思是伤了肝气，就会降低适应夏天的能力。

精神调养

戒怒：春应肝。肝主疏泄，在志为怒，恶抑郁而喜调达。春天容易肝火旺，应制怒，以顺肝调达舒泄之气；应"生而勿杀，予而勿夺，赏而勿罚"；适应自然界勃勃生气，以利春阳生发之机；可登山踏青，赏花嬉戏，陶冶性情。

起居调养

春天白天渐长，人应晚睡早起，以适应自然界生发之气。中医认为：人体的阳气入于阴则寐，阳出于阴则醒。所以应"夜卧早起，广步于庭，被发缓形，以使志生"，即少睡多醒，使人体的阳气升发于外。

春天衣服不可骤减。春季乍暖还寒，应春捂秋冻，以免受寒，克伐人体的阳气。衣着宜"下厚上薄"，以养

阳之生气。中医认为：脚是人体的根，护住脚不受寒，就是护住了人体阳气升发之根。

饮食调养

应多食辛温升散之品，以助阳气升发，如麦、枣、豉（能升能散）、茼蒿、葱、香菜等。

肝气过盛，在饮食上有几种调理方法，一是少食酸味食物，因为酸味应肝木，少食酸味以防助长肝气；二是多食甘味食物，因为甘味应脾土，多食以防肝乘脾而致病；三是多食辛味食物，因为辛味应肺金，多食辛味以防肝木侮肺金。

防病保健

春夏养阳。"冬至一阳生"，春天人体的阳气随自然界的阳气开始升发，逐渐阳盛于外，故春天应以调养阳气为主，用药以辛温为主。可选用薄荷、荆芥等以顺春升之气。

春季养生 的三个重点

Ⓐ 调神
生志

春天人的意志应该应其生发之气，如戒恼怒和愤恨，保持乐观情绪，则精气不易耗散，脏器不易老化。

Ⓑ 生命
在于
运动

"动则养形，活则血流。"有规律地活动，适当地运动，这是古往今来长寿之秘诀。为应春生之气，当以主动运动、持之以恒为要。

Ⓒ 形体
利于
发陈

春阳生发，万物以荣。所以顺应春气，人必须宽身，于是形体得以舒缓，气血不致遏郁，内部脏器各种机能才能运转正常。

Chapter 04

夏季养"长"

◆"夏三月,此为蕃秀。天地气交,万物华实,夜卧早起,无厌于日,使志无怒,使华英成秀,使气得泄,若所爱在外,此夏气之应,养长之道也;逆之则伤心,秋为痎疟,奉收者少,冬至重病。"

——《素问·四气调神大论》

夏天,大自然阴阳气化是阳长阴消之时,也就是说,夏天是阳气最旺的时候,所以是养阳的大好时机。尤其是阳虚体质的人,更应该利用夏天来养阳以平衡脏腑的阴阳。

【夏季的特点】

夏季万物生长,郁郁葱葱,万物华实;天地气交,阳极阴生,夏至一阴生。

夏属火,应五脏之心;长夏(即"三伏天",湿热最盛)属土,应五脏之脾。

夏季心旺肾衰,外热内寒,伏阴在内。

【夏天养"长"的方法】

夏天,天气下降,地气上升,地气相交,植物蕃秀,万物华实,人应晚睡早起,不厌恶炎夏之日,不发怒,使体内浊气外泄,神志怡悦舒畅。这与夏季应保养"长气"的原则相符,如果违背了这个原则,那就会伤及心气,到秋季容易发生疟疾,以致供养

秋季"收气"的力量就少了,到冬季还会发生更严重的疾病。

夏天如何养"长"?夏天是阳长阴消的极期,夏天主长,万物茂盛,心气内应,养"长"应以养心为主。还要使气得泄(该出汗时就要出汗),因为夏天属阳,阳主外,所以汗多。逆之则伤心,秋天就会患痰证(呼吸系统疾病),那么就会降低了适应秋天的能力,所谓"奉收者少"。正如《黄帝内经》所说:夏三月要夜卧早起,无厌于日(不要怕阳光),使志无怒(心情要愉快),使气得泄(不要闭汗),若所爱在外(多进行户外活动)。

夏天,心最累。心是人体最受累的器官,人体所有器官所需要的气血,都要由心来推动。心像一头老牛一样昼夜不停地工作,人体的五脏中,肾脏有两个,坏了一个还有另一个,肝脏、肺脏都有两叶,唯独心脏只有一个,所以心最为宝贵,也最辛苦。夏天尤其要注重养心,因为心为火脏,心气应于夏,一年四季之中,心与夏天的

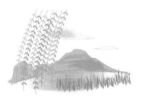

⊙立夏

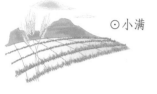

⊙小满

关系最密切。夏天出汗多，是伤心阴、耗心阳最多的时候，也是心最受累的季节，所以夏天要重点养心。正如《素问·六节藏象论》所说："心者，生之本……为阳中之太阳，通于夏气。"

在暑热季节，人的阳气都跑到外面去了，体内的阳气不足，所以可用人参补气；汗出得太多，可用五味子收敛，敛心气；天气太热，汗出了以后体内的津伤阴，可用麦冬养阴。

精神调养

"使志无怒。"意思是说，一个人在情志上不要发怒，心情要愉快。

"使气得泄。"意思是说，在夏天的时候一定要把自己的郁滞散发出去，让自己的气得以疏泄，这样到秋天收敛的时候才能收进东西。如果在夏天疏泄得不够，到了秋冬季节想进补的时候，根本就补不进来。

起居调养

多晒太阳。阳光是人体阳气的主要来源。夏天以上午九十点钟的阳光最好，此时阳光不强也不弱，植物通过光合作用开始散发出氧气，养生效果最好。

要早睡早起。夏天昼长夜短，应多参加户外活动。可以面对东方朝阳做深呼吸，或多到公园、海边、湖边漫步等。

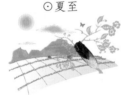

⊙芒种

⊙夏至

衣服要透气。夏天穿衣要少，要透气，该出汗时就要出汗，不能憋汗。衣服的材质要柔软、吸汗。少穿露脐装，以免脾胃受凉。

⊙小暑

⊙大暑

空调温度要适宜。空调温度不低于23℃。空调病表现为出汗不利、头痛、食欲不振、乏力、容易感冒等，所以室内与室外的温差不能大于10℃。

要多喝水。水是夏天的第一养生良方。夏天热重、阳重，出汗过多则容易耗津伤阴，而水属阴，所以喝水可以直接养阴生津。

饮食调养

夏季的饮食较其他季节更为重要。因为夏季阳气盛于外，而阳极阴生，阴气居于内，故夏季饮食应清淡，少食肥甘厚味，多吃绿叶菜和瓜类等水量多的蔬菜水果。饮食不要过咸、过甜，少食辛辣油腻的食物，以免发生内热而诱发其他疾病。

防病保健

苦夏：是指有些人夏季会有胸闷不适、食欲不振、四肢无力、大便稀薄等症状，去医院检查却查不出什么器质性病变。在治疗上，主要是减少食量，清淡饮食，少吃油腻，以使脾健胃和。

冬病夏治：三伏天，阳气最盛，可以使患者的阳气充实，增强抗病能力。在夏天未发病时"培本"以扶助正气。人体正气旺盛，抵抗力增强，到了冬天就可以少病或不发病。所有阳气不足、肺气虚弱、虚寒疼痛和一些免疫功能低下类疾病，在春夏治疗都会比在其他季节治疗效果好。

勿忘燥湿：长夏属湿，所以在健脾的同时，不要忘了燥湿。健脾燥湿可用白术、山药、薏苡仁熬粥，或用薏苡仁、白扁豆、山药炖肉服食。此外，长夏天气多阴雨绵绵，潮湿，湿气通于脾，容易出现脾虚。此时，脾气不足的人可以趁势补脾。

宜服党参：为什么有的人在长夏会出现肛门重坠、子宫下垂、头昏乏

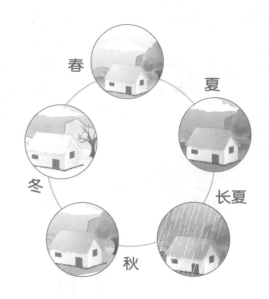

力的症状呢？这是中气下陷的缘故。脾虚日久失于调补，可导致中气下陷而引起内脏下垂。治疗应补益脾胃，升举中气，可服党参10克或人参3～5克炖肉，酌加升麻助升举之力。

注意醒脾：长夏，气候闷热而潮湿，多夹湿浊，所以要注意醒脾。为什么有的人在三伏天容易出现恶心、食欲不振？这是因为长夏阴霾天多，湿气重浊，困阻于脾，所以会出现食欲不振、呕吐。此时应多吃薄荷、荷叶包饭，或多吃生姜，这样可以用其芳香之气来醒脾，达到健脾化湿的目的。

多饮芳香之品：可多用薄荷、藿香、佩兰等泡水饮。或者自制香包将薄荷、藿香、佩兰等芳香之品装入布袋之中，带在身上。

多食清热利湿之品：如绿豆汤、绿茶、荷叶粥、芦根、竹叶、西瓜等。

小心中暑："暑"为夏天的主气，

为火热所致。暑为阳邪，如果夏天不注意养"化"，就会容易感受暑邪而发生中暑。主要症状：高热、心烦、面赤、呕吐、头痛、脉象洪大或立刻昏厥。先兆：不出汗，或出汗少，或大量出汗，出现恶心、头痛、乏力、全身发软等症状。此时要迅速避热就凉，把病人抬到阴凉通风之处，解开衣扣，用力掐其人中穴，冷敷头部，可服西瓜汁、淡盐水或绿豆汤。

多服养心清热之品："舌为心之苗"，所以舌与心的关系最为密切，如果心有火，就可外泄于舌，所以长夏很容易口舌生疮，伴见心烦、口干、舌红。此时可服养阴清热之品，如将绿豆、竹叶、菊花、薄荷等泡水饮。

注意补心气：长夏天热，气压低，出汗多，所以容易患心气虚及心阳虚证。主要表现为心慌、气短、乏力等。此时，可用人参3克泡水饮，或人参炖鸡，或肉桂3克泡水饮，或黄芪3～5克泡水饮。

【长夏，养"化"】

❀ 长夏的特点

长夏(农历六月，阳历7～8月间)，应于脾，是脾气最旺盛、消化和吸收力最强的时期。中医认为，长夏属土，人体五脏中的脾也属土；长夏的气候特点是偏湿，"湿"与人体脾的关系最密切。所谓"湿气通于脾"，所以脾应于长夏。因而，长夏是健脾、养脾、治脾的重要时期。

❀ 长夏养"化"的方法

长夏如何养"化"？长夏主化，包括熟化、消化，这一时期是人体脾胃消化、吸收营养的大好时期，所以长夏时期应多吃一些健脾的食物。尤其是青少年，此时正是长肌肉、长个子、健壮身体的大好时候，更要多吃点肉类食品。此外，还可吃一些白术、山药、白扁豆等以健运脾气。

❀ 饮食调养

多吃豆。长夏，尤其是三伏天，多吃豆，有健脾利湿的作用。适宜长夏吃的豆有绿豆、白扁豆、赤小豆、红饭豆、荷兰豆、豌豆、青豆、黑豆等。这些豆可以与大米一起熬粥，或者炖肉吃。

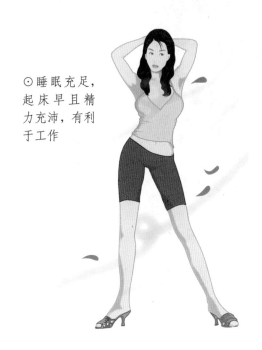

⊙睡眠充足，起床早且精力充沛，有利于工作

秋季养"收"

◆"秋三月，此谓容平。天气以急，地气以明，早卧早起，与鸡俱兴，使志安宁，以缓秋刑，收敛神气，使秋气平，无外其志，使肺气清，此秋气之应，养收之道也；逆之则伤肺，冬为飧泄，奉藏者少。"

——《素问·四气调神大论》

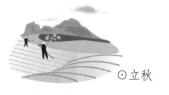

⊙立秋

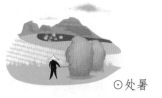

⊙处暑

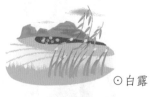

⊙白露

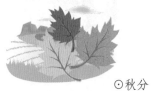

⊙秋分

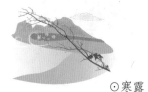

⊙寒露

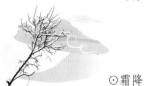

⊙霜降

【秋季的特点】

一年之中，春夏是阳长阴消的时候，所以春夏养阳最好。而秋天是阴长阳消的时候，所以秋天自然应该养阴。这是应用大自然阴阳消长的趋势，因势利导，协调阴阳，起到事半功倍的效果。尤其是在春夏伤阴耗津的人，更要抓紧秋天的好时机养阴生津，以调整、恢复人体阴阳的平衡。

【秋天养"收"的方法】

秋天主收，万物收敛，肺气内应，养生应以养肺为主。收敛神气，逆之则伤肺，冬为飧泄（完谷不化的腹泻），奉藏者少（降低了适应冬天的能力）。所以《黄帝内经》中说：秋三月，要早卧早起，与鸡俱兴（与鸡一起作息），使志安宁，收敛神气。秋风一起，它和肺气相通，这时要让气血跟着季节往里走，用一点秋梨膏，就不会在秋天到来时由于肺气不降而发生咳嗽。

秋三月，内应于肺，说明在人体的五脏中，秋天应重在养肺。肺主气，肺和呼吸的关系最密切，俗话说"人活一口气"，所以要想养肺，首先要学会呼吸。呼吸的原则是：平衡阴阳，呼吸精气。方法有胸式呼吸和腹式呼吸两种。

精神调养

保持愉快的心情。深秋，气化转收，秋令肃杀，而致草木凋零、万物萧条，应于人则易引发悲秋综合征，甚至患上抑郁症。这就要多看到秋天积极的一面，多与人接触，多说话，多参加户外活动等。总之，要融入大自然去感受丰收的喜悦，这样就可以对抗悲秋情绪的感染。

起居调养

"早卧早起。"在四季中，春和夏都要夜卧早起，而到了秋天就要"早卧早起"。因为天地之气开始收敛了，那么人也要收敛，不可以再外散了。

"使志安宁。"意思是说，在这个时间段，情志上要安宁了，要收敛了。另外，此时性生活也应该收敛。

"以缓秋刑。"意思是说，要舒缓秋天的肃杀之气。秋天是有杀气的，所以古代判官老说"秋后问斩"。到了秋天，人自然地会出现肃杀之气。所以，此时要舒缓肃杀之气，收敛神气，"使秋气平"，让秋气能够平和，不那么肃杀。

饮食调养

多喝水。水为阴中之至阴，水为

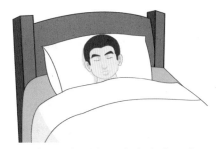

⊙秋天早睡早起，多去户外运动，可以增强体质

万物之母。秋天主燥，燥邪的特点是干，所以要多喝水以对抗天干物燥。

防病保健

注意降压。深秋之后，雨水渐少，燥气渐增，天气转凉，人体的气血开始内收，高血压及冠心病患者的症状开始加重，此时就要按时服降压药或治疗冠心病的药物。

肺气虚者要多吃补益肺气之品。肺气虚指由于禀赋体弱，肺气不足，或无病失养，或过于劳累导致肺的气化功能虚衰。主要表现为气息无力、言语无力及咳喘无力。此外，还可见到自汗、畏风、面色淡白、脉弱。怎样调补呢？首先要多做深呼吸以增强肺的功能。同时要多吃补益肺气之品，如冬虫夏草、人参、沙参、西洋参、党参、太子参、黄芪、山药或四君子汤。

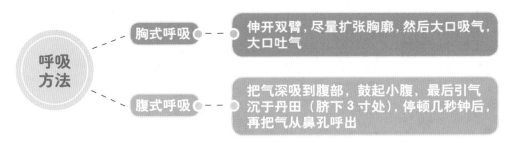

呼吸方法

胸式呼吸 ● 伸开双臂，尽量扩张胸廓，然后大口吸气，大口吐气

腹式呼吸 ● 把气深吸到腹部，鼓起小腹，最后引气沉于丹田（脐下3寸处），停顿几秒钟后，再把气从鼻孔呼出

Chapter 06

冬季养"藏"

◆ "冬三月，此为闭藏。水冰地坼，无扰乎阳，早卧晚起，必待日光，使志若伏若匿，若有私意，若已有得，去寒就温，无泄皮肤，使气亟夺。此冬气之应，养藏之道也；逆之则伤肾，春为痿厥，奉生者少。"

——《素问·四气调神大论》

【冬季的特点】

冬季的特点是阳气潜藏，阴气盛于外，草木凋零，蛰虫伏藏，冬主闭藏。

【冬季养"藏"的方法】

根据"春夏养阳，秋冬养阴"的理论，冬天应该养阴，因为冬天是阴气最浓的季节，是阴长阳消之际。所以，顺应冬天阴长的天时，应该给人体补阴，尤其是阴虚之体，不要错过冬天是赋予阴气最好的时机，来平衡自己的阴阳。

冬天和肾气相通，因为冬天应五脏之肾，一年四季中"春应肝，夏应心，长夏应脾，秋应肺，冬应肾"，按照人与天地的关系，冬天重在养肾。

◈ 精神调养

神静是指精神情志安静平和，做到"无扰乎阳"，令阳气伏藏，即："使志若伏若匿，若有私意，若已有得。"要保持精神情绪的宁静，避免烦扰妄动，使体内阳气得以潜藏。

◈ 起居调养

早睡晚起，必待日光：以利阳气潜藏，阴精积蓄。以应"冬三月，此谓闭藏，水冰地坼，无扰乎阳，早卧晚起，必待日光"，"去寒就温，无泄皮肤"。中医认为人体的卫气司开合，出汗是阴精和阳气协调作用的产物。冬天天地气闭，血气伏藏，出汗会发泄阳气，所以此时不应出汗，而应养

肾阳虚的主要表现

- 腰以下发凉
- 尿多而清长
- 男性
  - 精冷
  - 阴冷
- 带冷
- 舌质淡
- 苔薄白
- 脉沉无力
- 女性

精蓄锐，使阳气内藏。人体阳气好比天上的太阳，太阳赐予自然界光明与温暖，失去它万物无法生存。同理，人体如果没有阳气，将失去新陈代谢的活力。所以，冬天起居调养切记"养藏"。

⊙ 去寒就温

意思是说，冬天要躲避寒冷，保持身体的温暖。冬天，人的阳气全部内敛，藏在丹田处。所以，冬天我们要穿厚一点的衣服，这就叫做去寒就温。

⊙ 无泄皮肤

意思是说，不要过分开泄自己的皮肤。中医认为，皮是主收敛的，而肺气又是主皮毛的。皮主收敛，毛主宣发，因而肺气有两个特性：一个是主肃降，一个是主宣发。往外宣发是肺气的次要功能，其主要功能还是收敛、肃降。因此，冬天要注意保持肺气的充沛，不过分开泄自己的皮肤，才是"冬天之应，养藏之道"。

◈ 运动调养

适当运动，冬至后更要多运动。户外运动可以促进热量的产生，调节新陈代谢的机能，增强大脑皮层兴奋和体温调节功能。由于冬季天气寒冷，四肢较为僵硬，所以锻炼之前的热身活动非常重要，衣着要根据天气情况而定，以保暖防感冒为原则。

◈ 饮食调养

冬季饮食以滋阴潜阳为主，以遵循"秋冬养阴"、"无扰乎阳"、"虚者补之"、"寒者温之"的古训。冬季严寒，容易受到寒邪的侵袭，故要食用一些滋阴潜阳之物，可选用一些热量较高的食物，但不宜燥热，同时也要多吃新鲜的蔬菜水果。但先要弄清楚自己的体质，如果属于寒热性质的，一般不应热补，而胃肠不好的人，也要调理好胃肠后才能进补。

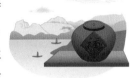

⊙ 立冬

⊙ 小雪

◈ 注重养肾精

肾的功能是藏精，《黄帝内经》中说："肾主蛰"，"封藏之本"。意思是说，借助冬天肾主藏的本领封藏肾精，可收到事半功倍的效果。平时可以多喝鸡汤、骨头汤，多吃核桃、桑葚、黑枣等，还可将枸杞子、黄精、何首乌、鹿茸、鹿角胶、阿胶炖肉吃。

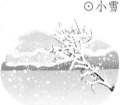

⊙ 大雪

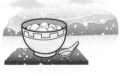

⊙ 冬至

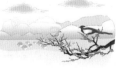

⊙ 小寒

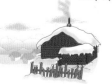

⊙ 大寒

《黄帝内经》名词解释一览表

一 藏象学说

〔五脏〕

→ 即肝、心、脾、肺、肾。《素问·五藏别论》指出："所谓五脏者，藏精气而不泻也，故满而不能实。"

〔六腑〕

→ 即胆、胃、大肠、小肠、膀胱和三焦。《素问·五藏别论》说："六腑者，传化物而不藏，故实而不能满也。"奇恒之腑也属于腑，但又异于常，系指脑、髓、骨、脉、胆和女子胞(子宫)。这里胆既属于六腑，又属于奇恒之腑。

二 经络学说

〔经脉〕

→ 《灵枢·本藏》说："经脉者，所以行血气而营阴阳，濡筋骨，利关节者也。"经脉有正经十二：手太阴肺经、手阳明大肠经、足阳明胃经、足太阴脾经、手少阴心经、手太阳小肠经、足太阳膀胱经、足少阴肾经、手厥阴心包经、手少阳三焦经、足少阳胆经、足厥阴肝经。十二经脉首尾相连，如环无端，经气流行其中，周而复始。另有别于正经的奇经八脉：督脉、任脉、冲脉、带脉、阴跷脉、阳跷脉、阴维脉、阳维脉。

〔络脉〕

→ 经脉之间相交通联络的称络脉。其小者为孙络，不计其数；其大者有十五，称十五络脉。《灵枢·经脉》说："手太阴之别，名曰列缺，手少阴之别，名曰通里；手心主之别，名曰内关；手太阳之别，名曰支正，手阳明之别，名曰偏历；手少阳之别，名曰外关；足太阳之别，名曰飞扬，足少阳之别，名曰光明，足阳明之别，名曰丰隆；足太阴之别，名曰公孙；足少阴之别，名曰大钟，足厥阴之别，名曰蠡沟；任脉之别，名曰尾翳；督脉之别，名曰长强；脾之大络，名曰大包。"

〔腧穴〕

→ 为经气游行出入之所，有如运输，是以名之。《黄帝内经》言腧穴者，首见《素问·气穴论》，另见于《素问·气府论》，两论皆言三百六十五穴。实际《气穴论》载穴三百四十二，《气府论》载穴三百八十六。

三 精气神学说

〔精气神〕

→ 为人身三宝。精，包括精、血、津、液；气，指元气、宗气、荣气、卫气；神，指神、魂、魄、意、志。《灵枢·本藏》说："人之血气精神者，所以奉身而周于性命者也。"

四 病机学说

〔病因〕

→ 引起人发病的原因很多，《黄帝内经》将其归纳为两类。《素问·调经论》说："夫邪之生也，或生于阴，或生于阳。其生于阳者，得之风雨寒暑；其生于阴者，得之饮食居处，阴阳喜怒。"

〔发病〕

→ 正邪双方力量的对比，决定着疾病的发生与发展。《灵枢·百病始生》说："风雨寒热，不得虚邪，不能独伤人。卒然逢疾风暴雨而不病者，盖无虚。故邪不能独伤人，此必因虚邪之风，与其身形，两虚相得，乃克其形。"这就是"正气存内,邪不可干"之意。

〔病变〕●●●

→ 疾病的变化是复杂的，《黄帝内经》概括病变也是多方面的，有从阴阳来概括的，如《素问·阴阳应象大论》说："阳受风气，阴受湿气。"

五　诊法学说

〔望诊〕●●●

→ 包括观神色、察形态、辨舌苔。观神色者如《灵枢·五色》所说："五色各见其部，察其浮沉，以知浅深；察其泽夭，以观成败；察其散抟，以知远近；视色上下，以知病处；积神于心，以知往今。"

〔闻诊〕●●●

→ 包括闻声和嗅气味。闻声音者如《素问·阴阳应象大论》所说："听音声而知所苦"，"脾在变动为哕"；又如《素问·刺热》说："肝热病者，热争则狂言及惊。"其次是嗅气味，如《素问·金匮真言论》所说："肝病其臭臊，心病其臭焦，脾病其臭香，肺病其臭腥，肾病其臭腐。"

〔问诊〕●●●

→ 问讯患者的自觉症状以诊断病情是谓问诊。如《素问·三部九候论》说："必审问其所始病，与今之所方病。"

〔切诊〕●●●

→ 包括切脉与切肤。《黄帝内经》言切脉最详，实难备述，姑择其要：三部九候法、人迎寸口脉法、调息法、谓胃气脉、六纲脉。其次是切肤，肤泛指全身肌肤，按肌肤而协助诊断的内容很多，如"按而循之"、"按而弹之"等。

六　治则学说

〔治未病〕●●●

→ 包括未病先防和已病防变。如《素问·上古天真论》说："虚邪贼风，避之有时；恬淡虚无，真气从之；精神内守，病安从来。""饮食有节，起居有常，不妄作劳，故能形与神俱，而尽终其天年，度百岁乃去。"

〔标本先后〕●●●

→ 即因病之主次而先后施治。《素问·至真要大论》说："夫标本之道，要而博，小而大，可以言一而知百病之害。言标与本，易而弗损，察本与标，气可令调。"

〔治病求本〕●●●

→ 这是《黄帝内经》治则中最根本的一条。《素问·阴阳应象大论》说："治病必求于本。"

〔协调阴阳〕●●●

→ 此为治疗之大法，故《素问·至真要大论》说："谨察阴阳所在而调之，以平为期。"《素问·阴阳应象大论》说："阳病治阴，阴病治阳。"

〔正治反治〕●●●

→ 正治亦称逆治，是与病情相逆的治疗方法，如"热者寒之，寒者热之，虚者补之，实者泻之"之类；反治也称从治，如"寒因寒用，热因热用，通因通用，塞因塞用"之类。

〔辨证施治〕●●●

→《黄帝内经》虽未提出"辨证施治"一词，却有辨证施治之实。上述几点均含此意，而书中已有脏腑辨证、经络辨证、八纲辨证、六经辨证的内涵。

〔针刺艾灸〕●●●

→《黄帝内经》言经络、腧穴、针刺、艾灸者甚多，不遑枚举。单就补泻手法则有呼吸补泻、深浅补泻、徐疾补泻和轻重补泻等，这些手法一直被后世所沿用。

图解《黄帝内经》一看就懂（典藏版）

● **文字编撰**　　李　蔚　汪楠楠　农　艳
● **插图绘制**　　许斯婕　刘　佳
● **图片提供**　　上海富昱特图像技术有限公司

主要参考著作

◎王洪图.内经选读[M].上海:上海科学技术出版社,1997.

◎吴敦序.中医基础理论[M].上海:上海科学技术出版社,1995.

◎王冰.黄帝内经[M].北京:中国古籍出版社,2003.

◎陶功定.黄帝内经告诉了我们什么[M].北京:中国中医药出版社,2004.

◎紫图.图解黄帝内经[M].西安:陕西师范大学出版社,2006.

◎刘富海,刘烨.黄帝内经现代释用手册[M].北京:中国电影出版社,2007.

◎张登本.中医学基础[M].北京:中国中医药出版社,2003.

◎王庆其.内经选读[M].北京:中国中医药出版社,2007.

◎王庆其.内经选读自学辅导[M].北京:中国中医药出版社,2002.

◎高学敏.中药学[M].北京:中国中医药出版社,2004.

◎梁朵.中医使用手册[M].成都:成都时代出版社,2007.